中医基础理论研究丛书

总主编　邢玉瑞

中医体质理论研究进展

孙理军　编著

全国百佳图书出版单位

中国中医药出版社

·北京·

图书在版编目（CIP）数据

中医体质理论研究进展 / 孙理军编著．—北京：
中国中医药出版社，2021.5
（中医基础理论研究丛书）
ISBN 978-7-5132-6304-7

Ⅰ．①中…　Ⅱ．①孙…　Ⅲ．①中医学—体质学—研究
Ⅳ．① R2　② Q983

中国版本图书馆 CIP 数据核字（2020）第 120084 号

中国中医药出版社出版
北京经济技术开发区科创十三街 31 号院二区 8 号楼
邮政编码　100176
传真　010-64405721
河北品睿印刷有限公司印刷
各地新华书店经销

开本 880 × 1230　1/32　印张 10.5　字数 217 千字
2021 年 5 月第 1 版　2021 年 5 月第 1 次印刷
书号　ISBN 978 – 7 – 5132 – 6304 – 7

定价　49.00 元
网址　www.cptcm.com

社 长 热 线　010-64405720
购 书 热 线　010-89535836
维 权 打 假　010-64405753

微信服务号　zgzyycbs
微商城网址　https://kdt.im/LIdUGr
官 方 微 博　http://e.weibo.com/cptcm
天猫旗舰店网址　https://zgzyycbs.tmall.com

如有印装质量问题请与本社出版部联系（010-64405510）

《中医基础理论研究丛书》编委会

总主编 邢玉瑞

编　委 （以姓氏笔画为序）

田丙坤　乔文彪　孙理军　李翠娟

何　伟　张登本　陆　健　赵燕平

内容提要

中医体质理论是中医理论体系的重要组成部分，贯穿在中医学的生理、病理、诊断、治疗、养生等各个方面，既是“治未病”的理论依据，又是个性化诊疗的理论基础。本书从中医体质理论的发生与演变、中医体质理论的构建、体质的辨识、中医体质理论与临床实践、中医体质理论与治未病、中医体质理论现代研究述评等六个方面，对中医体质理论进行了系统、全面的梳理与研究，对中医体质理论的现代研究进行了述评。

本书可作为中医院校在校生，中医临床、科研、教学人员和中医药爱好者提高理论与临床水平，开展“治未病”研究与实践的重要参考书。

总序

在现代科学的研究中，恐怕没有哪一门学科像中医理论研究，至今为如何研究与发展而争论不休。特别是近年来，中医理论的研究得到中医界学者与领导的高度重视。一种基本的共识认为，中医理论发展的滞后，已经成为制约当代中医学术发展的瓶颈。但对如何开展中医理论的研究，则可谓仁者见仁，智者见智，争鸣不断。为此，有必要认真梳理现代中医理论发展与创新的方式，总结经验教训，理清下一步研究的目标、路径和方法。

一、现代中医理论发展与创新的方式

现代中医理论发展与创新的方式，大致可概括为以下几个方面。

（一）科学诠释——解析说明性研究

任何一种医学的发展都是一定文化的产物，与特定的思维方式相联系。中医学的产生、发展深深植根于中国传统文化的土壤之中，其演进和中国传统文化的发展之间具有同步的规律。先秦诸子学—两汉经学—魏晋玄学—隋唐佛学—宋明理学—清代朴学，中国传统文化的连续性发展，无疑是中医学术不断发展、壮大的根本保障之一。但是，鸦片战争以来，西方文化凭借着先进的技术与科学（包括西医学）之势，给数千年绵延不断的中国传统文化以前所未有的冲击，许多民族精英们也将中国落后的原因简单归结于传统文化而加以指责，造成了中国传统文化的式微、断裂。由此对中医学造成两方面的冲击：一方面，中医学的发展失去了固有文化发展的支持。诚如李致重在《从国学看中医》一文中所指出：“当扎在国学之中的研究方法的根系被切断的时候，中医的科学理论体系与临床技术体系将随之衰落。而当中医的临床治疗失去原有的科学与技术体系支撑的时候，中医便沦落为不见文化思想深根的浮萍草——游离于自身科学与技术体系之外的中医，所留下的只是原有体系中的经验部分了。然而经验是人类认知过程的初阶段，它是不能称之为科学的。”另外，患病人群文化、意识形态观念的更替变化，在就医选择中对中医和其学术的信任与理解，决定了中医的社会心理地位与真实发展的规模及潜能；同时，伴随着西医学的超速发展及占据科学与技术的高平台，中医学发展滞后，自然导致中医疗法受众对中医学理解的困难，以及随之而来的认可度和公信力的降低，中医学面临着话语权的不断丧失。

为了解决上述问题，中医人历经了百年的探索，从最早的中西医汇通，到中西医结合理论研究及近年提出的中医现代化研究，都是借用现代科学（包括现代医学）的理念、方法、知识等，来研究中医理论，试图揭示中医理论的现代科学内涵，取得现代科学背景的受众对中医学的理解、接受，当然也是为了借助现代科学及技术以促进中医学的发展。以中医肾的研究为例，沈自尹等从20世纪50年代始，历经数十年的研究，提出中医肾与下丘脑—垂体—靶腺（肾上腺、性腺、甲状腺、胸腺）轴相关的观点。“973”中医理论基础研究专项“基于‘肾藏精’的藏象理论基础研究”也是借助现代生物学理论与技术，试图证明“肾精命火”主要体现为干细胞、微环境和神经—内分泌—免疫（NEI）网络的动态平衡，“肾藏精”主要体现为干细胞及微环境的调和状态，补肾填精法主要通过调控干细胞、微环境和NEI网络发挥作用。

课题的理论创新是建立“肾藏精”藏象理论与干细胞和NEI网络关系研究的新思路。类似的研究无疑都是对中医固有理论的一种科学诠释性研究，即借用现代科学技术方法与知识对中医理论加以解析说明或论证。此类研究的问题主要有两个方面：一是由于现代科学技术的不断发展，对中医理论的科学诠释从器官、组织、细胞到分子、基因等，总是尾随其后，似乎难以穷尽；二是借用库恩范式理论的观点，中医学与现代科学范式具有不可通约性，对中医理论的科学诠释性研究的成果，绝大部分既不能纳入中医学的理论体系，为中医基础理论提供新的概念、理论，又无法归入西医学的范畴，在西医学已有的理论基础上提出新的假说、新的发现或西医学尚未注意到的新的事实，对西医学的发展也意义不大。因此，此类研究也受到了一些中医学者的批评。

（二）文献梳理——理论建构性研究

对文献的整理研究一直是中医学术继承与发展的重要方式，虽然《黄帝内经》确立了中医学理论体系的基本范式，但从形式而言，则不好说《黄帝内经》建构了中医理论框架。历代分类研究《黄帝内经》诸家，可谓从形式建构中医理论框架的最早尝试者，从唐·杨上善《黄帝内经太素》分摄生、阴阳、人合、脏腑、经脉、输穴、营卫气、身度、诊候、证候、设方、九针、补泻、伤寒、寒热、邪论、风论、气论、杂病十九大类，到明·张介宾《类经》分摄生、阴阳、藏象、脉色、经络、标本、气味、论治、疾病、针刺、运气、会通十二大类，明·李中梓《内经知要》分道生、阴阳、色诊、脉诊、藏象、经络、治则、病能八类，可谓古代中医理论框架建构的概况。

伴随着中医教育事业的发展，教材建设可谓中医教育事业的重中之重。古代中医教育大多以《素问》《神农本草经》《伤寒论》《脉经》《针灸甲乙经》《难经》《诸病源候论》《备急千金要方》《龙树论》《圣惠选方》等经典及名家著作为教材，还谈不上对中医理论的系统梳理。《医宗金鉴》作为清代皇家主编的专用教材，虽说具有综合性、经典性、先进性、实用性等特点，但从中医药理论建构的角度而言，恰恰是其不足之处。因为《医宗金鉴》缺乏对《内经》理论的扼要论述，也缺少本草药性部分，造成其在基础理论上有所欠缺。进入近现代以来，随着西方科学技术知识与教育模式的传入，中医教育与教材建设也发生根本性的转变，基于文献整理研究的教材建设，有力地促进了中医理论体系框架的建构。早在1928年，由秦伯未、蒋文芳等人提议，在上海召开了我国中医史上第一次全国性的中医学校教材编辑会，虽因参会人员学术见解不同，意见不统一，最终未能就课程、教材、学制等问题达成共识，但蒋文芳提出的“整理固有医学之精华，列为明显之系统，运用合乎现代的理论，制为完善之学说”成为之后中医学课程教材建设的指导原则。中华人民共和国成立后，中医教材建设的思路基本没有超越此原则。20世纪50—60年代，北京中医学院编著的《内经讲义》(1955)、杉原德行(白羊译)的《中医学基础简释》(1957)、南京中医学院编著的《中医学概论》(1958)、福建中医学院编著的《中医学基础》(1963)等，开启了运用现代语言文字整理、建构中医理论的新篇章。从《内经讲义》的原文选编与现代中医理论建构混合，分化出包含基础理论与中医诊断学的《中医学基础》，再到《中医基础理论》和《中医诊断学》的独立，统编 / 规划教材不断修编，至今已修编至第十版，加之 20 世纪 80 年代中后期，各地出版了《中医学导论》《中医藏象学说》《中医病因病机学》《中医养生防治学》等基础理论的分化教材，教材建设有力地促进了中医理论的发展，主要体现在以下几点：一是系统梳理了历代中医理论研究的成果，建构了富有时代特征的中医理论体系框架；二是定义、规范了中医理论的相关概念，并引入了一些新概念；三是丰富、完善了中医理论，补充了思维方法、精气学说、体质学说等内容。

另外，基于文献梳理或结合临床研究编著的中医工具书、制定的术语标准等，也是现代中医药理论研究的重要成果，其中有代表性的如《中医大辞典》《中医基础理论术语》《中医临床诊疗术语》等，为中医理论的规范化做出了重要贡献。

虽然文献梳理的理论建构性研究，对中医理论体系的丰富、完善具有重要贡献，但也存在着一些问题，主要表现为集成有缺漏，归真有变异，纳新有西化等，还需进一步研究。

（三）实践升华——理论创新性研究

临床实践经验是中医理论建构与不断发展的不竭动力，中医学术发展史上各种流派的形成，莫不是临床实践经验的总结和升华，中医学在现代社会的存在、发展，也以临床实践所取得的疗效与经验为根本保障。故邓铁涛指出：中医学的传统研究方法是继承前人的理论—进行临床实践—总结提高—创立新论。临床实践是传统研究最重要的一环，在继承前人理论的指导下诊察病人、治疗病人，给病人以治疗信息，进而收集接受治疗后反馈的信息，如是循环往复，总结提高，上升为理论，以修改、补充前人的论述。因此，从名老中医诊治现代重大疑难疾病的经验入手，总结创新中医理论，仍然是中医理论发展的重要途径。

例如，现代临床常见的脑血管意外、脑动脉硬化、癫痫病、帕金森病等多属于中医内风证的范畴，中医称之为中风、眩晕、痫证、颤证等。临床实践证明，这类病症除了具有动摇、眩晕、震颤、抽搐等风气内动的症状外，常常兼见舌质紫暗或舌下脉络青紫、面色晦暗或青黑、皮肤粗糙、血液黏稠度增高等瘀血症状。大量临床实践表明，内风证常兼有瘀血症状，活血化瘀可以治疗内风。何绍奇在《现代中医内科学》中总结临床实践经验，明确提出："瘀血阻滞，脉道不通，血行不畅，筋脉失濡而手足颤动，屈伸不利，此即瘀血生风。"刘昭纯等结合临床实践经验，总结出瘀血生风的发病特点为多见于老年患者、多继发于慢性病、多出现神志异常、多与其他内风证并存，进一步完善了瘀血生风的病机理论。

再如20世纪80年代后期日本学者运用黄连解毒汤治疗中风取得良好疗效，继而国内也有大量运用黄连解毒汤加减治疗中风的报道，清开灵、醒脑静注射液等运用于中风病急性期的治疗也效果显著。而清开灵、醒脑静注射液皆可谓集清热解毒药之大成，具有明显的清热泻火解毒之功。再者，临床观察发现，中风病急性期的转归与腑气不通有密切的关系，随着大便秘结或不通程度的加重，病程延长，病情加重，疗效降低。采用通腑、化痰、泄热法治疗中风急性期患者，常可取得良好的疗效，有较早减轻脑水肿的作用。一般认为，通腑、化痰、泄热法对中风病急性期的良好疗效是其发挥了畅利枢机，疏导蕴结之热毒、痰浊的作用，为内生之毒的清除打开了门户之故。这也为中风病毒损脑络病机假说的形成提供了临床经验的支持。在此基础上，王永炎提出了中风病“毒损脑络”的病机假说。

现代中医理论研究的重大课题，也无不与解决现代人类重大疾病及健康问题密切相关，特别是中医诊疗理论的研究，更是着眼于中医治疗的优势病种来进行。中医药类国家级成果奖绝大多数为临床研究成果，即使“973”计划中的中医理论基础研究专项，也多与临床研究密切联系。如“基于‘肾藏精’的藏象理论基础研究”，该项目六个课题中四个即着眼于临床研究，分别从不孕不育、骨质疏松症、老年性痴呆、障碍性贫血探讨有关“肾主生殖”“肾主骨”“肾生髓”“脑为髓海”等理论。再如“中医病因病机理论继承与创新研究”的九个课题均涉及临床研究，包括肝硬化、艾滋病、心脑血管血栓性疾病、甲状腺功能亢进症、出血性中风病、冠心病心绞痛、胃癌前状态性疾病，以及周仲瑛、颜德馨两位国医大师的经验总结。上述研究的基本路径为：第一，从名医大量临床病案中提炼科学假说；第二，考镜源流，寻找文献依据；第三，通过临床研究体现创新理论的实践意义；第四，通过实验研究揭示中医理论的科学内涵。

当代重大疾病的中医药治疗经验为中医理论的总结提供了经验材料，但从目前的研究状况来看，基于临床实践的中医理论总结创新明显滞后，由于课题研究的分散，结论的离散度很大，要将其提炼升华为逻辑自洽的理论还任重道远。如“中医病因病机理论继承与创新研究”的四个课题涉及毒——外毒、瘀毒、内毒、毒热，那么，作为此四种不同毒邪属概念的毒的内涵、外延如何？产生原因、致病特点如何？毒的现代科学表征是什么？与其他有关毒的研究成果之间如何整合？诸如此类的问题，至今尚未得到解答。

总之，人类防治疾病、促进健康，就需要提出种种实用性或技术性的问题，解决已有理论与经验事实的矛盾，寻找经验事实之间的联系并做出统一的解释，无疑是中医理论发展的永恒动力，也是中医理论研究永远的着眼点。

（四）科学问题——发现创新性研究

自然科学发展的历史表明，问题是科学发展的真正灵魂，贯穿于科学研究的始终。科学研究不但开始于问题，而且正是问题推动研究，指导研究。自然科学发展的历史，就是它所研究问题发展的历史，是问题不断展开和深入的历史。正如著名科学哲学家卡尔·波普尔在《猜想与反驳》中说："科学和知识的增长永远始于问题，终于问题——愈来愈深化的问题，愈来愈能启发新问题的问题。"

中医学历经千百年的实践所积累的经验，以及与中国古代哲学融合所形成的中医理论中，蕴含着许多大大小小的科学问题。从大的方面来说，如中医学在中国古代哲学"天人合一"整体思维指导下所形成的形与神辩证统一的思想，为研究人体生命活动与心理活动的关系提供了思路，围绕这一命题，现代学者在系统梳理古代文献的基础上，结合当代自然科学的相关研究成果，建构了中医心理学、中医情志学等理论体系。再如人类生活于空间与时间两个维度环境之中，相对而言，现代医学的发展主要着眼于空间维度，相关的研究也达到了很高的水平，但对于时间与生命的关系研究较为薄弱。而传统中医学更重视时间维度，在时间与生命活动及疾病的防治方面积累了较为丰富的实践经验，并从理论上进行了有益的探索，提出了时藏相关的命题。这一命题具有丰富的科学价值，但并未引起中医学界的足够重视和深入研究，大多只局限于古代文献的梳理和临床验案的报道，已有的实验研究也仅仅是试图证明有关经典理论的正确性，缺乏创新性的研究。现在，应当在临床流行病学调研和实验研究的基础上，系统总结和归纳中医有关人体生理、病理节律模式，探索时间节律的调控机制，建构新的时藏相关理论，进而指导中医临床诊断与治疗，并开发针对时间相关性疾病的治疗方法与技术。另外，王琦、匡调元等学者从中医文献梳理中提炼出中医体质的概念，结合临床与现代科学技术加以系统、深入的研究，建构了中医体质学理论。从小的方面来说，如《素问·六元正纪大论》提出“有故无殒，亦无殒”的观点，认为药物的效用、毒性反应与患者机体的状态相关，提示在完全符合辨证治疗的理想状况下，在一定的范围内，药物的耐受性及毒性反应是随着机体疾病状态的不同而变化的，由此开启了中药毒性评价的新思路与新方法。诸如此类，不胜枚举。对此，也可借用林德宏在《东方的智慧》中评价东方自然观对现代科学的价值时所说：“古老的东方自然观不能代替现代的科学研究，它的功能是为科学研究提供一种理论思想、思维的方法，提供某种思路和角度。”中医学经验与理论中所蕴含的科学问题，则为现代学者的研究提供了极佳的研究思路与方法。

综上所述，现代中医理论发展与创新方式可概括为科学诠释的解析说明性研究、基于文献梳理的理论建构性研究、通过实践升华的理论创新性研究、提炼科学问题的发现创新性研究四个方面，其中在总结历代学术思想基础上的教材建设与相关辞书、标准的编著，可以说是中医理论体系丰富、规范及框架建构的主体；面对现代重大疾病的中医诊疗实践，是中医理论创新的动力；凝练科学问题，结合中医临床，借用现代科学技术开展实验研究，是中医理论加速发展的必由之路。

二、新形势下中医理论研究的路径及重点

关于新形势，人们可以从不同的层面加以认识。从宏观层面而言，可以说我们正处于大科学、大数据、大健康的时代，也是一个大变革的时代。从与中医理论研究及发展相关的较为具体的层面而言，新形势主要体现在以下四个方面：一是伴随着生物化学、分子生物学、基因工程学、电子学、新兴材料学、信息技术等各种现代科学的迅猛发展，西医学突飞猛进，相比之下，中医学的发展不仅明显滞后，而且难以与现代科学技术形成互动共进的发展态势。二是随着西医学的迅速发展，依托于现代科学的西医学不仅拥有更多的话语权，而且导致中医临床阵地萎缩，特别是临床中西医混合治疗的普遍实施，使从临床总结理论的传统中医理论发展通道受阻或难度加大，阻碍了中医理论的发展。三是滋养中医理论发展的中国传统文化，自五四运动以后发生断裂，导致中医理论在当代科学及西方文化占统治地位的情况下，失去了应有的话语权，丧失了哲学理论的引导。四是现代疾病谱的变化，以及人类对健康需求的提升，又为中医学术的发展提供了良好的机遇。

反思60余年来中医理论上述四方面的研究成果，可以发现尚存在诸多问题，如科学诠释性研究存在难以回归中医理论体系，以及随着现代科学的发展而难以穷尽两大问题；基于文献梳理的理论建构性研究存在着集成有缺漏、归真有变

异、纳新有西化等问题，但归真、西化如何确定其划界标准，又难以达成有效共识，特别是对中医概念的研究相对滞后，理论体系的逻辑分析不足，体系建构有待进一步完善；基于临床实践的中医理论总结创新明显滞后，由于课题研究的分散，结论的离散度很大，如何将其提炼升华为逻辑自洽的理论还任重道远；着眼于科学问题的创新性研究，由于研究群体的知识结构、视野，以及相关学科研究人员的交叉较少等局限，并没有得到足够的重视，或没有凝练出准确的科学问题加以研究，理论的逻辑分析与论证环节十分薄弱。正由于上述问题的存在，以致王健教授在香山论坛上指出，中医“理论研究呈现零星化、碎片化，融合不够、开放不够、序贯不够、继承不够、创新不够、分化不够、引领不够”。

面对中医理论研究与发展的困境，结合中医药研究队伍的实际，以及未来社会发展的需求，中医理论研究可重点着眼于以下几个方面。

（一）面向古代传统的概念与理论框架研究

中医学作为中国传统科学的重要组成部分，是有别于现代科学范式的另一类科学体系，有其独特的概念、理论体系、思维方法等。现代中医理论体系的构建也是近几十年的事，还很不完善，有待于从概念、构建方法、理论框架、理论证伪等方面加以深入研究。

概念是理论构建的基本单元。中医学的概念富有自身的学术特征，主要表现为以自然语言为主体，名词繁多而定义很少，定义多为外延定义，具有多相性、形象性及辩证思维特征，概念的规范性弱，定义缺乏逻辑的严密性，发展形式为叠层累积，从语用角度看多有符号替代使用现象等。由此造成了中医一些概念的歧义、混乱，阻碍了中医学术的发展。因此，应以坚实的文献研究为基础，借用现代逻辑学方法等，对中医理论体系概念范畴进行“名”与“实”的源流考证，理清不同时代相关概念的发展演变，规范名词术语表述，准确揭示概念的内涵与外延，为构建新的中医理论体系框架奠定坚实的基础。

中医学思维及理论构建方法的独特性，造成了中医理论体系中人文科学与自然科学内容交融，实体概念与功能概念不分，理论的外源与内生、经验与推论、理论与假说并存等，其根本特征是高度抽象性和不确定性，难以证实，也不易被证伪，对未知的经验事实预见性较弱，理论与临床经验之间有一定程度的分离，二者缺乏良性循环加速机制。因此，有必要以中医基本概念（或范畴）、基本理论为基点，以哲学方法、逻辑方法、思维方法、科学方法论等为手段，从发生学的角度对中医基本概念、理论进行认真的研究，揭示其形成过程、本质内涵及方法论特点，以促进中医概念、专业术语的规范化及中医理论的现代语言转换，并为中医理论与现代科学包括现代医学的融通寻找切实可行的切入点和正确的方法论途径，搭建现代中医药理论体系构建的平台。

在对古今中医原始文献系统研究的基础上，提取中医理论的概念、命题并加以分门别类，确认其理论意义、实践基础、内在联系，结合上述概念及构建方法研究，从而建立结构合理、层次清晰、概念明确、表述规范，能够指导临床，体现学科内在规律的体系框架。

由于历史的原因及模式推理的广泛使用，中医理论中理论与假说并存的现象较为普遍，典型的如中医运气学说对现代疫病的预测等。故急需在坚实的文献与临床实践基础上，敢于正视问题，借用发生学、逻辑学、科学哲学等方法，开展中医理论的证伪研究，去伪存真，提炼科学问题，以促进中医理论的健康发展。

（二）面向临床实际的中医理论创新研究

历史的经验告诉我们，中医理论研究成果的取得，遵循了共同的规律：面向时代需求，源于临床实践，指导临床实践，在实践中检验。如关于冠心病的病因病机，代表性学说有血瘀说、瘀毒从化说、痰瘀互结说、心脾痰瘀相关说、脾胃相关说、络病说等。其中，血瘀说又有气虚血瘀、阳虚血瘀、气滞血瘀、痰阻血瘀等不同类型。其他如中风病的毒损脑络、肾脏疾病的毒损肾络、冠心病的毒损心络、慢性肝病的毒损肝络、消化性溃疡的毒热病机等，无不是基于临床实践的理论创新。另外，对 SARS、艾滋病、禽流感等古人所没有经历过的疾病的诊治，中医学就其病因病机的认识及相应的诊疗方法，无疑也是一种理论创新。因此，要坚持面对新问题，探索新规律，提出新思想，以防病治病的实际问题为中心，立足现代重大疾病的防治，总结和发展中医的病因病机及诊疗理论。

（三）面向当代科学的中医理论多学科研究

当代科学技术的迅猛发展，特别是现代系统科学、科学哲学、大数据技术等研究，既为中医学的发展带来挑战，同时也为中医理论的发展带来机遇。首先，信息科学及现代医学诊疗技术的迅猛发展，为中医诊疗技术的发明与借鉴提供了良好的机遇，在此基础上的临床实践无疑又为中医理论的总结、升华提供了实践基础。其次，现代科学特别是现代医学对相关疾病机理的认识，为中医理论的创新提供了支撑，如王永炎提出的中风病毒损脑络理论、陈可冀提出的冠心病瘀毒致病理论、周学文提出的消化性溃疡毒热致病理论等，其背后都隐含着现代医学对相关疾病病理认识的支撑。最后，对于一些创新性的理论，还需借助现代科学技术进一步研究，如中风病毒损脑络或多种疾病毒损脉络的病机，关于毒的本质、层级结构、脑络或脉络的具体所指、损伤的过程与机制等，以及中药活性部位和中药组分的药性实证研究等。因此，在现代科学技术环境及语境下，中医学术的研究应持开放包容的态度，既要保持中医的特色与优势，也应考虑中国文化的走向及中国人生活方式的变迁，同时遵循科学技术的一般规律，要准确理解中医理论的内涵，把握科学问题，借助学科交叉，利用多学科新知识、新成果，发展和创新中医理论，以更好地指导临床实践。

（四）面向未来需求的中医健康理论等研究

随着人们生活水平的不断提高及医学模式的转换，健康问题受到国人的高度关注，2013 年国务院即颁发了《关于促进健康服务业发展的若干意见》，2015 年又颁发了《中医药健康服务发展规划（2015—2020 年）》，党的十八届五中全会提出了“健康中国”的概念。中医学作为我国独具特色的健康服务资源，强调整体把握健康状态，注重个体化，突出治未病，临床疗效确切，治疗方法灵活，养生保健作用突出，故充分发挥中医药特色优势，加快发展中医药健康服务，是全面发展中医药事业、促进健康服务业发展的必然要求。与此相适应，中医有关健康的概念、思想与观念，以及健康状态的内涵、要素、分类等健康理论体系的研究作为中医理论研究的重要范畴，也应得到高度重视。此外，中医治未病、康复理论等，也需要从哲学观到具体的医学理论，乃至理论指导下的操作技术，进行系统而深入的研究，而不能仅仅局限于理念的层面。

习近平总书记在2014年《在文艺工作座谈会上的讲话》中指出:“传承中华文化，绝不是简单复古，也不是盲目排外，而是古为今用、洋为中用，辩证取舍、推陈出新，摒弃消极因素，继承积极思想，‘以古人之规矩，开自己之生面’，实现中华文化的创造性转化和创新性发展。”这也可借鉴为现代中医理论研究的指导思想。总之，要关注中医理论基本概念和基本原理的传承创新，注重重大疾病防治规律与理论提升的应用创新和以自由探索为主体的先导创新，弘扬主体理论，鼓励多样性探索，重视科学问题的提炼，围绕问题开展研究，同时也要重视对已有研究成果的综合集成创新，全方位地促进中医理论研究创新发展。

要理清中医理论研究的目标、路径和方法，就有必要对现代以来中医理论研究、发展状况予以系统梳理，搞清楚脚下之路的基本状况，即当代中医理论研究取得了哪些成就、存在哪些问题、走了哪些弯路等，如此，方可进一步搞清楚“我是谁，我从哪里来，我将走向何方”的问题，科学理性地选择研究路径和方法，少走弯路，促进中医学术的健康发展。为此，我们在国家重点基础研究发展计划（973计划）项目的资助下，对60余年来现代中医学术创新进行了理论分析与总结，较为系统地梳理了中医理论研究的基本情况，在此基础上，编著成《中医基础理论研究丛书》，包括《中医学概念问题研究》《中医哲学思维方法研究进展》《中国古代天人关系理论与中医学研究》《〈黄帝内经〉二十论》《中医藏象学说的理论研究进展》《中医藏象学说的临床与实验研究进展》《中医经络理论研究进展》《中医体质理论研究进展》《中医病因病机理论研究进展》《中医治则治法理论研究进展》《中医学的科学文化研究》《中医模型化推理研究》等12本。该丛书既是对陕西中医药大学中医基础理论学科所承担的国家重点基础研究发展计划（"973"计划）项目"中医理论体系框架结构研究"部分工作，以及国家社会科学基金项目"中国古代天人关系理论与中医学研究"的总结，也是作为国家中医药管理局与陕西省重点学科的部分工作总结。

陕西中医药大学《中医基础理论研究丛书》的编著，以陕西中医药大学中医基础理论重点学科团队人员为主体，山东中医药大学的王小平、鲁明源，华南师范大学的赵燕平，咸阳师范学院的蒲创国等同志也参与了编写工作。该丛书的出版，得到了陕西中医药大学领导的大力支持和陕西省重点学科建设经费的资助，中国中医药出版社华中健主任从选题到出版都给予了大力支持，在此一并表示衷心感谢。

邢玉瑞

2017年2月于古都咸阳

前言

重视个体的体质差异及其对健康与疾病的影响是中医学的一大特色。人类既有脏腑经络、形体官窍、精气血津液等相同的形质和功能活动，也有神、魂、魄、意、志及喜、怒、悲、思、恐等相同的心理活动，这是人体的生理共性，反映了人体生命活动中带有共性的普遍规律。但不同的个体是有差异的，这种差异，既有因生存空间上存在的自然地域性差异而形成的群体差异，又有在相同的生存空间因禀赋、生活方式、行为习惯的不同而形成的个体差异；既有不同个体间的差异，又有同一个体在不同生命阶段的差异。这是人体的生理特殊性，它通过人体形态、功能、心理等各个方面的差异性表现出来，这种个体在生理上的身心特性便称之为体质。体质影响着人对自然、社会环境的适应能力和对疾病的抵抗能力，以及发病过程中对某些致病因素的易感性和病理过程中疾病发展的倾向性等，进而还影响着个体对治疗、养生、预防等措施的反应性，从而使人体的生、老、病、死等生命过程，带有明显的个体特异性。体质学说既是养生防病的理论依据，又是个性化诊疗的理论基础，中医学的“因人制宜”，强调在诊治预防疾病时要充分考虑不同个体的体质差异。随着现代医学模式从生物医学模式向社会－心理－生物－医学模式的转变，医学发展由以“病”为中心向以“人”为中心转变，诊疗方式也从群体医学向个体医学转变，由重视“人之所病”向重视“患病之人”转变，由“治病”向“防病”转变，人类生命过程的特殊规律以及人群中人体间的差异性成为生命科学关注的重要话题，也成为中医学研究的一个十分活跃的领域。

中医体质学具有悠久的历史渊源和丰富的内涵，是中医学理论体系的重要组成部分，其独特的理论贯穿在中医学的生理、病理、诊断、治疗、养生等各个方面，涉及中医理论和临床的许多基本命题。中医体质理论的研究始于20世纪70年代，纵观60余年来中医体质理论的主要研究成果，中医有关体质理论的研究，研究方法有：基础研究方法、流行病学调查研究方法、临床研究方法、实验研究方法。研究内容涉及中医体质学说的发生学研究、相关概念的探讨与确立、体质形成的基本原理、体质构成要素、影响体质的因素、体质演化规律，以及体质的分类、体质与人格关系、体质与疾病和证的关系、体质与养生保健、体质流行病学调查研究、体质理论在微观领域的拓展应用研究等诸多方面。本书在国家重点基础研究发展计划（“973”计划）项目“中医理论体系框架结构研究”支持下，全面梳理了60余年来中医体质研究的资料，围绕六个主题进行了深入分析与评价，对研究中存在的问题也进行了深入讨论。其一，中医体质理论的发生与演变，对体质相关概念和特点、中医体质理论形成的标志，以及历代发展情况进行了梳理。其二，中医体质理论的构建，对中医体质理论的建构方法、基本框架及其建构的理论基础进行了深入讨论。其三，中医体质的辨识方法，就体质的形成和演化规律、构成要素、体质类型、评价与辨识方法等进行了研究讨论。其四，中医体质理论与临床实践，围绕体质与疾病的发生和演变，体质与疾病的治疗，深入分析了中医体质理论的应用价值。其五，中医体质理论与治未病，对体质辨识在“治未病”中的地位和作用、体质理论在养生、预防、康复中的应用方法和思路进行了分析研究。其六，中医体质理论现代研究述评，围绕中医体质理论的形成脉络与机制、体质分类与分布规律、体质与疾病发生和诊断、体质与证、体质类型与疾病关系、体质与疾病的治疗、体质与“治未病”、体质理论在微观领域的拓展应用等进行了系统总结，简要指出了中医体质学研究中存在的一些问题，并扼要分析了中医体质学今后的研究方向与任务，以期促进中医体质学说研究的深化，进一步从整体上把握个体的生命特征和疾病发生、发展变化规律，为提高临床治疗效果和健康水平发挥着其独特作用。

中医体质学把人体和疾病的共同规律和个体特异性相结合，以整体观念和辨证论治为基本特点，强调以人为中心，深入揭示生命现象与规律，强调辨证论治的实质是辨别病人体质的差异与动态变化，研究内容涉及学科众多。本书在形成过程中，汲取了《内经》以降历代医家体质研究的方法及其成就，浸渍着王琦、匡调元等众多学者几十年以来研究中医体质学的智慧和结晶，为陕西省中医药管理局中医藏象理论重点研究室（SZDYJS-2）、陕西中医药大学中医经典理论研究创新团队（2019-YL01）研究成果。由于作者的学识所限，不妥之处难免有之，敬祈各位同人及读者提出宝贵意见。

孙理军

2021 年 1 月于咸阳

目录

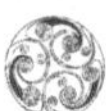

第一章 中医体质理论的发生与演变

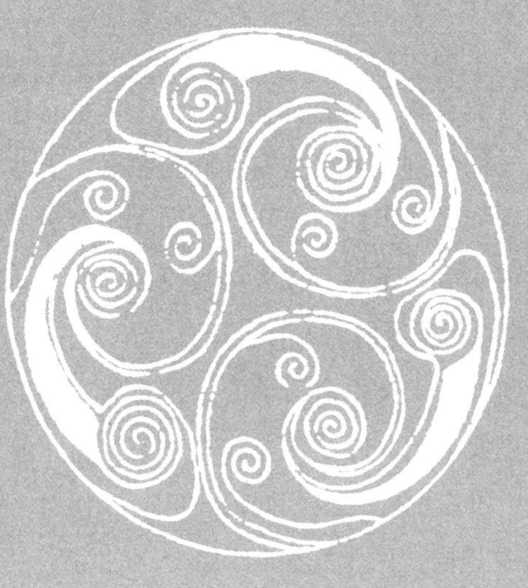

当人类从蒙昧走向文明的时候，面对大自然，我国战国时期著名诗人屈原在《天问》中提出了“邃古之处，谁传道之”“斡运焉系，天地焉加”“日月安属，列星安陈”“夜光何德，死而复育”“何阖而晦，何开而明”等问题。即谁能够说清楚宇宙是如何生成的？天地依靠什么乘载？日月星辰如何附丽，又怎样运动？月亮为什么会有阴晴圆缺的变化？为什么有白天黑夜的交替等一系列有关天地自然的问题。另一方面，面对人类自身，人们自然也会提出人类从何而来，人为什么有男女的区别，为什么有强壮与瘦弱、勇敢与懦弱等差异，疾病是如何产生的，为什么有的人很少患病，为什么有的人时常得病等一系列有关人类自身的问题。体质正是着眼于上述人类自身问题所做的有益探索。

体质现象是人类生命活动的一种重要表现形式，是中医学关注的重要话题。17 世纪德国科学家与哲学家莱布尼茨说过：世界上没有两片完全相同的树叶。人何尝不是如此呢？人与人很少相同，两个完全相同的人在世界上是找不到的。人类既有脏腑经络、形体官窍、精气血津液等相同的形质和功能活动，也有神、魂、魄、意、志以及喜、怒、悲、思、恐等相同的心理活动，这是人体的生理共性，反映了人体生命活动中带有共性的普遍规律。但不同的个体是有差异的，这种差异，既有因生存空间上存在的自然地域性差异而形成的群体差异，又有在相同的生存空间因禀赋、生活方式、行为习惯的不同而形成的个体差异；既有不同个体间的差异，又有同一个体在不同生命阶段的差异。这是人体的生理特殊性，它通过人体形态、功能、心理等各个方面的差异性表现出来，这种个体在生理上的身心特性便称之为体质。体质影响着人对自然、社会环境的适应能力和对疾病的抵抗能力，以及发病过程中对某些致病因素的易感性和病理过程中疾病发展的倾向性等，进而还影响着个体对治疗、养生、预防等措施的反应性，从而使人体的生、老、病、死生命过程，带有明显的个体特异性。重视个体的体质差异及其对健康与疾病的影响是中医学的一大特色。

中医体质学具有悠久的历史渊源和丰富的内涵，其独特的理论贯穿在中医学的生理、病理、诊断、治疗、养生等各个方面，涉及中医理论和临床的许多基本命题，是中医学理论体系的重要组成部分。体质学说既是养生防病的理论依据，又是个性化诊疗的理论基础，中医学的“因人制宜”，强调在诊治预防疾病时要充分考虑不同个体的体质差异。随着现代医学模式从生物医学模式向社会—心理—生物—医学模式的转变，医学发展由以“病”为中心向以“人”为中心转变，诊疗方式也从群体医学向个体医学转变，由重视“人之所病”向重视“患病之人”转变，由“治病”向“防病”转变，人类生命过程的特殊规律以及人群中人体间的差异性成为生命科学关注的重要话题，也成为中医学研究的一个十分活跃的领域，因此，人类对个体的研究将进入一个新的时代。中医体质学把人体和疾病的共同规律和个体特异性相结合，把人体形态、功能的特异性和心理特征的特异性相结合，以整体观念和辨证论治为基本特点，强调以人为中心，深入揭示生命现象与规律，强调辨证论治的实质是辨别病人体质的差异与动态变化，对于进一步从整体上把握个体的生命特征和疾病发生、发展变化规律，提高临床治疗效果和健康水平将发挥其独特的重要作用。

第一节 中医体质及相关概念

研究体质，必须首先了解体质的含义及相关问题。17世纪德国科学家与哲学家莱布尼茨说过：世界上没有两片完全相同的树叶。人何尝不是如此呢？人与人很少相同，两个完全相同的人在世界上是找不到的。每一个人不仅有着体质上的特征，而且也具有心理活动的特征。中医学认为，人是形与神，也就是生理与心理的统一体。人有着脏腑经络、气血津液等相同的形质和功能活动，也有着神、魂、魄、意、志以及怒、喜、思、悲、恐等相同的心理活动。但不同的个体在生理、心理上又存在着各自的特殊性。生理上的特性可简称为体质；心理上的特性即个性心理特征，是指个人身上经常表现出来的本质的、稳定的心理特征，主要包括能力、气质、性格等。

一、体质概念和特征

体质，是表述个体特性的专有名词，在中医学文献中，和体质相关的，用于说明个体特性的术语有过几种不同的用语。《内经》为“体质”一词之源，常用“形”“质”“素”“态”等以表述体质之义。如《灵枢·阴阳二十五人》中所云“五形之人”,《素问·厥论》中所云“此人者质壮”,《素问·调经论》所说“是人者，素肾气胜”,《灵枢·通天》所言“凡五人者，其态不同，其筋骨气血各不等”，并说有“五态之人”等，不仅表述了人体外部形态特征的差别，也指出了机体功能状态的不同。此后，历代医家在《内经》的基础上，提出了不同的用语，如汉代张仲景的《伤寒论》中使用含有“体质”之意的“家”字，如“衄家”“亡血家”“汗家”等，说明个体间的差别。唐代孙思邈的《千金要方》以“禀质”言之，宋代陈自明《妇人良方大全》称之为“气质”；南宋无名氏《小儿卫生总微方论》称之为“赋禀”，明代赵献可称之为“气禀”。张介宾在以“禀赋”“气质”而论的同时，最早明确提出“体质”一词，他在《景岳全书·杂证谟·饮食门》中说：“矧体质贵贱尤有不同，凡藜藿壮夫，及新暴之病，自宜消伐。”此后清代徐灵胎、尤在泾称“气体”“形质”，并与“体质”混用，自叶桂、华岫云、吴鞠通等所编撰的医著中，又相继直称“体质”，且多按“质”论治。陈复正的《幼幼集成》说：“奈今之小儿，体质元气更不及前。”俞根初的《通俗伤寒论》说：“凡太阳伤寒，其邪有但传少阳、阳明，有不传少阳阳明，越传三阴者，各随其人之体质阴阳，脏腑寒热……”可见，至此人们渐趋接受“体质”一词，普遍用于表述不同个体的生理特殊性。然而，关于“体质”一词的内涵，古代医家却未予以阐明。

近20年来，随着中医体质学研究的深入，基于中医学对体质问题的经典论述和中医学理论体系的基本特点，中医学将体质的概念表述为：体质是指人类个体在生命过程中，由遗传性和获得性因素所决定的表现在形态结构，生理功能和心理活动方面综合的相对稳定的固有特性。也就是说是人群及人群中的个体，禀受于先天，受后天影响，在其生长发育和衰老过程中所形成的与自然、社会环境相适应的相对稳定的人体个性特征，它通过人体生理、病理的差异现象表现出来。在生理上表现为功能、代谢以及对外界刺激反应等方面的个体差异性，病理上表现为对某些病因和疾病的易感性或易罹性，以及疾病发生、发展、传变转归中的某种倾向性，具有先天遗传性、个体差异性、群类趋同性、相对稳定性、动态可变性及逐步可调性等特点。每个人都有自己的体质特点，这些特点或隐或显地体现于健康或疾病过程中。

中医学的体质概念，有两个方面的基本特征：其一，强调先天禀赋和后天调养对体质形成的影响。先天因素是人体体质形成的重要基础，决定了体质的相对稳定性和个体体质的特异性，后天调养可影响体质发生强弱变化，以及体质类型的改变，先后天多种因素构成影响体质的内外环境，共同作用于人体，形成了个体不同的体质特征。其二，突出中医学“形神合一”的生命观和“天人一体”的自然观，充分体现出中医学整体观念这一基本特点。“形神合一”是生命存在和健康的基本特征，神由形所生，依附于形而存在，形是神活动的物质基础和所舍之处；神是形的功能表现和主宰，神作用于形，对人体生命活动具有主导作用，能协调人体各脏腑的生理功能。形壮则神旺，生命活动正常；形弱则神衰，生命活动异常；形体衰亡，生命便告终结。正如张介宾《类经·藏象类》所说：“形神俱备，乃为全体。”健康与否的判定依据就在于人体形态结构、生理功能和精神心理三个方面是否处于完好状态。基于中医学“形神合一”的人体观、生命观和健康观，中医学体质概念之“体”，是具有生命活力的形体，即“形神合一”之“体”既包括形体要素，又包括心理要素。一定的形态结构必然表现出其相应的生理功能和心理特征，而良好的生理功能和心理特征是正常形态结构的反映，并具有相对的稳定性。二者相互依存，相互影响，在体质的固有特征中综合地体现出来。“天人一体”是生命存在的客观条件和必然规律。人是自然进化的产物，人生活在自然环境中，不仅与自然环境有着物质的同一性，而且自然环境中存在着人类赖以生存的必需条件，人体在能动地适应环境的过程中不仅维持着自身稳定的功能活动，而且体质状况也必然烙上自然环境因素的印迹，正如《医学源流论·五方异治论》所说："人禀天地之气以生，故其气体随地不同。"人与人构成了人类社会，每一个人都生活在社会群体之中，人类既具有生物属性，又具有社会属性和思维属性，社会环境的不同可造成人们身心功能上的某些差异，所以，体质状况会烙上社会因素的印迹，如明代李中梓《医宗必读·富贵贫贱治病有别论》所云："大抵富贵之人多劳心，贫贱之人多劳力……劳心则中虚而筋柔骨脆，劳力则中实而骨劲筋强。"可见，人类体质的形成和发展受自然、社会环境的制约，个体对社会和自然环境的适应能力及适应程度往往表现在其个体体质特征之中。因此，"天人一体"的自然观，在中医学的体质概念中得以充分体现。

二、体质相关概念

人与人很少相同，每个人不仅有其形态结构、生理功能上的特征，而且还具有心理活动的特征，中医学在"形神合一"的生命观和"天人一体"的自然观指导下，将个体在生理方面和心理方面的差异纳入中医体质的概念。但随着对人类认识的不断深入和科学的发展，学科也不断分化，从而形成了门类众多的学科，生理学和心理学两大人体功能学科随之形成，从而出现了与体质密切相关的人格、气质、性格、素质等概念。

1. 人格

人格是什么，不同的学科各有其所指的意义，而不同的心理学家则因理论观点的不同而赋予不同的概念。多数的观点认为人格是指个体独特的，持久的心理或行为特征的综合，常决定整个心理面貌，显示出个体之间特定的行为和精神风貌上的差异，是个体心理行为差异性、个体化的核心因素和标志。人格是个体在与其所处环境交互作用的过程中形成的，是一种独特的身心组织，既有独特性，又是多面的、可缓慢变化的，反映了有特色的全面整体的个人和社会化的客体的持久统一的自我。人格的结构一般可分为三个方面：一是人格倾向，指人对社会环境的态度和行为动力特征，包括需要、动机、兴趣、理想、信念、价值观等。二为心理特征，主要指能力、气质、性格等。三为心理调节，如自我评价、自我感受与自我控制。可见，人格是由多种心理成分构成的一种多水平、多层次的完整系统，它们彼此紧密联系并相互影响。其中与中医学体质理论关系最为密切的是个性心理特征中的气质与性格等。

2. 气质

气质有现代心理学中的气质和中医学的气质之分。现代心理学中的气质相当于西方心理学中的“temperament”，是指人在进行心理活动时或在行为方式上表现出来的强度、速度、稳定性、指向性和灵活性等动态性的人格心理特征。既表现在情绪产生的快慢、思维的灵活程度、情绪体验的强弱、意志努力的程度、情绪状态的稳定性、情绪变化的幅度及心理活动的内倾性和外倾性方面，也表现在行为动作和言语的速度与灵活性方面，是人的心理活动稳定的、与遗传有关的动力特征，是人格的内部心理气候。气质类型是指表现在一类人身上共有的或相似的心理特性的典型结合。气质类型的测度一般包括感受性、耐受性、灵敏性、兴奋性、向性和可塑性。人们通常沿用2000多年前古希腊“西方医学之父”希波克拉底的分类方法，将气质类型概括为多血质、黏液质、胆汁质、抑郁质四大类型。现实生活中，只有少数人属于这四种典型的气质类型，大多数人是介于各种气质类型之间的中间类型。就气质的心理特征而言：其一，它是人的心理活动的动力特征，主要指人的心理活动发生的速度、强度和指向性；其二，气质是一种天赋的个性心理特征，主要与先天性高级神经活动的类型和神经活动过程的特征有密切关系，并成为气质形成的生物学基础，也是个体的能力和性格形成的最佳的心理功能基础；其三，气质与其他个性心理成分相比，更多地与情感过程有密切的关系，心理活动发生的速度、强度和指向性主要是指情感过程所代表的不同差异性。气质具有独特性和稳定性，每个人气质不同，这是个性差异性的重要组成部分。一个人的气质特征，反映其个性特征和在不同情境的心理活动的反应与表现形式。

中医学的气质，又称气禀、气性、禀性。它是指个体出生后，随着身体的发育、生理的成熟逐渐发展起来的心理特征，是个体在其生命活动过程中所表现出来的精神面貌、性格、性情的总和，包括性格、态度、智慧及现代心理学中的气质（temperament）和现代神经生理学中的某些内容。也是个体各种心理特征的总和，概括和反映了不同个体心理、行为特征方面的差异，与现代心理学中人格的概念更为接近。在古代文献中，往往气质、体质混称，如《灵枢·论勇》说：“勇士者，目深以固，长冲直扬，三焦理横，其心端直，其肝大以坚，其胆满以傍，怒则气盛而胸张，肝举而胆横，眦裂而目扬，毛起而面苍。”“怯士者，目大而不减，阴阳相失，其焦理纵……虽方大怒，气不能满其胸，肝肺虽举，气衰复下，故不能久怒也。”说明不同气质的人是以不同的脏腑形态结构和功能活动为物质基础的，不同的气质是不同个体内部功能活动的外在表现。人的心理特征与形构密切相关，正如张载在《正蒙·诚明》中指出：“形而后有气质之性。”王充《论衡·无形》中指出：“气性不同，则于体不同。”因此，中医学中的气质包含在体质的范畴中，体质包括个体的形态结构、功能活动和心理特征，以“形神合一”为基本特征。

3. 性格

性格在现代心理学中是指一个人对现实的稳定态度和习惯化了的行为方式，如骄傲与谦虚、勤劳与懒惰、勇敢与怯懦、热情与冷漠、诚恳与虚伪、镇定与慌乱、自律与散漫、理智与冲动、细心与粗心、空想与理想、创造与模仿、坚持己见与见异思迁等，是人格的最核心、最本质的鲜明的心理成分，是个性心理特征的重要组成部分。性格的心理结构较为重杂，其不但有上述的对现实态度的性格特征，而且还具有意志特征。一个人对现实的态度不同，培育出不同的心理特征，影响其心理过程，在自觉确立目的、追求目标时常表现不同的意志品质，且会有意无意地、较为稳定地显示出习惯化的倾向。性格还具有情感特征，表现为性格对情感、情绪的稳定性和经常性的特点，包括情感的强度、稳定性、持续性和主导心境等。这又常与一个人的气质有关。性格还具有理智性，表现一个人的感知、思维、想象、记忆等认知过程的个性心理差异。由于性格的复杂性，人们对性格的分类也不相同，较为普遍的分类方法是根据心理倾向性划分，划分为外倾型和内倾型两大类。外倾型性格的人，心理活动倾向外部，对外界事物关心和注意，开朗活泼，情感外露，善于交际，办事果断，不拘小节，独立性强。内倾型性格的人，心理活动倾向内部，对外界事物淡漠，沉静稳重，情感反应迟钝，孤独，不善于交往，处事谨慎，适应环境困难。性格的形成，是一个人的遗传、生长发育、环境影响、学习教育、自我锻炼、身心健康等多种先天生物因素与后天因素相互作用的结果。先天遗传因素是前提和基础，但是发展的趋势和结果，主要取决于后天的教育培养，社会环境的影响和自我锻炼。

性格与气质都是人格系统重要的心理特征，两者相互关联、相互影响，一个人的性格表现总是染上一定气质类型的色彩，并通过心理动力系统作用对气质产生深刻的影响；而气质又对性格的形成和发展速度有影响，明显影响个体性格的情绪性和速率。所以，气质与性格往往不易判别，人们常用气质特征判断一个人的性格。需要指出的是，气质是先天性素质特征，主要是以高级神经活动类型为生理基础的心理特征，不易受后天因素影响，即使有影响，变化也相当缓慢；性格是先天与后天因素综合作用的结果，主要受后天习惯因素作用，易变化。性格有好坏优劣之分，气质则无。同一气质类型，可具有不同的性格。

4. 素质

“素质”一词，从字面来看，当指人体在某些方面的本质特征，诸如身体素质、心理素质、思想素质、文化素质等。在现代生理学中的概念是指人先天的解剖生理特点，主要是感觉运动器官和神经系统方面的特点，是能力发展的自然前提和基础。包括身体素质和心理素质。身体素质是人的形态结构和生理功能方面的本质特征，它概括了人体的基本活动能力，是人体各器官系统的功能在生命活动或形体运动中的反映，与人的体格、体型、功能、神经、心理等均有密切的关系。人体功能在形体运动中反映出来的力量、速度、耐久力、灵敏性、柔韧性、协调性和平衡性等能力统称为身体素质。心理素质概括了人体心理上的本质特性，人在心理活动中表现出来的智力、情感行为、感知觉、态度、个性、性格、意志等均是心理素质的反映。身体素质和心理素质的关系即物质与精神的关系，既有区别，又相互联系，产生互动作用，身体素质是心理素质产生的基础，心理素质在长期的显现中又影响着身体素质。因此，中医体质是对人体身心特性的概括，反映着个体在形态结构、生理功能和心理活动中的基本特征，体现了内在脏腑气血阴阳之偏颇和功能活动之差异，是对个体身体素质和心理素质的概括。素质在中医学中是对体质概念更深刻、更简明的表述。

中医学中还有“素体”一词，一般指个体的形态结构和功能特征，无心理特征之义，属于体质的范畴。但从现代医学对“素质”概念的实际应用情况来看，仅与中医学中“素体”所指内容类似。可见，现代医学与中医学都存在着“素质”“素体”混称现象。

三、体质的特点和表现形式

体质是对个体身心特性的概括，是个体在遗传的基础上，在内外环境的影响下形成的个性特征，这些特征伴随着生命的全过程。其禀受于先天，得养于后天。先天禀赋决定着个体体质的特异性和相对稳定性，后天各种环境因素、营养因素、精神因素等又使体质具有动态可变性。改变后天的各种因素，可以在某种程度上改善体质，因此体质具有可调性。人类在相同或类似的时空条件下生存，其遗传背景和后天生存环境大致相同，这就使体质还具有群类趋同性，体质的各种特点决定了体质的基本表现形式有生理性和病理性、特异性和非特异性。

（一）体质的特点

先后天因素的共同作用，使体质具有以下特点。

1. 先天遗传性

人之始生，“以母为基，以父为楯”（《灵枢・天年》）。父母之精是生命个体形成的基础，遗传因素是决定体质特征的根本原因，构成体质的基本要素，形态结构、生理功能和心理状态等，均受到遗传因素的影响，人类的体型、相貌、秉性、脏腑经络、精气血津液的盛衰偏倾等，均在某种程度上受到遗传因素的制约。遗传因素不仅决定人之特定反应形式，且决定其内部及外部结构特征。人类的外表形态、脏腑功能、精神情志等的个性特点均形成于胎儿期，取决于个体的遗传背景，遗传因素维持着个体体质特征相对稳定，是决定体质形成和发展的根本原因。

2. 个体差异性

体质是人类及人群中的个体，禀受于先天，受后天影响，在其生长发育和衰老过程中所形成的个性特征，它通过人体形态、功能和心理活动的差异现象表现出来，因此，个体差异现象是体质学说研究的核心问题，个体差异性是体质的基本特点。由于禀赋不同，后天生活条件的复杂多样，使个体体质存在必然的差异，世界上不会有完全相同的两个人，即使同一个体，在其生命的不同阶段体质特征也是逐渐变化着的。由于先天禀赋的差异，或后天疾病，或生活环境、社会经历有别，因而体质特征因人而异，其有明显的个体差异性，且千变万化，呈现出多样性特征。

3. 形神一体性

“形神合一”是中医学体质概念的基本特征之一。复杂多样的体质差异现象全面地反映着人体在形态结构（形）以及由脏腑活动所产生的各种精神活动（神）这两个方面的基本特征，是特定的生理特性与心理特性的综合体，是对个体身心特性的概括。因此，体质具有形神一体性。

4. 群类趋同性

在个体体质的形成过程中，遗传因素使个体体质具有明显的差异，环境因素、饮食结构及社会文化习惯等可对其产生明显的影响。因此，同一种族或聚居在同一地域的人，因为生存环境和生活习惯相同，遗传背景和生存环境具有同一性和一致性，从而使人群的体质具有相同或类似的特点，形成了地域人群的不同体质特征，使特定人群的体质呈现类似的特征，因此，体质具有群类趋同性。

5. 相对稳定性

遗传是构成体质的决定性因素，人类通过遗传，从远古的祖先那里继承了形态结构和生理功能的特征，形成了稳定的体质特征。个体秉承于父母的遗传信息，使其在生命过程中遵循某种既定的内在规律，呈现出与亲代类似的特征，这些特征一旦形成，不会轻易改变。体质的遗传性保持了生命信息的连续性，使体质的形成和发展具有一定的规律。但体质是一个随个体发育的不同阶段而不断演变的生命过程，且后天环境、精神、营养、锻炼、疾病等因素均影响着体质的形成和发展，因此，体质在生命过程的某个阶段具有相对的稳定性。

6. 动态可变性

先天禀赋决定着个体体质的相对稳定性和个体体质的特异性，后天各种环境因素、营养状况、饮食习惯、精神因素、年龄变化、疾病损害、针药治疗等，又使得体质具有可变性。体质的可变性具有两个基本规律，一是机体随着年龄的变化，体质发展过程表现为若干阶段，每一年龄阶段都呈现出特有的体质特点，这种变化是随着年龄增长而呈现的由盛渐衰的纵向转变，反映了体质自身形成、定型、发展和变化规律。二是由外来因素不断运动变化的干扰所造成的各种转变，外界因素的变化，通过不同途径作用于人体，导致体质状态发生改变。两种转变规律往往同时存在，互相影响。

7. 连续可测性

体质的连续性体现在不同个体体质的存在和演变时间的不间断性，体质的特征伴随着生命自始至终的全过程，具有循着某种类型体质固有的发展演变规律缓慢演化的趋势，这就使得体质具有可预测性，为治未病提供了可能。

8. 后天可调性

体质既是相对稳定的，又是动态可变和连续可测的，这就为改善体质的偏颇、防病治病提供了可能。一方面可以针对各种体质类型及早采取相应措施，纠正和改善体质的偏颇，以减少个体对疾病的易感性，预防疾病的发生。另一方面可针对各种不同的体质类型将辨证与辨体相结合，以人为本，充分发挥个体诊疗的优势，提高疗效。

（二）体质的表现形式

体质是表明人体生命特征的差异性的一个概念，这种差异性有两种基本的表现形式，一是特异性和非特异性，二是生理性和病理性。

1. 特异性和非特异性

体质的特异性是指某些个体表现为某些方面的超常特征，如对某种疾病的特异性免疫力或易罹性，在某些方面具有特异能力或能力缺陷等，天花、麻疹等疾病的特异性免疫力的获得，对某些物质的高度过敏，后代受亲代致病因素的传递和影响而发病，胎儿在母体内受邪出生后即逐渐表现出先天性疾病、色盲、超心理能力等，都属于特异体质。特异体质一般不影响机体在其他方面的功能，也不能决定整体的健康水平。体质的非特异性是指大多数个体所具有的一般特征，其表现为一般意义上的强与弱，综合反映了个体的整体健康水平、抗病能力、劳动能力和认知能力等，并可从多个不同的功能系统中不同程度反映出来。非特异性方面表现的体质强弱与特异性方面表现的体质强弱，并不完全一致，甚至完全不同。体质的特异性和非特异性，可以将体质分为特异体质和非特异体质两大类。

2. 生理性和病理性

体质特征伴随着生命个体自始至终的全过程，与生命过程同步，而生命过程中有生理状态，也有病理状态，体质也就有生理表现形式和病理表现形式。体质的生理性和病理性含义有二：其一，指个体在环境中对外来刺激的反应性而言。生理状态下，机体对内外环境的调节维持在一定的范围内，发挥正常的生理功能。但由于个体对外界刺激的反应和适应性上的某些差异性，自身的调节控制能力以及对外环境的适应和调节能力的差别，不同个体或同一个体的不同阶段所表现的体质特性也就有了差异，所以生理上表现为形态、功能、代谢以及对外界刺激反应等方面的差异性。在受病邪作用时，不同个体在病理就会表现出对某些病因和疾病的易感性或易罹性，以及疾病发生、发展、转变转归中的某种倾向性。此时的体质的存在状态可能是生理的，也可能是病理体质。其二，指体质的存在状态和形成原因而言，生理体质是人体在正常生理状态下表现出来的个体特殊性，又称为正常体质；病理体质是指个体内阴阳平衡被破坏，出现相对固定的阴阳偏盛偏衰而表现的体质特征。此时，体质对外界刺激的反应性也就有生理反应性和病理反应性。

第二节　中医体质理论形成的标志性著作《黄帝内经》

体质是一个既古老又年轻的重要医学科学命题，体质差异现象早在数千年前就已经被人们发现并逐步获得越来越丰富的认识。如《周礼·地官·司徒》记载，“山林”“川泽”“丘陵”“坟衍”“原湿”五种不同地域的人有“毛而方”“黑而津”“专而长”“皙而瘠”“肉丰而痺”等形态、肤色的差异;《荀子·非相篇》指出了人与猩猩在体质和思维上的异同，云“今夫狌狌形笑，亦二足而无毛”“人之所以为人者，非特二足而无毛也，以其有辩也”。《吕氏春秋·月令》记载了五种不同水土地域的人群，因体质的差异所特有的发病倾向性，言“轻水所多秃与瘿人”“甘水所多好与美人”“辛水所多疽与痤人”“重水所多尰与躄人”“苦水所多尪与伛人”。但体质作为一种自然现象，最初人们只是将其看作是人类个体的固有差异，就像承认一切事物之间都有差异一样，并不受医学发展水平的限制，人类对体质的认识和医学的起源几乎是同步的，甚至比医学的起步还要早些。体质作为一个重要的医学命题始于《内经》。《灵枢·寿夭刚柔》明确指出了人在生命过程中可以显示出刚柔、强弱、高低、阴阳、肥瘦等十分显著的个体差异，云：“人之生也，有刚有柔，有弱有强，有短有长，有阴有阳。”《内经》不但是中医理论形成的渊源，也是医学史上最早论述人类体质最全面的一部著作，其对于个体及不同群体的体质特征、差异规律、体质的形成与变异规律，各种不同体质的分类，体质对疾病发生、发展变化的影响，体质与疾病的诊治，体质与预防、养生等内容均有较深刻的论述，内容涉及发生体质学、生态体质学、年龄体质学、性别体质学、类型体质学、病理体质学、治疗体质学等，初步构建了中医体质理论的基本框架，形成了比较系统的中医体质理论。也就是说《黄帝内经》的形成，标志着中医体质理论的初步形成。

一、关于影响体质形成的因素

人既有生物属性又具有社会属性。《内经》认识到，体质的形成受到先、后天因素的影响，它从与人体属性有关的生物、社会、心理等方面综合分析人体的生命规律，认为人之先天禀赋与人所处的自然、社会环境、饮食、起居、年龄等都是影响体质形成的基本因素。

对于先天禀赋对体质形成的影响,《灵枢·天年》谓:“人之始生……以母为基,以父为楯……血气已和,营卫已通,五脏已成,神气舍心,魂魄毕具,乃成为人。”先天禀赋是体质形成的根本原因,父母体质特性的种种差异通过先天遗传常会给后代产生不同程度的影响,因此,人出生后,便会有形态、功能、生理、心理等方面个体体质和人群体质特征的必然差异,存在筋骨之强弱,肌肉之坚脆,皮肤之厚薄,腠理之疏密等的区别。

后天因素包括自然环境、社会环境、饮食结构等都是影响体质特征形成的重要因素。自然环境包括地理、气象等因素,《内经》一贯认为“生气通天”(《素问·生气通天论》),人以“天地之气生,四时之法成”(《素问·宝命全形论》),“天食人以五气,地食人以五味”(《素问·六节藏象论》),自然界是人类生存和体质形成所依赖的各种基本物质的主要来源。《内经》认为人类生存和活动的自然生态环境所存在的客观空间差异及其所涉及的各种因素可以直接或间接地作用于人体内部,从而成为形成体质差异的重要因素。《素问·五常政大论》《素问·异法方宜论》等篇集中地论述了人类生存的地理环境的高下和东西南北中方位的不同,水土有刚柔燥湿之分,气候有寒热温凉之别,由此形成的各地的物产种类、饮食结构和生活习惯等方面的不同,使体质有偏阴偏阳偏寒偏热的不同特征。这些人类体质的空间差异,使其人群的形态肤色、生理功能、物质代谢、寿命长短、易患疾病等各有其特殊性。社会因素对体质的影响,《内经》认为社会地位的改变,个人境遇的变迁皆可影响精神状态,从而对体质形成不良的影响。如《素问·上古天真论》论述了“上古之人”和“今时之人”的寿限差异,《素问·移精变气论》论证了造成体质"古今之异"的原因乃时世之异，云"往古人居禽兽之间，动作以避寒、阴居以避暑，内无眷慕之累，外无伸宦之形，此恬惔之世，邪不能深入也"，而"当今之世不然，忧患缘其内，苦形伤其外，又失四时之从，逆寒暑之宜，贼风数至，虚邪朝夕，内至五脏骨髓，外伤空窍肌肤"。《素问·疏五过论》《素问·征四失论》《素问·血气形志》还论述了"故贵脱势""尝富后贫""形志苦乐"等境遇变迁对体质的影响，指出社会的变迁，个人境遇的变化，使人类的生存环境、生活习惯、社会习俗、道德水准、精神状态、饮食结构等具有迥然不同的特征，故不同历史条件下人类的体质呈现出与其所处时代相适应的变化趋向。

《内经》认为饮食五味是影响体质形成的又一重要因素。认为五味调和、滋养五脏可增强体质，但五味偏嗜，气增而久，则脏气偏颇而体质有所变化，正所谓"阴之所生，本在五味，阴之五宫，伤在五味"(《素问·生气通天论》)。《内经》还特别强调嗜食肥甘，恣饮纵欲对体质的负面影响，认为这是造成病理性体质的重要原因，明确指出"以酒为浆，以妄为常，醉以入房"致"半百而衰"(《素问·上古天真论》)"肥者令人内热，甘者令人中满"(《素问·奇病论》)"高粱之变，足生大丁"(《素问·生气通天论》)。当今社会，以酒为浆，嗜食肥甘等不良的饮食习惯已成为普遍的现象，由此带来的体质变化和疑难病症也成了普遍的社会问题。

《内经》认识到人的体质随着年龄的变化而变化，体质的变化，随着生命过程的展开，呈现出一定的规律，每一年龄阶段都有特定的体质特点，《灵枢·天年》以十岁为一个阶段，《素问·上古天真论》分男女两性，以八岁、七岁为一个阶段对个体体质的演变过程和决定性因素进行了详细论述。

二、关于体质的分类

《内经》通过对人群中的个体形、色、体、态、神诸方面的全面观察，从不同的角度，对复杂多样的体质差异现象进行了分类探讨，对体质进行了多种不同的分类。

（一）阴阳分类法

阴阳分类法，即以阴阳多少为依据的分类方法，其以个体阴阳含量多少的差异来说明人体各种生命活动的差异现象，这种分类法着眼于整体生理功能的强弱，对后世影响较大，是临床上采用最多的分类方法。其中又有阴阳寒热三分法、阴阳气血四分法、人体阴阳五分法三种分类方法。

1. 阴阳寒热三分法

《灵枢·卫气失常》从阴阳寒热的角度，将人划分为寒体、热体和众人三类，认为无论膏、脂何种类型，凡肌肉纹理粗梳者多偏寒，肌肉纹理细密者多偏热。偏热的内在机理是气偏盛，反之，偏寒的内在机理是气偏虚。众人即一般体型的人，皮肉、脂膏没有偏多的情况，血和气也没有偏盛、偏虚的情况，所以体型不大不小，皮肉、脂膏匀称，寒热偏差不明显。在此基础上，现代医家提炼出一种根据形体差异而划分阴阳（寒热）盛衰体质的方法，将体质分为阴阳平和质、偏阳质、偏阴质三类，即常用的体质三分法。事实上，“阴阳”作为中医最基本的理念，说到底就是阴阳平衡或者阴阳盛衰偏差。个体阴阳的盛衰偏差是不同体质差别的根源，也是各种体质分型方法的基础，阴阳寒热三分法可谓是《内经》诸多体质分型方法的雏形。现在我们所能知道的各种中医体质分型方法莫不出于此法。

2. 体质阴阳四分法

《灵枢·行针》在临床针刺治疗疾病，观察到不同病人对针刺治疗的反应不同的基础上，进而探究出现这种现象的原因，提出了体质阴阳四分法。即根据病人阴阳偏盛、偏衰的不同，将体质分为重阳、重阳有阴、阴多阳少、阴阳和调四种类型（表1–1），进而说明人体阴阳盛衰的差异，是造成针刺治疗反应有迟、早、逆、剧等差异的原因。

表1–1 体质阴阳四分法

体质类型	阴阳含量	对针刺的反应
重阳之人	阳气旺盛	其神易动，其气易往，针刺时反应快
重阳有阴之人	阳多阴少	阴阳之离合难，故其神不能先行，较重阳之人反应迟
阴多阳少之人	阴多阳少	阴气沉而阳气浮，气往难，针刺时反应迟缓
阴阳和调之人	阴阳平和	血气淖泽滑利，针入而气出，疾而相逢，针刺时反应适中

《灵枢·行针》所提到的阴阳体质分型方法实际上是一个"副产品"。这种体质分型方法也是根据阴阳盛衰的差异而定，突出了阴阳二气比例多少的差别而已，即重阳之人、阳中有阴之人、阴阳和调之人、阴中有阳之人（重阴之人）。其中，重阳之人和阴中有阳之人可以看为对立的两端，阴阳和调之人居中，阴中有阳之人其实就已经靠近重阴之人。至于重阳

之人所见“熇熇高高，言语善疾，举足善高”，及多阳之人所见“多喜”，多阴之人所见“多怒”等气质（或称人格）特征与个体阴阳盛衰偏差，即经脉气血多少有关。

3. 体质阴阳五分法

《灵枢·通天》从“天地之间，六合之内，不离于五，人亦应之，非徒一阴一阳而已也”的观念出发，认为天地、四方之内的所有事物，都可以分为五类，那么，根据人的形态、脏腑、气血等体质特点和相应的习性、行为、态度、内外向及情感特点等阴阳多少，即气的多少，将人的体质分为太阴之人、少阴之人、太阳之人、少阳之人、阴阳平和之人等五类（表 1–2）。强调由于个体内阴阳多少的差异，导致了个体形态结构、功能活动等生理功能特征和行为、性格、气质等心理特征方面的差异。

表 1–2　体质阴阳五分法

体质类型	阴阳含量	生理特征	心理特征	行为特征
太阴之人	多阴无阳	其阴血浊，其卫气涩，阴阳不和，缓筋而厚皮	贪而不仁，下齐湛湛，好内而恶出，心和而不发，不务于时，动而后之（阴险，深藏不露，贪婪）	黮黮然黑色，念然下意，临临然长大，腘然未偻（皮肤黑，个大而卑恭）
少阴之人	多阴少阳	小胃而大肠，六腑不调，其阳明脉小，而太阳脉大	小贪而贼心，见人有亡，常若有得，好伤好害，见人有荣，乃反愠怒，心疾而无恩（嫉妒，无同情心）	清然，窃然，固以阴贼，立而躁崄，行而似伏（行为鬼祟，阴险，贼头贼脑貌）

续表

体质类型	阴阳含量	生理特征	心理特征	行为特征
太阳之人	多阳无阴		居处于于，好言大事，无能而虚说，志发于四野，举措不顾是非，为事如常自用，事虽败而常无悔（随遇而安，说大话。自信，失败而不追悔）	轩轩储储，反身折腘（形容趾高气扬，挺胸撷肚）
少阳之人	多阳少阴	经小而络大，血在中而气在外，实阴而虚阳	諟谛好自责，有小小官，则高自宣，好为外交而不内附（精细，自己抬高自己，好外交而不能踏实做事）	立则好仰、行则好摇，其两臂两肘则常出于背
阴阳平和之人	阴阳气和	血脉调	居处安静，无为惧惧，无为欣欣，婉然从物，或与不争，与时变化，尊则谦谦，谭而不治，是谓至治（举止泰然，不慕名利，婉转谦逊）	委委然、随随然、颙颙然、愉愉然、瞡瞡然、豆豆然，众人皆曰君子（从容稳重，性格和顺，态度严肃，待人和蔼，目光慈祥，举止有度）

阴阳五分法，涉及了人的行为与心理两个方面，是综合人的体质与气质（人格）的综合分型，但偏向于心理要素。从所描述的心理活动特点来看，太阳之人和少阳之人，相当于巴甫洛夫所说的兴奋型和活泼型，太阴和少阴之人相当于抑制型，而阴阳和平之人则相当于安静型。将阴阳五分法分

型体质与四液体质说比较，可见太阳、少阳之人与胆汁质和多血质相似，太阴、少阴之人与黏液质和抑郁质相似，阴阳和平之人属均衡气质类型。后世医家为了便于论述，一般将这种阴阳五分法分型体质称为“阴阳五态人”或“五态人”。

（二）五行分类法

五行分类法是依据五行理论对体质进行分类，其中又有体质五形分型、体质二十五分型、体质五色分型。

1. 体质五形分型

《灵枢·阴阳二十五人》以五行特性为依据，根据人群中肤色、形态、行为、心理、以及对环境的适应力、对某些疾病的易罹性和倾向性等各方面的特征，归纳总结出木形之人、火形之人、土形之人、金形之人、水形之人等五种基本类型，并用“同中求异”的方法，以五行及其所属的五音、五色、五方、五季等为依据，从五音太少、阴阳属性、体态和生理特征等方面论述了五形人（表 1–3）。通过五行原理去解释说明五行人的形色音貌、体型、体态、生理、病理和组织结构，以及各自对人生命生存发展变化的功能作用，疾病产生的原因、治疗、预防等。其中对体型的叙述尤为详细；个性特征包括气质、性格、能力、价值观、态度等，“五形人”的个性特征在每一型中叙述的侧重点不同；适应四季状况，包括身体感受与易患疾病；根据气血盛衰出现在不同部位的生理特征，以及从这些特征来测候气血的盛衰和脏腑内在变化等。比较特别的是，五行分类提到各类人对季节的耐受性不同，这是因为五行之中木火属阳，土金水属阴；春夏属阳，而秋冬属阴。土金水之人能耐受秋冬的寒凉，却不能耐受春夏的炎热；木火之人则能耐受春夏的炎热而不能耐受秋冬的寒凉。因此，“五形人”被认为是《内经》中最系统而全面的一种分类方法，在失传 2000 多年后，开始重新被重视。

表 1–3　体质五形分类法

基本类型特点（五形分型）						亚型特点（二十五型分类）		
类型	肤色	形态特征	举止	心理特征	时令适应能力	五音	阴阳上下属性	性格
木形	苍色	小头、长面、大肩背，直身，小手足（身材修长俊秀）	少力	有才，劳心，多忧，劳于事	能春夏不能秋冬	上角	足厥阴	佗佗然（雍容自得貌）
						大角	左足少阳之上	遗遗然（退让貌）
						钛角	右足少阳之上	推推然（勇于进取貌）
						左角	右足少阳之下	随随然（柔顺随和貌）
						判角	左足少阳之下	栝栝然（方正端直貌）

续表

基本类型特点（五形分型）						亚型特点（二十五型分类）		
类型	肤色	形态特征	举止	心理特征	时令适应能力	五音	阴阳上下属性	性格
火形	赤色	广䏡、锐面、小头、好肩背、髀腹，小手足（身材不高，面尖，但肩背肌肉丰满）	行安地、疾心、行摇	有气轻财，少信多虑，见事明，好颜急心	能春夏不能秋冬	上徵	手少阴	核核然（真诚朴实貌）
						质徵	左手太阳之上	肌肌然（浮躁貌）
						右徵	右手太阳之上	鲛鲛然（活跃爽快貌）
						少徵	右手太阳之下	慆慆然（乐观喜悦貌）
						质判	左手太阳之下	支支颐颐然（怡然自得貌）

续表

基本类型特点（五形分型）						亚型特点（二十五型分类）		
类型	肤色	形态特征	举止	心理特征	时令适应能力	五音	阴阳上下属性	性格
土形	黄色	圆面、大头、美肩背、大腹、美股胫、小手足、多肉、上下相称（肥胖丰满，上下匀称）	行安地、举足浮	安心，好利人，不喜权势，善附人也	能秋冬不能春夏	上宫	足太阴	敦敦然（诚实忠厚貌）
						大宫	左足阳明之上	婉婉然（婉转和顺貌）
						少宫	右足阳明之上	枢枢然（灵活敏捷貌）
						左宫	右足阳明之下	兀兀然（勤奋自主貌）
						加宫	左足阳明之下	坎坎然（端庄持重貌）

续表

基本类型特点（五形分型）						亚型特点（二十五型分类）		
类型	肤色	形态特征	举止	心理特征	时令适应能力	五音	阴阳上下属性	性格
金形	白色	方面、小头、小肩背、小腹，小手足，如骨发踵外	骨轻（动作轻）	身清清廉，急心，静悍，善为吏	能秋冬不能春夏	上商	手太阴	敦敦然（敏厚诚实貌）
						钛商	左手阳明之上	廉廉然（洁身自好貌）
						左商	右手阳明之上	监监然（善于辨察貌）
						少商	右手阳明之下	严严然（严肃庄重貌）
						右商	左手阳明之下	脱脱然（潇洒超脱貌）

续表

基本类型特点（五形分型）						亚型特点（二十五型分类）		
类型	肤色	形态特征	举止	心理特征	时令适应能力	五音	阴阳上下属性	性格
水形	黑色	面不平、大头、廉颐、小肩、大腹、下尻长，背延延然（面背皆瘦，腹大而尻背修长）	动手足、发行摇身	不敬畏，善欺绐人，戮死	能秋冬不能春夏	上羽	足少阴	汗汗然（行为不洁貌）
						桎之人	左足太阳之上	安安然（心胸坦荡貌）
						大羽	右足太阳之上	颊颊然（得意貌）
						众之人	右足太阳之下	洁洁然（性情坦白貌）
						少羽	左足太阳之下	纡纡然（迂曲不爽貌）

必须承认，由于时代的局限性及人格本身的复杂性，古人的认识还不完善。按照五行特性对人格进行分类，只能说明某一形人的生理、心理特征与五行中某行的特性有某些类似，因而不能机械地理解。在五行学说的影响下，用五行颜色、形态来说明人体的生理变化也是古人长期对心理现象的观察记录和认识。从方法论角度说，值得我们重视，也需要区别对待。

比较而言，在《灵枢·通天》中“五态人”强调由于个体内阴阳盛衰的差异，导致了个体形态结构、功能活动等生理特征和行为、性格、气质等心理特征方面的差异。而“五行人”则是重视个性特征与体格形态的关系，并且强调不同类型气质之人对时令气候的适应性，体现了天人合一的整体观。对照发现，两说的基本类型间还是有联系的。“五态人”代表了典型的类型，“五行人”则对那些不典型的所谓混合型气质进行分类。具有上述气质特征者，日常生活中颇为常见，自有其坚厚的经验事实基础。

2. 体质二十五分型

《灵枢·阴阳二十五人》在体质五行分型分类基础上每一主型下，又结合五音太少、阴阳属性以及手足三阳经的左右上下，气血多少之差异，分为五个亚型，即二十五种人体体质类型（见表1–3）。其中木形之人分为上角、大角、左角（少角）、钛角（右角）、判角之人；火形之人分为上徵、质徵（太徵）、少徵、右徵、质判之人；土形之人分为上宫、大宫、加宫、少宫、左宫之人；金形之人分为上商、钛商、右商、左商、少商之人；水形之人分为上羽、大羽、少羽、众羽、桎羽之人五类。明代医家张介宾注释曰：“此以木、火、土、金、水五行之人，而复分其左右上下，是于各形之中，而又悉其太少之义耳。总皆发明禀赋之异，而示人以变化之不同也。”

由于五音的变化很大，如在角音之中，有正、偏、太、少之分，可分为上角、大角、左角、钛角、判角数类，这与人体质的多样化相类似。阴阳二十五人推演烦琐，难以指导临床实践，因而在后世医学中逐渐被人们扬弃，在各家学说中对此极少发挥。五形人中很多特点，如面色、形态和基本个性等，主要是根据五行说等演绎而成的，有些陈述令人费解，“二十五人”大多并无事实依据，与五态人分类相比较，牵强附会内容多，有待研究。

需要注意的是，《灵枢·阴阳二十五人》在区别“二十五人”时，先立木、火、土、金、水五行，然后将对应的角、徵、宫、商、羽五音中的每一音再细化为五个音，所以得二十五音。尽管说人的本能之一就是闻声听音，但是《内经》对这二十五音的讨论，主要见于《灵枢·阴阳二十五人》和《灵枢·五音五味》。《灵枢·五音五味》中的系统排序为：“右徵，少徵，质徵，上徵，判徵。左角，钛角，上角，大角，判角。右商，少商，钛商，上商，左商。少宫，上宫，大宫，加宫，左角宫。众羽，桎羽，上羽，大羽，少羽。”此外，七篇大论中也出现了这套术语的一部分，例如《素问·五常政大论》《素问·六元正纪大论》两篇，就用少角与判商等以纪年。因此，古人对二十五音的态度不一，多存而不论。明代医家张介宾在《类经》中说：“此或以古文深讳，向无明注，读者不明，录者不慎，而左右上下大少五音之间，极易差错，愈传愈谬，是以义多难晓，不敢强解，姑存其文，以俟后之君子再正。”现代学者寄希望于借助现代化技术的检测手段以分辨二十五音，为从“音”方面区分“人”的研究打开新的视野，做了有意义的探索和研究。

3. 体质五色分型

五色即黄、白、青、赤、黑。不同的个体其肤色具有差异性，除与时令特征有关外，反映了个体脏腑气血的盛衰，故与五脏有一定的通应关系，《素问·阴阳应象大论》云：肝在色为苍，心在色为赤，肺在色为白，脾在色为黄，肾在色为黑。五色各有其五行属性，而五行之间具有生克制化关系，故五色的变化对于临床诊治具有一定的意义。五行系统中五脏配五色，即：青色主肝病，赤色主心病，黄色主脾病，白色主肺病，黑色主肾病，此五者均为一般情况下的病色，合称为五色主病，但其中不免有牵强附会之处。从诊断意义上来说，五脏有病，望诊可见病色，同时会有相应的症候显露出来。《灵枢·五色》篇云："青黑为痛，黄赤为热，白为寒，是谓五官。"这里"五官"的含义，就是从诊断意义上说的。《灵枢·论勇》根据五色将体质分为黄、赤、青、白、黑及色不一等几种类型，认为肤色之差异，除与时令特征有关外，反映了个体脏腑气血的盛衰，故与五脏有一定的通应关系。指出若皮厚、肌肉坚实而见五色中的某一色，皆为健康之色，"固不伤于四时之风"，而薄皮弱肉者，外不禁虚风之邪，再兼以某色，则受邪之时各不同。另外，五行系统中还有五脏配四时之说，《灵枢·论勇》就是依据春见青风，夏见阳风，秋见凉风，冬见寒风。凡此四时之风，其人所病不同，将体质分为黄、赤、青、白、黑及色不一等几种类型（表 1-4）。指出不同体质的人在四季分别感受不同风邪，遇到狂风暴雨等异常气候变化，有人生病，有人不生病，有时都发病。四季不同的风邪分别侵袭人体，发生疾病时就会有不同的表现特征。申明了人在同一环境中受病与否，其关键取决于体质的强弱。这与《素问·阴阳应象大论》所说五脏五色各有其五行属性，以及五行之间具有生克制化关系的论调基本一致。

表 1–4　体质五色分型

分型	五行属性	形态	易感邪气
黄色	土	薄皮弱肉	不胜春之虚风
白色	金	薄皮弱肉	不胜夏之虚风
青色	木	薄皮弱肉	不胜秋之虚风
赤色	火	薄皮弱肉	不胜冬之虚风
黑色	水	皮厚肉坚	不伤于四时之风
色不一		薄皮弱肉	不胜长夏之虚风

（三）脏腑分类法

《内经》认识到脏腑的形态结构和功能特点是构成并决定体质差异的深层根源性要素，因此，《灵枢·本脏》根据脏腑的大小、高下、坚脆、端正、偏倾厚薄，将人体体质分为相应的类型，强调每一内脏，由于其形态结构、位置等的不同而表现为不同的形态特征和调节适应能力，故易发病症各异。

1. 体质五脏分类

《内经》认为五脏总的功能是藏精气而不泻，具有满而不能实的特点。关于五脏之间的关系，《内经》引入了五行学说这一哲学思想进行阐述，以五行归类、同类相应的基本原则，将五脏显露于外的征象，按功能、行为的相同或相似归属于五行中相应的一行，五脏之间开始存在着特定的内在联系，即五脏之间的相互生成，相互制约观点。《素问·五脏生成》所谓："五脏之象，可以类推。"推之于人，就产生了《灵枢·本脏》

所论的体质五脏分类，即将人分为心形之人、肝形之人、脾形之人、肺形之人、肾形之人（表 1–5）。

表 1–5 体质五脏分类

五脏	五脏五变	体表形态差异	调节适应能力及易发病证
心	小	赤色小理	脏安，邪弗能伤，易伤以忧
	大	赤色粗理	忧不能伤，易伤于邪
	高	无髃骬	满于肺中，悗而善忘，难开以言
	下	髃骬小短举	脏外，易伤于寒，易恐以言
	坚	髃骬长	脏安守固
	脆	髃骬弱小以薄	善病消瘅热中
	端正	髃骬直下不举	和利难伤
	偏倾	髃骬倚一方	操持不一，无守司
肺	小	白色小理	少饮，不病喘喝
	大	白色粗理	多饮，善病胸痹、喉痹、逆气
	高	巨肩反膺陷喉	上气肩息、咳
	下	合腋张胁	居贲迫肺，善胁下痛
	坚	好肩背厚	不病咳、上气
	脆	肩背薄	苦病消瘅易伤
	端正	背膺厚	和利难伤
	偏倾	胁偏疏	胸偏痛
肝	小	青色小理	脏安，无胁下之病
	大	青色粗理	逼胃迫咽，迫咽则苦膈中，且胁下痛
	高	广胸反骹	上支贲切，胁悗，为息贲
	下	合胁兔骹	逼胃，胁下空，易受邪
	坚	胸胁好	脏安难伤
	脆	胁骨弱	善病消瘅易伤
	端正	膺腹好相得	和利难伤
	偏倾	胁骨偏举	胁下痛

续表

五脏	五脏五变	体表形态差异	调节适应能力及易发病证
脾	小	黄色小理	脏安，难伤于邪
	大	黄色粗理	苦凑眇而痛，不能疾行
	高	揭唇	眇引季胁而痛
	下	唇下纵	下加于大肠，脏苦受邪
	坚	唇坚	脏安难伤
	脆	唇大而不坚	善病消瘅易伤
	端正	唇上下好	和利难伤
	偏倾	唇偏举	善满善胀
肾	小	黑色小理	脏安难伤
	大	黑色粗理	善病腰痛，不可以俯仰，易伤以邪
	高	高耳	苦背膂痛，不可以俯仰
	下	耳后陷	腰尻痛，不可以俯仰，为狐疝
	坚	耳坚	不病腰背痛
	脆	耳薄不坚	善病消瘅易伤
	端正	耳好前居牙车	和利难伤
	偏倾	耳偏高	苦腰尻痛

“五脏五变”（五脏的小、大、高、下、坚、脆、正、偏等八种生理差异）外应体表特征论述了诊断五脏八种生理差异的方法，认为人体某些体表形态，如肌肤的颜色、纹理粗细以及胸胁、肩背、剑突、耳唇等表现，与五脏的位置、形态、坚脆强弱有一定的对应关系。反之，据此也可以分析和判断五脏的大小、高下、坚脆以及端正、偏倾等变异。古人的这些观点，是空穴来风？还是确有证据？近年来，越来越多的学者热衷于脏器疾病发病的早期信号研究。这些研究给

出了一些有用的线索。现代研究发现，胎儿心脏位置异常的发生概率高于成人。超声检查可以做到早期发现胎儿心脏位置异常，并以此为线索进一步发现合并的心内畸形及相关心外病变，及时采取措施；美国波士顿大学医学院阿尔兹海默氏病中心神经病学研究人员发现，心脏指数高的人脑容积更大，与心输出量最高的人群相比，心输出量最低的人大脑要早衰几年。

皮肤颜色有人体疾病的“报警器”之美誉。《灵枢·本脏》中认为皮肤有青、赤、黄、白、黑五种颜色，而现代研究认为，人类的皮肤有六种不同的颜色，即红、黄、棕、蓝、黑和白色。引起皮肤颜色改变的皮肤病种类很多，其原因也很复杂，其中有遗传性因素、内分泌因素、营养或代谢方面的问题、化学物或药物的因素，有炎症性、新生物原因及其他因素等。随着皮肤纹理学研究的兴起，许多研究结果揭示了先心病与皮纹变异的高度相关性，说明多基因遗传性疾病有皮纹的异常变化。如美国芝加哥大学医疗中心药物学家威廉·埃利奥特，在对一些人进行了长期观察后，发现耳垂上有皱纹的人患心脏病的可能性是没有这种皱纹者的 8 倍，而美国佛罗里达州病理学家加里·坎伯兰则认为，耳垂皱纹与心脏病的关系可能是由于失去弹性蛋白而引起。这种蛋白在体内能使血管扩张和收缩，使血液流动能够随时发生变化，特别在运动期间更是这样。事实上，《内经》关于何脏开窍于耳的问题，并没有统一认识，《素问·金匮真言论》云：“南方赤色入通于心，开窍于耳，藏于心，故病在五脏。”现代研究认为，人和其他哺乳动物一样，成年后虽然全身和内脏的生长发育停止了，但耳朵却是唯一的例外，它一辈子都在不断长大，平均每 10 年长 1.4 ～ 2.2 毫米。虽然其增长的速率很不明显，但确实是在增长的，这与身体的器官有一定关系。由于耳廓的长度随着年龄的增长越来越长，因此老年人的耳朵比青年人的确实要大。可见，《内经》中的这些“预言”似乎开始被逐一证实。

此外，现代科学研究证实，人类个体性格表现及其形成，与社会实践有关，与生物学因素也有关。美国芝加哥西北大学的研究人员在30年的时间中跟踪了超过2000位男性。他们的研究发现，性格内向的男性死于心脏病的概率竟然要高出50%。另外，由巴尔的摩马里兰大学的心理学家阿恩沃尔夫·西格曼领导的一个研究小组对101名男性和95名女性进行了研究，其中包括44名已诊断有心脏病的人和99名没有得心脏病的人。研究发现易怒的人易得心脏病，易怒可使身体血压升高，从而易得心脏病；无论是男性还是女性，如果他们经常发怒，也容易得心脏病。而倾向于淋漓尽致地表达自己的气愤的男性，也更容易得心脏病；研究还发现，不直接表达自己愤怒的女性，更容易得心脏病；与没有统治欲和性情平和的人相比，有统治欲的人得心脏病的风险会增加47%，易怒的人得心脏病的风险会增加27%。

对此，《灵枢·本脏》也认为“五脏五变”除影响疾病的发生外，还表现为人性格的差异与对应的五脏的形态变化。不过，《灵枢·本脏》所提出的五脏五变与性格的关系，需要认真分析：其一，古人已经认识到五脏位置、形态的差异，可以影响机体的生理功能，使人的阴阳气血活动呈现个体性差异，从而表现为各种不同的性格。这种把心理性格特点与脏腑气血活动统一起来的观点，正是《内经》体质类型学说分类的重要原则之一。其二，《灵枢·本脏》从社会思想意识和行为表现出发，以不同体质者体型特点、性格表现来区别和比附脏腑形态特征，应该是直观的和粗略的方法所致，有推测和想象之嫌，如“和利得人心”“邪心面善盗，不可以为人平，反复言语”等，这是不妥的，应予区别对待。

2. 体质六腑分类

《内经》认为腑一般是指腹腔中那些中空有腔的器官，具有出受转输，传化水谷的功能，所谓“传化物而不藏”。《灵枢·本脏》提出“六腑之应”，即肺合大肠，应皮；心合小肠，应脉；肝合胆，应筋；脾合胃，应肉；肾合三焦膀胱，应腠理毫毛等，并具体阐述了五脏、六腑与外在皮肉筋骨等组织器官之间的生理病理联系。认为五脏外合的体表组织，也能反映六腑的内在情况，因而通过观察体表组织器官的形态变化，可以推知六腑的大小、厚薄、长短、结直、缓急等特点及其功能情况。从而将人分为胆、胃、大肠、小肠、膀胱、三焦六种不同的类型（表 1-6）。

表 1-6　体质六腑分类

六腑	六腑之应	形态变化	六腑之应与六腑生理病理联系
小肠	脉	厚	脉厚、皮厚
		薄	脉薄、皮薄
		缓	脉缓、小肠大而长
		急	脉冲小、小肠小而短、皮薄
		结	诸阳经脉多行屈
大肠	皮	厚	皮厚，大肠厚
		薄	皮薄，大肠薄
		缓	皮缓、腹里大，大肠大而长
		急	皮急，大肠急而短
		直	皮滑，大肠直
		结	皮肉不相离

续表

六腑	六腑之应	形态变化	六腑之应与六腑生理病理联系
胆	筋	厚 薄 缓 急 直 结	爪厚色黄 爪薄色红 爪濡色赤 爪坚色青 爪直色白无约 爪恶色黑多纹
胃	肉	厚 薄 缓 急 结 下 不坚	肉䐃坚大 肉䐃么 内䐃不坚 肉䐃无小里累 肉䐃多小里累，上管（脘）约不利 肉䐃不称身，下管（脘）约不利 肉䐃小而么
三焦膀胱	毫毛	厚 薄 缓 急 直 结	密理厚皮 粗理薄皮 疏腠理 皮急无毫毛 毫毛美而粗 稀毫毛

联系五脏分类法，可以发现，依据脏腑分型体质的方法十分强调人体发病与否关键是体质的强弱，与《素问·评热病论》之“邪之所凑，其气必虚”和《素问·刺法论》之“正气存内，邪不可干”遥相呼应。此外，脏腑分类体质的方法在对身体强弱的认识上，强调人以五脏为本，与藏象学说的认识是一致的。这种认识也为中医诊断学“有诸内，必形

诸外”“从外知内”的观点奠定了基础。就体质形成而言，皮肤、血脉、筋爪、肌肉、毫毛等皆由气血充养而成，容易受到先天、后天、环境、疾病等因素影响。“六腑外应”既有遗传性、稳定性，也有可变性、多样性、可调性、趋同性，虽然历代医家在诊治经验中多有引述，甚至已经成为一些特殊诊断方法的理论基础，但是其科学性尚待研究。

（四）体态分类法

体态分类法，即根据个体面色、毛发、体型、腠理、骨骼等外观形态特征对体质进行分类。体态即人的外表形态，它是体质的外在表现，是构成体质的重要因素，体质的差异性在内在脏腑经络气血津液等基础上，主要通过身体外形表现出来，而体表形态最为直观，故《内经》也十分重视。《灵枢》的《论勇》《阴阳二十五人》《逆顺肥瘦》《卫气失常》等分别从面色、毛发、体型、腠理、骨骼等个体外观形态特征对体质进行了分类，《灵枢·五变》还将体表形态与内脏功能结合，对体质进行分类。体态分类法有五色分类法、须毛分类法，体型分类法，体态功能分类法等，其中，五色分类法，已于五行分类法中论及，不再赘述。

1. 须毛分类法

须毛分类法，见于《灵枢·阴阳二十五人》。人的眉毛、胡须、阴毛、腋毛、胫毛等多少的差异，是人类普遍存在的现象，也是手足三阳经脉气血多少的反映。《灵枢·阴阳二十五人》根据不同个体的不同经络之中所运行的气血多少表现于外的须毛的多少、短长、有无，将体质分为须毛美长型、须毛短型、须毛少型、须毛无型（表 1–7）。并根据手足三阳经的循行部行，指出了各经须毛变化的候察部位。

表 1–7　须毛分类法

<table>
<tr><th rowspan="2">分型</th><th rowspan="2">经脉气血多少</th><th colspan="6">各经候察部位</th></tr>
<tr><th>足阳明</th><th>足少阳</th><th>足太阳</th><th>手阳明</th><th>手少阳</th><th>手太阳</th></tr>
<tr><td>须毛美长</td><td>血气盛</td><td rowspan="4">髯、阴毛</td><td rowspan="4">通髯与否、胫毛、须</td><td rowspan="4">眉毛</td><td rowspan="4">髯、腋毛</td><td rowspan="4">眉毛</td><td rowspan="4">须</td></tr>
<tr><td>须毛短</td><td>血少气多或血多气少</td></tr>
<tr><td>须毛少</td><td>气少血多或血少气多</td></tr>
<tr><td>须毛无</td><td>血气皆少</td></tr>
</table>

2. 体型分类法

体型分类法，见于《灵枢·逆顺肥瘦》和《灵枢·卫气失常》。体型是指身体各部位大小比例的形态特征，又称“身体类型”，是反映体质的重要指标。《内经》观察体型，主要观察形体之肥瘦。《灵枢·逆顺肥瘦》根据外表体型将体质分为肥人、瘦人、壮人、肥瘦适中之人、壮士五种类型（表 1–8）。并进一步指出不同体型的人，其形体特征不同，因而又具有了不同的气血特征，如肥人“血气充盈”，壮人“血黑以浊，气涩以迟”，瘦人“血清气滑，易脱气、损血”，肥瘦适中之人“血气和调”，壮士“重则气涩血浊，劲则气滑血清”。《灵枢·卫气失常》从治疗学的角度对人进行了分类，并强调诊治疾病要因人制宜。根据人体皮肤纹理及皮下结缔组织的特性进一步分为膏型、脂型和肉型三种类型（表 1–9），并且指出这三种人的体态结构、气血多少、寒温的特征各不相同。二者均以气血的多少及运行状态为划分的依据，说明气血是决定体质特征的物质基础，体型的肥瘦壮幼与气血的盛衰和运行滑利、涩滞关系密切，并一定程度上影响到个体的性格特征。并指出因人之形质有“白黑肥瘦小长”之区别，气道之滑涩、血液之清浊、肌肉之厚薄不同，故针法也有度数，应因人而刺。

表 1–8　肥瘦壮士分型

分型	形体特征	气血特征	性格特征
肥人	年质壮大，肤革坚固	血气充盈	
壮人	广肩，腋项肉薄，厚皮而黑色，唇临临然	血黑以浊，气涩以迟	贪于取与
瘦人	皮薄，色少，肉廉廉然，薄唇	血清气滑，易脱气、损血	轻言
肥瘦适中	端正	血气和调	敦厚
壮士	坚肉缓节，监监然	重则气涩血浊，劲则气滑血清	

表 1–9　肥胖体质分型

分型	形体特征	气血特征	性格特征
膏型	肉不坚，皮缓纵腹垂腴	肉淖而粗理者身寒，细理者身热	多气
脂型	肌肉型，皮满，其身收小	其肉坚，细理者热	血清气滑少
肉型	皮肉不相离，身体容大	粗理者寒	多血

3. 体态功能分类法

体态功能分类法，见于《灵枢·五变》。《内经》在对体质的认识中，十分重视对腠理、皮肤、肌肉、骨骼等体表形态的观察，因为它们集中反映了后天之本脾、先天之本肾及“治节”之脏肺的功能状况，尤其是脾肾先后天之本的盛衰，而《内经》又强调人体以脏腑为中心，脏腑功能的协调是健康的根本保证。《灵枢·五变》通过剖析刀斧砍伐及自然界风、霜、旱、雨等气候变化作用于不同质地树木的表现，说明了疾病的形成不仅同外在因素有关，而且同人的体质关系更为密切。因此，《灵枢·五变》在论述了体质在发病中的作用之后，就不同体质的易发病证进行了阐述，从而把体表形态与内脏功能结合起来，将个体体质分为肉不坚疏理、五脏皆柔弱、小骨弱肉、粗理肉不坚、肠胃恶五种类型（表 1–10）。

表 1–10 体态功能分类法

体质类型	形体外表特征	易发之病
肉不坚疏理	䐃肉不坚，粗理皮不致，腠理疏	善病风
五脏皆柔弱	薄皮肤，目坚固以深、长冲直扬，心刚多怒	善病消瘅
小骨弱肉	颧骨小皮肤薄，肌弱无䐃，臂薄慉慉然	善病寒热
粗理肉不坚		善病痹
肠胃恶	皮肤薄而不泽，肉不坚淖泽	善病积聚

（五）人格体质分类法

人格（或称个性）包括性格、气质、能力等元素，本土化的人格理论则多称之为“气质”或者“禀性”。人格就像一层生活的面具一样，遮盖着我们心底的真实的喜怒哀乐，使我们展现给人们的往往是经过一定的心理加工的“外壳”，而真实的自我则是面具背后的能够代表内在品质的人格特点。人格理论中有“人格类型论”（或称“人格特征论”）一说，是基于一定的规则，把具有相似人格特征的人归为一类，以便于了解这类人格类型的心理承受能力，其中就包括我们经常所说的内向与外向型性格类型。

实际上，我国早在先秦时期就有与“人格类型论”相似的论述，如：按德行不同，《论语》将人分为君子和小人，《荀子》将人分为通士、公士、直士、悫士、小人五种，《文子》中亦有二十五等之分等；按勇怯不同，《荀子》中分为上勇之人、中弱之人和下勇之人等。《黄帝内经》借鉴和吸收了这些观点，并形成了一些具有医学实用价值的理论，如《灵枢·寿夭刚柔》就认为人体脏气强弱，禀赋阴阳不同，在神态、颜色、性情、筋骨、勇怯等方面都存在差异，基于一定的理论基础，可以把具有相似气质特征的人归为一类，以便了解这类人群的心理承受能力，及患病时疾病的演变规律。这种分类方法，虽然有现代人格心理学的某些特征，但是与“人格类型论”并不完全相同，我们暂且称其为人格（类型）体质分型。最有代表性的，如《素问·血气形志》中“形志苦乐”分型，以及《灵枢·论勇》中禀性“勇”“怯”分型。以下就这两种人格体质类型的基本特点予以介绍。

1. 形志苦乐惊恐分类法

《素问·血气形志》根据个体在形体方面的劳与逸和心理方面的乐与悲，将人体体质分为形乐志乐型、形苦志乐型、形苦志苦型、形乐志苦型、形数惊恐型五种类型（表 1–11）。其中，所谓形，即形体和体质，包括脏腑、经络、气、血、精、津液、骨、肉、筋、脉、髓等及其生理活动。志是机体“形”与情感活动“神”之间关系的不同形式的反映，是人体对外界各种刺激的一种应答性反应，包括理智、意识、思维、记忆等内在的精神活动。所谓乐，一方面指形体安逸，精神愉快，心情舒畅，不易致病；另一方面指形体过于安逸，缺少运动，而精神情志过度兴奋，容易致病。所谓苦，在形体方面指过度劳役或逆形体功能活动而动作；在精神方面指精神忧虑苦闷或情志抑郁不快。所谓惊恐，即善惊易恐、心中畏惧、胆怯不安，或因惊致恐，常伴有心悸、噩梦、焦虑等。据此理解，形体过于劳苦谓之形苦；养尊处优，饱食终日不劳形体称为形乐；志乐者因善于思考，热衷于感兴趣的事情而精神兴奋；志苦者因于心无所虑，理智服从情感，而多愁善感；惊恐者因社会境遇或强烈情志刺激而发作。

表 1–11　形志苦乐惊恐分类

形志苦乐	发病倾向（相关脏腑）	治疗原则
形乐志苦	病生于脉（心）	治之以灸刺
形乐志乐	病生于肉（脾）	治之以针石
形苦志乐	病生于筋（肝）	治之以熨引
形苦志苦	病生于咽嗌（脾肺）	治之以甘药
形志数惊恐	病生于不仁（心肾肝）	治之以按摩醪药

美国亚特兰大精神保健所的研究者坚信“性格与体格”

有关，认为不同体质的人身体里一定存在着某种决定性格差异的微量物质。通过对不同性格人脑脊液的检查，结果显示：当人受到外界刺激的时候，体内会同时释放出去甲肾上腺素和乙酰胆碱。研究者分析这两种微量物质的不同比例与性格的关系，结果发现：当两者比例关系平衡或基本平衡时，人对外界刺激的反应比较平和，显得不温不火，善于把自己的情绪控制得恰到好处；这类人属于安定型或平均型的性格。当两者比例关系不平衡，去甲肾上腺素偏高时，人容易兴奋，也容易与别人发生摩擦，一点很小的刺激就会引起激动，而不善于控制自己的情绪；不安定的外向型性格便属于这一类。而两者比例关系不平衡，乙酰胆碱偏高的人，则抑制占着优势，外界一般的刺激难以引起他的反应。由此得出：因为去甲肾上腺素和乙酰胆碱的比例关系在各人身上不尽相同，才决定了人与人之间性格上的千差万别。

2. 禀性刚柔勇怯分类法

《灵枢·论勇》主要根据人之不同禀性，结合脏腑学说以及体态、生理特征，对勇与怯两种体质类型的精神面貌、外部特征与内在脏腑功能的关系划分出勇、怯二种体质类型（表 1–12）。禀性就是人的本性，是指天赋的品性资质。这种资质大多来自遗传因素。其外在表现为：性急、性缓；好动、好静；刚强、柔弱；开朗、忧郁等等。禀性比之人格的概念要小得多。实际生活中，禀性勇怯不但是人对各种事件的心理承受不同的表现，也是判断体质强弱的一种常用方法。《黄帝内经》认为人体脏气有强弱之分，禀性有刚柔勇怯之异。

表 1–12　禀性刚柔勇怯分类

类型	生理特征	相关脏、窍病理表现
刚勇	目深以固，长冲直扬，三焦理横	心端直，肝大以坚，胆满以傍，怒则气盛而胸张，肝举而胆横，眦裂而目扬，毛起而面苍
柔怯	目大而不减，阴阳相失，其焦理纵，䯏骬短而小	肝系缓，胆不满而纵，肠胃挺，胁下空，虽方大怒，气不能满其胸，肝肺虽举，气衰复下，故不能久怒

“勇可察其有余，怯可察其不足”(《类经》)，心、肝、胆功能旺盛，形体健壮者，多为勇敢之体；心、肝、胆功能衰减，多系怯弱之人，这样分类有利于分析病机，诊断疾病。其中，勇者的外部特征是：目眶高耸，眼珠深凹，视物牢固，目不转睛，眉毛竖起，皮肤肌肉纹理粗疏。结合脏腑学说可知：这种体质的人心脏正常，但肝大而坚实，胆汁充足，胆饱满而向四旁扩张的样子，在恼恐时气盛于上而胸廓张大，肝气上举，胆气横溢，眼睛睁得很大，就像要裂开似的，目光四射，毛发竖起而面色发青。相比而言，怯者的外部特征是：眼大而无神，眼球转动不灵活，阴阳之气失于调和，肌肉纹理纵而松弛，胸骨剑突（䯏骬）的形态也短而且小。结合脏腑学说可知：这种体质的人肝系松弛，胆汁不充满，但胆却长而下垂，肠胃宜而少有曲折，胁下的肝气空虚，大怒发作的时候，愤懑之气也不能填塞胸膺，肝肺之气，即使因冲动而上举，但其气随即衰减下降，不能持久发怒。

（六）体质地域分类法

俗话说“一方水土养一方人”。不同的地理环境，包括地质、地势高低、地区气候等均会给人施加影响，使人的体质发生变化，例如我国南方多湿热，北方多寒燥，东部沿海为海洋性气候，西部内陆为大陆性气候，都会直接影响人们的体质。另外，人文因素的影响，造成了各地不同的饮食生活习惯，也会导致不同地域人群的体质差异。古人早就认识到了地理环境因素对人体健康的作用，如《周礼·地官》中就讲到，山林地域的人体壮而多毛，川泽地域的人体黑而润泽，丘陵地域的人身圆而长高，高平与低湿地域的人肌肉丰厚而矮小。另外，《吕氏春秋》还记载：“轻水所，多秃与瘿人；甘水所，多好与美人。”说明古人已经认识到了人体发育不良、甲状腺肿与地区水土存在因果关系。《内经》较为系统地阐述了地理环境与人体健康的关系，已经明确地认识到地理环境要素影响着人的健康与疾病。因而，《素问·异法方宜论》与《素问·五常政大论》根据地域环境对人体体质的影响，论述了五方（五域）以及“东南—西北”二分地域人群的体质特征，也可看作是一种体质地域分型方法。

1. 体质五方分型

《素问·异法方宜论》论述了东、南、西、北、中五方地域的地理环境、气候变化、当地的民风习俗、饮食习惯、体质特点、多发疾病及治疗特点，是典型的体质五方分型（表1–13）。不仅说明了地域不同有着不同的水土性质、气候类型和生活习俗，而且也大体符合我国东南纬度较低、气候温暖多湿，西北纬度高、气势寒凉多燥的地理气候特点。一般说来，西北之域，地势高峻，气候寒冷、干燥，而多风，水土刚强，人之腠理常闭而少开，故多风寒中伤或燥气为病；东南之方，地势低下，属处卑湿，气候温暖或炎热潮湿，水土薄弱，人之腠理常开而少闭，故多湿邪或湿热为病。

表 1–13　体质五方分型

方位	地理气候特点	生活特点	肤色	易感疾病	治疗方法
东方	鱼盐之地，海滨傍水	食鱼而嗜咸，皆安其处	黑色疏理	痈疡	治宜砭石
南方	地下，水土弱，雾露所聚	民嗜酸而食胕	致理赤色	病挛痹	治宜微针
西方	金玉之域，沙石之处，水土刚强	陵居多风，不衣褐荐，华食脂肥		病生于内	治宜毒药
北方	地高陵居，风寒冰冽	其民乐野处而乳食		脏寒生满病	治宜灸焫
中央	地平以湿	食杂不劳		痿厥寒热	治宜导引按跻

2. 体质地势高下分型

《素问·五常政大论》在讨论五运有平气、太过和不及变化的同时，也论述到了地理有四方高下阴阳的差异。认为自然地理高下不同，阴阳之气盛衰各异，气候有寒热之别，因此体质也可分地势高下不同，从而有“东南—西北”二分地域人群的体质特征（表 1–14）。

表 1–14　体质地势高下分型

地势	阴阳	地理特点	气候特点	易感疾病	夭寿	干预方法
高	阳	天不足西北	寒	寒凉者胀	寿	治以温热
下	阴	地不满东南	热	温热者疮	夭	治以寒凉

事实上，《素问・五常政大论》所说的地势特点也包括了气象因素，从我国东南西北的地域气候特色分析不同体质易患疾病。从气象学角度看，海平面每升高 100 米，气温就下降 0.56℃，高原地带以多风、多燥、多寒凉为特点，如高原反应，就是地势高所致。与《素问・异法方宜论》所说的北方之人与西方之人的群体体质特点大致相同。高寒地区的人多见胀满或表寒里热证，湿热地区的人多见疮疡或表虚里寒证，故治疗上要结合地理环境因素，以因地制宜，相同的疾病在治疗上也有所区别。此外，人的寿命也会受到地势高下以及气候寒热的影响，地势高而气候寒冷的地区，人的寿命较长；地势低而气候炎热的地区，人的寿命相对较短。如我国西北的新疆以及境外的高加索一带，素有“世界长寿区”的美誉。研究发现，温度与动物寿命紧密相关，低温使代谢过程变得十分缓慢，因而衰老过程也同样变慢，生命因此延长；高温则相反，加速新陈代谢，加快生长发育，提早成熟和衰老，因此缩短了寿命。

另外，元代虞裕的《谈选》还谈到地理环境与人的智慧德行有关，认为由于四方地理气候不同，而导致东方之人多仁，南方之人多智，西方之人多信，北方之人多武。当然这种区域性差异不仅取决于自然地理环境，更重要的取决于社会地理环境。这也可以看作是对《内经》“因地异质”思想的丰富与发展。

这种以地域环境为主，参考气候、物产、生活习惯等环节，分析个体在不同地域条件下的体质变化与易病特点，体现了《内经》天地人相应的整体观，不仅有效地指导着中医临床实践，对于现代地理医学的研究也有一定的启迪作用。只是，与地势高下二分，即“西北－东南”夭寿观不同，《内经》借助五行理论，与地理方位、地形特点、饮食习惯等相结合，所分东、西、南、北、中“五方”人群的体质特点，随着时代的转换，地域变迁以及人文、社会等因素的影响，其框架虽仍存在，却已经逐渐被边缘化了。

（七）体质年龄性别分类法

人类之间本身存在着较大的个体差异，这种差异不仅表现于不同的种族，而且存在于个体生命历程之中，这就是体质与年龄的关系。随着年龄的增长，体质逐渐发生变化，对疾病的易感性也不尽相同。《素问·上古天真论》和《灵枢·天年》对生命过程分别从“七七”“八八”之数及十岁为一个年龄段来划分，将男女体质的形成和演变大致划分为小儿期、青春期、成年期、更年期、老年期等几个阶段，说明体质有小儿体质、青春期体质、成年体质、更年期体质、老年期体质的不同划分，每一个阶段的生理特点和心理特点不同，体质状况有别。

人类的体质类型大体可以划分为男女体质两大类型，性别差异是形成男女体质特征差异的重要因素。《内经》在关注人的健康及疾病诊治的同时，也从气血精液、阴阳禀赋、生命过程等生理功能及病理方面较全面地阐述了两性的生理和形态差异。例如《灵枢·五音五味》分析了妇人之有月信、男子之有髭须的原因。另外，《素问·上古天真论》详细地描述了男女两性在生、长、壮、老、已的生命过程中生理上的体质差异。因为两性的差异左右着个体或群体的心身健康及生老病死等过程。通过分析探讨男女生理（特别是生殖生理）方面的异同，都直接或间接地影响着对生命、健康和疾病等医学问题的研究。

综上可知，《内经》对体质的分类方法，是建立在活体观察（包括形态结构、生理功能和心理特征等方面的观察）和对人体的整体考察基础之上，将人体放在自然、社会环境中去认识、分析和归纳，从而做出分类的。在分类中同时联系了实践应用，提出了相应的临床治疗规律，其思路对今天的研究颇有启迪。

三、关于人性及气质

人性概念有广义与狭义之分。广义的人性是指人的各种特性或属性的总和与概括，是人的社会属性与自然属性的统一。人的社会属性反映人与动物的根本区别，是由人的社会关系总和所决定的。狭义的人性指人的正常的情感理性，如善良、贪婪等。人性论通常指撇开人的社会属性和人的历史发展，抽象地考察人的共同性的理论。中国古代即有性善论、性恶论、性有善有恶论等人性论。例如，先秦两汉时期，对人性善恶问题一直争论不休。孟子提出人性本善，认为人人皆有“不忍人之心”。荀子则主张人性本恶，认为人人皆“好利而恶害”。与此时期不远的《内经》对人性问题也进行了探讨。

《灵枢·师传》提到过一个观点：人性有天生的共同之处，即“人之情，莫不恶死而乐生”。可见，《内经》也不否认人有天生的各自不同的人性，如善恶有别、贪仁不同、勤惰有异等。而且，《内经》曾试图根据人五脏的不同形态，以说明人所具有的不同性格特征。如“五脏皆高者，好高举措；五脏皆下者，好出人下……五脏皆端正者，和利得人心；五脏皆偏倾者，邪心而善盗，不可以为人平，反复言语也”(《灵枢·本脏》)。可以看出，在人性问题上，《内经》与孟子、荀子的区别在于，它不仅认为人性各有不同，而且试图从人体内部寻找造成不同人性的原因。

人们喜欢用“上知天文，下知地理，中知人事，可以长久”来形容《内经》的神奇，其实《内经》所谓“人事”，很多时候是把人看作是生物的人，不是指人的社会性，即便有这方面的意思，也多是后世医经注家的发挥而已。不全面认识这一点，很容易混淆许多概念，甚至是学科之间的界限，比如生理与社会、生理学与社会学等。在此基础上，《内经》尝试根据不同人的先天禀性和社会品性对体质进行了分型。首先探索这一问题的是《灵枢·行针》篇。不过，现在看来，《灵枢·行针》篇本为寻找不同人针刺效果为何不同的原因，间接讨论了人的先天禀性或后天品性问题。其中如“熇熇高高，言语善疾，举足善高”“多喜”“多怒”等，是指在针刺过程中，暂时地可能存在的，或者说相对发生的，属于气质（或称人格）问题，并不能完全说与先天禀赋有关。

目前国内流行的许多心理学教科书和通俗读本，在谈论气质类型时，均提到古希腊医生希波克拉底（Hippocrates，前460—前377年），把人的气质分为以下几种类型：胆汁质、多血质、黏液质、抑郁质或神经质等。然后再介绍苏联生理学家巴甫洛夫（Pavlov，1849—1936年）的气质论，其对人的气质分类是：把兴奋、易怒难于控制的类型叫作“不可遏制型”或“兴奋型”，相当于胆汁质；爱动而且行动迅速，一旦缺乏刺激就很快入睡或显得无精打采的类型叫作“活泼型”，相当于多血质；庄重、行动迟缓而有惰性的类型叫作“安静型”，相当于黏液质；接受不了强刺激，但有较高的感受性，胆小而神经质的类型叫作弱型或抑制型，相当于抑郁质或神经质。《内经》和希波克拉底都用天赋生理特质确定气质类型，包含着合理因素，因气质的表现先天因素起决定作用，它一般是指高级神经系统的活动特点。而《内经》通过分析人体内的阴阳盛衰的偏差，来说明气质差异和不同气质类型之间的关系，在这一点应该说已经超越了希波克拉底。

尽管《内经》出于诊疗方法（针刺）的需要，根据阴阳五行法则，对人的天赋体质和气质品性划分体质类型，虽有不尽完善之处，但在学术发展上是一个创举，对于进一步深入研究人体和人性气质具有开拓和启发意义。从目前资料看，《内经》较早地尝试从阴阳盛衰偏差角度对人进行分型研究，也为之后各种体质分型方法奠定了基础。例如朝鲜名医李济马（1837—1900）在《灵枢·通天》“五态人”的基础上发展而成的“四象医学”，认为人的体质应该是或阴或阳，不偏不倚的中和之人是不存在的。尽管中、韩对体质理论的研究各有所侧重，语言描述各不相同，但二者是“同源异流”，本质相通，理论互补。

四、关于体质与疾病及其治疗

《内经》首先认为疾病发生与否，主要取决于个体的体质状态，如《灵枢·本脏》云：“五脏皆坚者，无病；五脏皆脆者，不离于病。”《灵枢·五变》曾以斧斤伐木为喻，形象地说明了体质因素在发病中的主导地位，云：“木之阴阳，尚有坚脆，坚者不入，脆者皮弛，至其交节，而缺斧斤焉。夫一木之中，坚脆不同，坚者则刚，脆者易伤……况于人乎！”《灵枢·论勇》亦云“有人于此，并行而立，其年之长少等也，衣之厚薄均也，卒然遇烈风暴雨，或病或不病”的原因即在于体质的强弱。不同的体质对致病因素有不同的易感性，某些特定的体质好发某种疾病，如《灵枢·五变》认为腠理疏松，卫外功能差的体质，易患“风”病；内脏功能脆弱的体质，易患“消瘅”；肌肉骨骼不强健的体质，易患“痹病”；胃肠功能差的人易患“积聚”；肌肉骨骼弱小者，易患“寒热”病。《内经》还认为个体体质的差别，将直接影响疾病的传变和转归，如《素问·风论》说同样是“风邪”伤人，有的表现为“热中”，有的表现为“寒中”，有人得“疠风”，有人得偏枯；同为“风邪”侵入阳明经，肥胖体质者表现为“目黄”，消瘦体质者表现为“寒中而泣出”，说明体质不同而病变各异，即使相同病因致病，由于个体的体质差异，也产生不同的病理变化和传变过程，形成了不同的疾病证候类型。《内经》还认识到，体质的特殊性之所以能决定患者发病后临床类型的倾向性，是由于不同的体质类型有不同的从化趋势，若体质与病邪性质属性相同，则致病情复杂，如《灵枢·贼风》论寒痹发病，乃因素有湿气，恶血在内又遇风寒之邪而引发。若病邪与体质性质相反，又邪势胜于质势，则病情随体质而转化，如《灵枢·百病始生》论虚邪中人“在肠胃之时，贲响腹胀，多寒则肠鸣飧泄，食不化；多热则溏出糜”。“多寒”“多热”则指阴盛与阳盛体质。《素问·痹论》指出，同样感受风寒湿之邪，导致痹证，但“阳气少，阴气多”体质者，表现为寒痹；而“阳气多，阴气少”体质者，则表现为热痹。《内经》还认识到体质也是影响疾病预后、转归的重要因素，如《素问·评热病论》论劳风病的预后，说“精者三日，中年者五日，不精者七日”。《灵枢·论痛》也云：“同时而伤，其身多热者易已，多寒者难已。”均强调了体质因素在疾病预后、转归中的重要作用。

《内经》初步认识到体质在诊断中以及病证变化过程中

的特殊作用，因此，首先在诊法中突出了察体质的内容。如《素问·经脉别论》说："诊病之道，观人勇怯肌肉皮肤，能知其情，以为诊法也。"诊病最重要的理论是观察人体强弱、骨肉和皮肤形态，从而了解病情，这是诊断上的大法。《素问·疏五过论》也说："圣人之治病也……问年少长、勇怯之理，审于分部，知病本始。"均说明在诊病时应审察五脏强弱、形之盛衰、年龄、勇怯等因素以了解体质状况，从而作为辨证的重要依据。《灵枢·寿夭刚柔》提出了"平人而气盛形者寿，病而形脱肉，气胜形者死，形胜气者危"的"立形定气"的诊断方法。运用四诊观察病人的形态、神色、性格等表现，进行综合分析，做出正确的判断。在《素问·微四失论》中同样指出，医生在诊病时"不适贫富贵贱之居，坐之薄厚，形之寒温，不适饮食之宜，不别人之勇怯……此治之三失也"，这里的"勇怯""寒温"指的就是人的不同体质状况。总之，辨体质是临床诊断的重要原则，医生在临床诊断时应首先全面了解病人的社会、生活、精神、体质状态，若不注意区别体质的肥瘦、寒温、强弱，仅凭诊脉治病就会惑乱不明，甚至出现诊断上的过失。

《内经》在治疗时强调因体质之异而治，对疾病的治疗依据体质不同应采取不同的治疗措施，依体质用药，依体质变化施治，治疗个体化，辨体论治，充分体现了"因人施治"的原则。《灵枢·本脏》认为"五脏皆小者，少病，苦憔心，大愁忧"，调以养肝理气，小泻平补；"五脏皆大者，缓于事，难使以忧"，调以平补平泻；"五脏皆高者，好高举措"，调以降气，小泻平补；"五脏皆下者，好出人下"，调以补阳，小补平泻；"五脏皆坚者，无病"，调以理气，治以平剂；"五脏皆脆者，不离于病"，调气和血，小补少泻；"五脏皆端正者，和利得人心"，平调阴阳；"五脏皆偏倾者，邪心而善盗，不可以为人平，反复言语也”。上述条文应以五脏功能的不同处以不同的治疗原则及方法，即补泻的选择还应以五脏的小、大、高、下、坚、脆、端正、偏颇等情况来选定。

《内经》十分重视体质与疾病治疗的关系，强调辨别体质对治疗的重要性，认为认识了人的体质类型，才能制定出有效的治疗方案。《素问·三部九候论》云：“必先度其形之肥瘦，以调其气之虚实，实则泻之，虚则补之。”《灵枢·大惑论》也认为，治疗方法的制定应该建立在对人体体质辨析的基础上，所谓：“必先明知其形志之苦乐，定乃取之。”体质不同，生病各异，治法有别，《素问·血气形志》曰：“形乐志苦，病生于脉，治之以灸刺。形乐志乐，病生于肉，治之以针石。形苦志乐，病生于筋，治之以熨引。形苦志苦，病生于咽嗌，治之以百药。形数惊恐，经络不通，病生于不仁，治之以按摩醪药。”

在具体的治疗方法与药物的应用上，《内经》认为更要注意体质的强弱。体质强壮，对药物的耐受性强，可以使用作用峻猛的药物；体质较弱，对药物的耐受性亦弱，则须使用作用温和的药物。《灵枢·通天》明确指出：“古人善用针艾者，视人之五态乃治之。”并对如何视人五态确定诊治原则做了具体说明。《素问·征四失论》将“不适贫富贵贱之居，坐之厚薄，形之寒温，不适饮食之宜，不别人之勇怯”列为“治之三失”。《灵枢·九针论》则指出人有形志苦乐的不同，针刺用药亦异。《灵枢·论痛》云：“胃厚、色黑、大骨及肥者，皆胜毒；故其瘦而薄胃者，皆不胜毒也。”“人之骨强筋弱，肉缓皮肤厚者耐痛，其于针石之痛，火焫亦然。”提出了由于体质不同，对针刺、火焫、药物治疗的耐受性的差异，治疗时要根据体质来确定刺激的强度和选择药物的问题。《素问·五常政大论》指出："能毒者以厚药，不胜毒者以薄药。"

药物治疗如此，针灸亦然。《灵枢·终始》根据人体体质的状况来决定针刺的方法，指出："补须一方实，深取之，稀按其痏，以极出其邪气。一方虚，浅刺之，以养其脉，疾按其痏，无使邪气得入。""凡刺之法，必察其形气。形肉未脱，少气而脉又躁，躁厥者，必为缪刺之，散气可收，聚气可布。"《灵枢·通天》认为，擅长针灸者，应根据人体体质的不同而制定治疗方案："古之善用针艾者，视人五态乃治之。盛者泻之，虚者补之……太阴之人，多阴而无阳，其阴血浊，其卫气涩，阴阳不和，缓筋而厚皮，不之疾泻，不能移之。少阴之人，多阴少阳，小胃而大肠，六腑不调，其阳明脉小而太阳脉大，必审调之，其血易脱，其气易败也。太阳之人，多阳而少阴，必谨调之，无脱其阴，而泻其阳。阳重脱者易狂，阴阳皆脱者，暴死不知人也。少阳之人，多阳少阴，经小而络大，血在中而气外，实阴而虚阳。独泻其络脉则强，气脱而疾，中气不足，病不起也。阴阳和平之人，其阴阳之气和，血脉调，谨诊其阴阳，视其邪正，安容仪，审有余不足，盛则泻之，虚则补之，不盛不虚，以经取之。此所以调阴阳，别五态之人者也。"《灵枢·逆顺肥瘦》中还记载了根据人体不同的体质状况采取针对性的刺灸方法，刺肥人应"深而留之"，刺瘦人应"浅而疾之"，刺壮士真骨应"深而留之，多益其数"，刺婴儿应"以豪刺，浅刺而疾发针，日再可也"。《灵枢·逆顺肥瘦》还详细论述了对体质壮大之人、瘦人、婴儿等的具体针刺方法。《素问·三部九候论》强调区别体质特征而施治，指出："必先度其形之肥瘦，以调其气之虚实。"《素问·示从容论》提出年龄、体质不同，治疗的部位各有所宜，云："夫年长则求之于腑，年少则求之于经，年壮则求之于脏。"《灵枢·行针》还论述了体质因素对针刺得气迟速的影响。

五、关于体质与治未病

因人施养以体质差异为依据，以辨体防病为目的，其核心理论就是个体化诊疗与预防的思想。早在《内经》中就已对这一思想有了初步的论述。

"治未病"是中医学重要的防治思想。"治未病"一词，首见于《内经》，"治未病"的预防医学思想也贯穿于《内经》医学内容的始终。"治未病"首先应该把重点放在平时的养护和调摄上，未雨绸缪，积极主动地采取措施，防止疾病的发生。正如《素问·四气调神大论》中所强调的："圣人不治已病治未病，不治已乱治未乱，此之谓也。夫病已成而后药之，乱已成而后治之，譬犹渴而穿井，斗而铸锥，不亦晚乎。"因此，在平时就应注意保养身体，从培养正气、增强体质、提高机体的抗邪能力和防止病邪的侵袭两个方面预防疾病的发生。要想有效地预防疾病，必须了解个体体质的偏颇，在此基础上进行有针对性的补偏救弊。就像《灵枢·阴阳二十五人》中所说："审察其形气有余不足而调之，可以知逆顺矣。"改善体质的基本措施是改变个体的生活环境、饮食因素，并通过必要的锻炼和药物等摄生方法，逐渐使体质的偏性得以纠正，预防其可能发生的某些病证。增强体质对养生保健有着重要意义，从《黄帝内经》角度来看，增强体质的方法有以下五个方面。其一，顺应自然。《素问·上古天真论》曰：

“上古之人，其知道者，法于阴阳，和于术数，食饮有节，起居有常，不妄作劳，故能形与神俱，而尽终其天年，度百岁乃去。”《黄帝内经》认为人与自然界是统一的，只有天、地、人和谐一致，方能获得健康和长寿。所以顺应四时和自然，是养生最关键的一个方面。其二，心情舒畅。《素问·上古天真论》曰：“是以志闲而少欲，心安而不惧，形劳而不倦，气从以顺，各从其欲，皆得所愿。”因情志内伤，可以损伤机体生理功能，产生恶性病理变化。故保持精神乐观，生活知足，恬淡虚无，对强壮体质、预防疾病、养生长寿至关重要。其三，饮食有节。《素问·生气通天论》说：“是故谨和五味，骨正筋柔，气血以流，腠理以密，如是则骨气以精，谨道如法，长有天命。”脾胃乃后天之本，人身气血来源于水谷所化生。人吃五谷，病从口入。其四，适当锻炼。《素问·生气通天论》云：“是以圣人陈阴阳，筋脉和同，骨髓坚固，气血皆从。如是则内外调和，邪不能害，耳目聪明，气立如故。”可见，锻炼关键在于“内外调和”。俗话说，“流水不腐，户枢不蠹”。所以说，经常进行体育锻炼，有益于身体健康。但是锻炼不可过度，过度则导致筋骨肌肉的损伤，反而有损健康。锻炼时达到“形劳而不倦”的状态，是养生的最佳状态。体质对防病的作用主要是摄生锻炼，增强体质，去病延年，是《内经》治未病的重要内容之一。体质对针药具有耐受性和一定的反应性，体质在治疗上的针对性主要为“因人制宜”的治疗原则，从某一角度说，可以理解为因体质而施治。《内经》治病，常以患者的体质强弱，形气盛衰作为立法施治的主要依据。可见，体质差异对针药的反应不同，充分认识不同体质对针药反应的差异性，施其所宜，戒其所忌，有助于临床正确选药，避免体质伤害，提高疗效。

综上所述，《内经》对人体体质的认识涉及生理、病理、诊断、治疗等各个方面，其对体质问题的研究和应用已达到较高的水平，为中医体质学的形成和发展奠定了坚实的理论基础。后世医家在《内经》的基础上，结合医疗实践，使中医体质学得到不断深化和发展。

第三节 中医体质理论的发展

后世医家在《内经》构建的体质理论体系的基础上进行了不断充实和发挥，丰富和完善了中医体质理论和实践应用，是其成为中医理论体系的重要组成部分。

一、东汉末年重视体质理论的临床应用

张仲景在《内经》体质理论的指导下，建立了较为完善的“辨证论治”的医学体系，并将以人体质为本的思想始终贯穿其中，将中医体质理论应用到临床实践的各个环节上，从体质与发病、辨证、治疗用药以及疾病预后关系等方面，对体质理论进行了深入的探讨。

关于个体的体质类型，张仲景在大量的临床实践中十分醒目地提出了“喘家”“淋家”“饮家”“汗家”“衄家”“亡血家”“风家”“冒家”“虚弱家”“虚家”等“家”的不同体质类型，以及“盛人”“强人”“羸人”等“人”的体质类型，此外还有“素盛今瘦”“阳气重”“其人本虚”等体质差异现象，并从不同侧面论述了其体质的差异。《伤寒论》开创了六经辨证方法，六经辨证无非是将疾病按照临床特征首先分为

六种大的类别，然后再进一步逐类分析。对于具体的每一经病，都有其相应的提纲证，有典型的和不典型的临床表现，有兼证、变证和坏证。当然，这六种病证之间也存在着特定的传变规律，如循经传、越经传和表里传，每一经病也均有各自发生发展变化的规律。这种规律是以“六经”的生理病理特点和病邪的性质为基础的，可以看作是致病因素作用于具有某种生理特征的机体上的反应。这种生理特征从中医体质学的角度来看，就是体质。中医体质学认为疾病是致病因素作用于机体之后而发生的，由于体质的差异，疾病的发生发展和传变有一定的规律可循。对于体质的把握，不仅能够从人体的生理特征把握，也可以从疾病过程中去认识。具体到“六经病”，我们可以从每一经病的生理基础和病理特征上探讨个体的体质特点。体质差异是导致疾病出现不同证候的重要因素。在六经辨证体系中，六经病的每一经病均包括了病位、病性和病势的特点。我们既可以从《伤寒论》的原文中体会出每一经病变的基本特征，也能进一步结合医理，分析易患每一经病之人的基本体质特征。从某种意义上说，六经病可以看作是六种类型体质与病邪相互作用所产生的六种病理表现。

张仲景在人体体质与发病的关系上，一是认为体质的强弱、正气的盛衰决定发病与否，如《金匮要略·脏腑先后病脉证》指出：“不遗形体有衰，病则无由入其脏腑。”同一种病因侵入人体，因体质有阴、阳、寒、热、虚、实的偏颇，发病后其病位、病性、临床表现均有所不同，如体质偏阳者，多发病于“三阳”，偏阴者，多发病于“三阴”，即使同一经的病证，也因体质的差异而表现出不同的证候类型，如同为太阳病腠理疏松之人，多表现为表虚证，即《伤寒论》第 2 条所述：“太阳病，发热，汗出，恶风，脉缓者，名为中风。”腠理致密之人，多表现为表实证，即《伤寒论》第3条所说：“太阳病，或已发热，或未发热，必恶寒，体痛，呕逆，脉阴阳俱紧者，名为伤寒。”《金匮要略·脏腑先后病脉证》中指出：“若五脏元真通畅，人即安和，客气邪风，中人多死。”其认为如果五脏元气通畅，人体各脏腑、经络等组织器官功能协调，不易感受邪气发病；如果元气不足，脏腑功能失调，则客气邪风等各种致病因素易侵犯人体导致疾病的发生，甚良好的体质状态，能够有效地防止致病因素的侵犯而避免疾病的发生。这里的“五脏元真通畅”，体现的即是正常的体质状态，具有良好的卫外力和“自和力，对外邪具有较强的防御能力，这种能力体现在脏腑经络功能正常协调、元气通畅，也是体质强盛的具体体现。二是认为体质因素决定疾病多样性，《伤寒论》第7条言：“病有发热恶寒者，发于阳也；无热恶寒者，发于阴也。”此为少阴虚寒证，发病原因并非常见的太阴虚寒证发展而来，而是由于心肾之阳素虚，直接感寒而发，即所谓“直中”，其实这正是体质差异使然。三是认为体质因素决定发病类型复杂性，同样是感受风寒之邪，但患者可能表现为寒热虚实各种证型，如风寒袭表，可以出现太阳伤寒证与太阳中风证两种常见证型。前者宜解表发汗，祛风散寒，用麻黄汤。后者系素体滕理疏松，同为感受风寒之邪，却出现“卫强营弱”，宜解肌祛风，调和营卫，用桂枝汤.正是由于体质的差别，所以造成了临床证型的差别。

张仲景对疾病的传变十分重视，创立了六经传变理论，《伤寒论》所谈的六经病之间不是孤立的，它们之间可以相互传变。这种相互传变可以看作是致病邪气与机体的相互作用而引起的。由于体质的差异，致病邪气侵犯人体之后，可以出现不同的传变趋势。在六经病的传变中，太阳病可以传到其他五经，既可循经传入阳明，又可表里相传入少阴，还可传入少阳、太阴、厥阴；阳明病既可由太阳、少阳传入，也可由太阴病脏邪还腑、阴病出阳而来；少阳病可由太阳病失治误治之后传来，也可因厥阴病阳气恢复，脏邪还腑，阴病出阳而来；太阴病可由太阳病、阳明病误治或少阳病失治误治，导致脾阳受损外邪内侵而来；少阴病可由太阳、太阴病失治或误治，正气受损而传来；厥阴病既可由太阳病传来，还可以由少阴病循经而传或者由少阳病表里相传而来。其中，在六经病的传变过程之中，正气的强弱对其传变与否有较为重要的影响。而具体的传变途径，则和相关脏腑经络的功能状态，即六经体质特征关系密切。三阳病传入三阴往往由正气不足，或三阳病失治误治、损伤阳气所致；三阴病脏邪还腑，传入三阳往往也是由于阳气恢复，正气驱阴邪外出所致。具体到六经病之间的传变，例如患太阳病之后没有及时治疗，机体阳热素盛的话，病邪容易入里从阳化热而表现为阳明病；素体阳气不足的话，病邪容易入里从阴寒化而表现为少阴寒化证。张仲景认为体质不仅决定着疾病的传变与否，而且还决定着疾病传变的趋向和性质，如太阳病汗后，其传变与否常由体质之虚实而定，《伤寒论》第 70 条说：“发汗后，恶寒者，虚故也；不恶寒但恶热者，实也。”误下之后，也因体质虚实之异而有不同的传变，如《伤寒论》第 279 条云：“本太阳病，医后下之，因尔腹满时痛者，属太阴也，桂枝加芍药汤主之；大实痛者，桂枝加大黄汤主之。”前者见于脾气素虚，后者为胃气素实。即使同为阳胜体质，卫阳素盛者，易发展为太阳病；胃热素盛者，易入里化热转为阳明证。

关于疾病的治疗和转归，张仲景认为由于体质是“证”产生的基础，因此强调“辨质论治”，要因人立法处方用药，注意病人的体质特征。如根据个体的体质状况用“下法”，有“峻下”“缓下”“润下”等不同的治疗方法；用“汗法”，有“峻汗”“微汗”“解肌”等不同的治疗手段。并强调要合理选取不同的治法，告诫“衄家不可发汗”“亡血家不可发汗”“淋家不可发汗”“疮家不可发汗”。张仲景认为体质因素决定了疾病的治疗，在六经传变中，三阳入三阴为逆，而三阴出三阳为顺，除方药治法不同外，体质也起到了关键的作用。如第4条所言：“伤寒一日，太阳受之，脉若静者为不传，颇欲吐，若躁烦，脉数急者，为传也。”此为传与不传的典型论述，究其原因，与病家的体质有很大关系。另外，在《伤寒杂病论》中，张仲景多次提到不同体质患者，如平人、强人、盛人、瘦人、羸人、尊荣人、湿家、喘家、呕家、淋家、疮家、衄家、汗家、酒家等，治疗上均提出相应注意事项，如第17条曰：“若酒客者，不可与桂枝汤，得之则呕，以酒客不喜甘故也。”再如《金匮要略·血痹虚劳病脉证并治》中描绘“夫尊荣人骨弱肌肤盛，重因疲劳汗出，卧不时动摇，加被微风，遂得之”，亦强调了所谓“尊荣人”可能因“骨弱肌肤盛”而患“血痹”，出现肢体麻木等症。这些都体现了体质与治疗、转归密切关切。

何裕民[1]基于六经方证思想，结合六经的生理病理特征，归纳出了三阴三阳体质，同时指出：“太阳体质的人，易

[1] 何裕民．体质结构研究［J］．中国医药学报，1989，4（6）：33-36.

发生麻黄汤证、桂枝汤证、大青龙汤证、小青龙汤证等；阳明体质之人，易发生承气汤证、麻子仁丸证等。当然，这种情况也不是绝对的。阳明体质之人，初受风寒，也可折时表现为阳明病麻黄汤证；少阴体质之人，初受风寒，可表现为少阴麻黄附子细辛汤证；少阴体质之人，情志不畅，气机郁滞，也可表现为少阴病四逆散证；阳明体质之人，感受外邪，郁热不解，也可表现为阳明病小柴胡汤证。"认为六经辨证是在辨三阴三阳六系统病变的基础上，参照患者不同的体质类型所进行的方剂辨证。黄煌[1]将《伤寒论》中方证和体质辨别相结合，归纳出"方证体质"，认为体质由外观特征和好发症状两大块组成。如"温经汤体质""三黄泻心汤体质""炙甘草汤体质""黄芪桂枝五物汤体质""桂枝茯苓丸体质"等，一旦在临床中确认某人属于某种体质类型，则针对其体质特点，使用这些方剂调理往往屡试不爽。这种体质分类虽不能概括临床所有的体质类型，但由于其抓住了疾病发生发展过程中病证、体质与经方方剂之间的特征性关系，对中医临床往往具有直接的指导意义。

张仲景还认为误治后的变证与体质有关，如《伤寒论》第101条："发汗后恶寒者，虚故也；不恶寒但热者，实也。"同为发汗，汗后出现寒热不同的证候，是由病人体质阳盛阳虚决定的。治疗失误，损伤正气，造成传变。误用下法、吐法、火逆等伤其正气，邪气由表入里，造成病之传变。有过汗伤脾致脾虚湿阻气滞而腹胀满者，如66条曰："发汗后，腹胀满者，厚朴生姜半夏甘草人参汤主之。"有过汗伤其肾阳致阳虚水气泛溢，病由太阳转属少阴者，如82条曰："太阳病发汗，汗出不解，其人仍发热，心下悸，头眩，身瞤动，

[1] 黄煌.药人方人说[N].中国中医药报，2009-03-27(4).

振振欲擗地者，真武汤主之。”有汗伤心阳致心阳虚，心悸不安者，如64条曰：“发汗过多，其人叉手自冒心，心下悸，欲得按者，桂枝甘草汤主之。”有过汗伤阳耗阴致汗漏不止，恶风，四肢拘急，难以屈伸者，如桂枝加附子汤证。更有“发汗病不解，反恶寒者，虚故也，芍药甘草附子汤主之”（68条）。亦有发汗后导致邪陷成实者，如“发汗后……不恶寒，但热者，实也，当和胃气，与调胃承气汤”（70条）与“发汗后，不可更行桂枝汤，汗出而喘，无大热者，可与麻黄杏仁甘草石膏汤”（63条）。同为发汗失当，导致虚实寒热的不同变证，体现了病之传变与体质密切相关。论中虽不直接谈体质，而通过临床表现的证候反映体质，寓理于事。

张仲景认为体质与疾病的预后关系密切，言“自愈”“欲解”“下者愈”“自衄者愈”“自汗出愈”等不同的预后，取决于个体的体质状况。邪气袭人致阴阳失和，若自体调节能自愈康复，则无须药疗，只要饮食调养。如58条曰：“凡病，若发汗，若吐，若下，若亡血，亡津液，阴阳自和者，必自愈。”又59条曰：“大下后，复发汗，小便不利者，亡津液故也，勿治之，得小便利，必自愈。”此意在自身调节功能达到阴阳自和而病愈。阴阳自和是患者自身调节功能较强，许多疾病须药物或针灸治疗，反映了人的体质差异。在药物治疗后，达到阴阳平衡病愈康复者，亦是在药力帮助下，通过自身调节功能，达到病愈康复。能否自和可从以下两个方面做出判定。一是正盛邪却，其病自愈。如太阳伤寒，“自衄者愈”（47条）；太阳蓄血证之“血自下，下者愈”（46条）等，均为正盛邪却，热随血泄越于外，阴阳自和，其病自愈。二是阳回阴退，阴阳平衡，其病即愈。如278条曰："暴烦下利，日十余行，必自止。以脾家实，腐秽当去故也。"187条："至七八日，大便硬者，为阳明病也。"前者为阳回阴退，阴阳自和，其病向愈，后者为阳复太过，转为阳明病。再如329条："厥阴病，渴欲饮水者，少少与之愈。"此渴欲饮水，为厥阴寒证阳气回复，胃津略感不足，故少少与饮之。

综上可知，总之，张仲景注重体质的学术思想，贯穿全论，从病证命名、分类，到病之发生、传变阐发了注重体质因素的内容。在论述方法上，有直述体质的，如"强人""本有寒""阳气重""血弱气尽"等等。但更多的内容是取"寓理于事"的论述方法，通过病证治疗的实事例证，揭示其体质的内涵。《伤寒杂病论》将体质理论广泛应用到临床实践中，为体质治疗学奠定了基础。

二、宋金元时期体质理论不断充实提高

宋金元时期，从体质的形成、特征、体质与内脏的关系等方面，医家们将体质理论进一步充实提高，颇有建树。如宋·陈自明《妇人良方》及南宋无名氏《小儿卫生总微论方》对体质形成于胎儿期已笃信不疑。宋·钱乙《小儿药证直诀》对小儿体质的形成过程和体质特征做了精辟的概括，认为"小儿在母腹中乃生骨气，五脏六腑，成而未全"，出生之后，再"长骨脉，生长脏腑，智慧"，在经过"变蒸"之后，脏腑"始全"，但仍然是"全而未壮"，故"脏腑柔弱""血气未实"。故生病后"易虚易实，易寒易热"，指出用药时"脾虚不受寒温，服寒则生冷，服温则生热，当识此勿误也"。宋·陈直的《养老奉亲书》对老年人的体质特征特别是心理特征及其机理进行了阐述，概括性地指出：老年人"阳气少""血

气已衰”“脾胃不足”“骨疏薄，易于伤动、多感外疾”“骨肉疏冷，风寒易中”“肌肉瘦怯，腠理开疏”，且多见“丰肥之人”，常因“肾水虚而火不下，故足痿，心火上乘肺而不入脬中，故夜多小溲”，且多喘嗽。该书将老年人的心理特征描述得惟妙惟肖，云：“眉寿之人，形气虽衰，心亦自壮，但不能随时人事遂其所欲，虽居处温给，亦常不足，故多咨煎背执，等闲喜怒，性气不定，止如小儿”“缘老人孤僻，易于伤感，才觉孤寂，便生郁闷”，强调“老人之性，皆厌于荡而喜于食，以食治疾，胜于用药”“是以善治病者，不如善慎疾；善治药者，不如善治食”，重视老人食养与食疗。

金元时期刘完素《素问玄机原病式》强调“脏腑六气病机”，从理论上阐述了各型病理体质的形成与内生六气的关系，探讨了体质形成的内脏学基础，认为人体内生六气是诸脏腑本身的属性，也是脏腑病变的证候反映，指出：“盖肺本清，虚则温；心本热，虚则寒；肝本温，虚则清；脾本温，虚则燥；肾本寒，虚则热。”这是病理体质形成的内在机理。此外对老年体质特点还提出了“老年阴虚阳实论”。李杲的《脾胃论》从“内伤脾胃，百病由生”的观点出发，对中气不足，清阳不升而致“热中”的体质类型做了独到的阐述，认为“脾胃虚衰，元气不足而后心火独盛”“心不主令，相火代之”“火与元气不能两立，一胜则一负，脾胃气虚则下流于肾肝，阴火得以乘其土位”，而为“热中”，重点探讨了脾胃内伤的“热中证”。王好古鉴于阴证难识难疗，著《阴证略例》，确立了“伤寒内感阴证”学说，着重论述脾胃内伤的“寒中证”，对虚寒体、迟冷质、倦㿠质形成的机理进行了创新性的探讨，对虚寒体质的理论与诊治做出了历史性贡献。朱震亨倡“阳常有余、阴常不足”论，相火论和六郁论，对气郁质、痰湿质、瘀血质、阴虚质、燥红质之阴虚、内燥、化火病机进行了有益的探讨。

三、明清时期体质理论的空前丰富和发展

明清时期，中医体质理论的发展出现了深化发展的趋势，在集前代体质理论大成的基础上，结合该时期医家的临床经验和哲学思想，医家们提出了许多创见，使体质理论得到了空前丰富和发展。如张介宾致力于探讨体质的本质和生理学基础，如《景岳全书·妇人规》提出了“基址”论，对亲代体质对子代体质的影响做了深刻论述；探索调节人体全身脏腑阴阳的枢纽所在，在《类经附翼》“大宝论”和“求证录”提出了“命门学说”，和“阳常不足，阴本无余”论，为调整体质的阴阳偏颇提供了理论依据及具体的治疗方法；力倡藏象体质理论，强调脾肾先后天之本对体质的重要性，在《景岳全书·传忠录》中提出了“中兴论”和“中兴术”“补肾论”和“补肾法”，对调养体质颇有启发；在《景岳全书·传忠录》“先天后天论”中还就人生的寿夭与先后天的关系，作了详细的论述，其关于人体体质的遗传性及以后天养先天的独到见解发人深思。清·汪宏的《望诊遵经》和王燕昌的《王氏医存》对影响体质形成、定型、演化的外部因素，有明确的认识。陈修园的《伤寒论浅注》、章楠的《医门棒喝》、吴达的《医学求是》、汪绮石的《理虚元鉴》、张璐的《伤寒缵论》、何炫的《何氏虚劳心传》等在对内伤、外感杂病及虚证的论治中，从疾病的诊断到治疗，对体质现象均进行了归纳总结，对病理体质与证的关系做了创造性的阐发。特别是温病学家们，在挑战温热性疾病的实践中，对体质在此类疾病发生、发展、转归

以及治疗中的重要意义高度重视，总结出了针对不同体质疾病的治疗方法、用药规律等宝贵经验，使体质理论在临床实践中得到了广泛的应用和提高。医家们认为体质的种种差异，与年龄、地域、饮食、劳欲、疾病等均有关系，并认为不同体质之人对不同的病因有不同的易感性，如吴德汉《医理辑要·锦囊觉后篇》说："要知易风为病者，表气素虚；易寒为病者，阳气素弱；易热为病者，阴气素衰。"阴虚体质易发温热类疾病。体质影响疾病的转变，如吴又可《温疫论》说："转变不常，皆因人而异。"《医宗金鉴·伤寒心法要诀》说："人感受邪气虽一，因其形脏不同，或从寒化，或从热化，或从虚化，或从实化，故多端不齐也。"温病学家们还用大量的临床实践论证了体质的"从化"规律，对于温病的治疗认为只有结合个体的体质，辨质论治，根据不同的体质状况，区别用药才能收到良好的疗效，为此总结出许多宝贵的经验。如温病多见于阴虚体质，治疗时重在养阴，顾护津液，不可过用温热；阳虚湿盛之体，湿从寒化，或受寒湿之邪，非姜、附、参、苓不能去，不可过凉而致湿闭阳困；体质素虚之人，驱邪及半，必兼养护元气。同时还针对体质状况提出了温病禁用辛温发汗、不宜升散等用药禁忌，正如吴鞠通《温病条辨》所说："温病之人，下焦精气久已不固，安庸再升其少阳之气，使下竭上厥乎！"可见，明清时期随着温病理论的系统深化成为独立的学科体系，体质理论也成为温病学理论的重要组成部分，贯穿在温病学理论和临床的各个方面。

值得一提的是，明清时期中医体质理论得到了空前的发展和丰富，体质的分类方法也在《内经》分类依据和方法的基础上，结合临床实践，分别从不同的角度、应用不同的方法，对临床常见的体质病理状态及其表现类型做了分类，从而形成了几种中医体质分类方法上的病理学分类法，丰富了中医体质学中的体质类型学说。概括起来，明清医家丰富和发展了阴阳分类法，形成了藏象阴阳分类法、阴阳属性分类法、藏象阴阳综合分类法、阴阳虚实分类法和虚弱体质阴阳分类法、病性分类法等。其一，体质藏象阴阳分类法：明代医家张景岳根据禀赋的阴阳、脏气的强弱偏颇、饮食的好恶、用药的宜忌、气血的虚衰等方面的不同，将体质划分为阴脏、阳脏和平脏三型。后经清代陈修园、程芝田进一步发展，形成了藏象阴阳体质分类法。阴脏型具有喜暖的特点，阳脏型具有喜冷的特点，平脏型可寒可热。根据《景岳全书·传忠录》（张景岳）、《伤寒论浅注》（陈修园）、《诊病须察阴脏、阳脏、平脏论》（程芝田）归纳如下，见表1–15。其二，阴阳属性分类法：阴阳属性分类法：华岫云根据叶天士对温热病的辨证，从形态特征、肌肉的坚结与柔软及面色、面型和肤色等方面，将体质划分为阴阳两型。阳型体质特点为："其人色苍赤而瘦，肌肉坚结者"；阴型体质特点为"其人色白而肥，肌肉柔软者"。其三，藏象阴阳综合分类法：根据《临证指南医案》对临床各种不同体质现象的论述，叶天士对体质的分类，综合了藏象、阴阳、气津等对体质的作用，大致可归纳为如下六型：①木火质：色苍赤，形瘦而肌肉坚实，善怒喜动，能食，咽痛声嘶，易咳逆咯红，脉实。多见于少壮之人。本型易动火生风、伤阴。胃阴虚相当于此型的亚型，多兼有纳减、口干、便燥或干咳。②湿热质：形盛体丰，面垢油亮。眼筋红黄，痰黏浊，大便燥结，多发痈疽、痔疡。多见平素嗜食甘肥厚味酒肉者。③肝郁质：情志不畅，脘闷胁痛，不思纳谷，善嗳嗌，月经不调，或经来即病，痛经，乳胀痛，怒则腹痛，平素择辛酸、爽口之食，脉涩。多见于妇女及长期精神抑郁者。④阴虚质：形瘦，脉虚细或左脉坚搏，口燥咽干，手足心热，暮夜火升，口糜，梦遗，舌红赤，春夏病甚，多有纵欲伤精或失血史。⑤阳虚质：形躯丰溢，肤色柔白，肌腠疏松，脉微小，畏寒怯冷、大便滑泄，腰脊酸痛。⑥脾虚质：形瘦、肤色黄而枯，疲惫倦怠，胃弱少纳，腹胀便溏，气短自汗，浮肿，脉弱，多见于过劳、失血、饮食失常者。其四，阴阳虚实分类法：清代医家章楠（章虚谷）在《医门棒喝·人身阴阳体用论》中根据阴阳量的盛、旺、虚、弱的不同，将体质划分为阳旺阴虚、阴阳俱盛、阴盛阳虚、阴阳两弱四种类型，并指出相应的治疗法则，具体内容，详见表1-16。其五，虚弱体质阴阳分类法：清代医家金子久根据个体的形态特征、肤色及嗜好等方面的差异，将虚弱性体质划分为阳虚、阴虚两型。阳虚型体质特点："体胖丰腴，肌肤柔白"；阴虚型体质特点："形瘦尖长，皮色憔悴"。并指出年老之人阳虚和阴虚体质特点：阴虚体质特点——瘦怯之体；阳虚体质特点——体质魁梧，素嗜茶酒。其六，病性分类法：明代医家陆晋生《鲆溪医论选》根据病邪的从化规律不同，将体质划分为湿热、燥热、寒湿、寒燥四种类型。从化的发生与人体气的不同密切相关。他认为湿热体气太过则为病——湿热；湿从热化，偏于燥热之体气，则为燥热；热从湿化，偏于寒湿之体气，则为寒湿；燥热而阴损及阳、寒湿而阳损及阴，变为寒燥体气，则为寒燥。四种体质类型各有不同的体质特征，具体内容详见表 1–17。

这些分类法，虽然多是一种对病变群体的病理分类法，分类方法不够严格和系统，也没有标准，但均从病理类型和临床应用角度进行分类，促进了中医病理分类理论的发展，为体质辨证学和治疗学的建立奠定了基础，为现代临床体质研究提供了思路和方法。

表 1–15　体质藏象阴阳分类法表

医家	体质类型	体质特征
张景岳	阴脏型	喜温暖而宜姜桂之辛热
陈修园		过饮（酒）不觉其热，但觉其寒，寒性凝滞则停饮，腹胀泄泻，诸寒邪作矣
程芝田		一切饮食必喜热物，偶食生冷腹中即觉凝滞不爽，大便一日一度，决不坚燥，甚则稀溏
张景岳	阳脏型	喜生冷而宜芩连之苦寒
陈修园		过饮（酒）不觉其寒，但觉其热，热性迅发则吐血，面疮诸热症作矣
程芝田		一切饮食必喜寒冷，偶食辛热之物，口中便是干燥甚则口疮咽痛，大便数日一次，必然坚硬，甚则燥结
张景岳	平脏型	热之可阳，寒之可阴
陈修园		
程芝田		或寒饮或热食，俱不妨事，即大便一日一度，不坚不溏

表 1–16 体质阴阳虚实分类法表

体质类型	体质特征	发病特点	治疗法则
阳旺阴虚	形瘦色苍，中气足而脉多弦，目有精彩，饮食不多，却能任劳	多火	滋阴清火
阴阳俱盛	体丰肌厚，脉盛皮粗，食啖倍多	少病，每病多重	须用重药
阴盛阳虚	体丰色白，皮嫩肌松，脉大而软，食啖虽多，每生痰涎，目有精彩，尚可无妨；目无精彩，寿多不永	得中风	药不可过寒
阴阳两弱	形瘦脉弱，饮食不多，目有精彩，耳轮肉厚端正，其先天尚强，神清智朗——大贵；目无彩，神气昏庸——贫夭	多病，却不甚重	宜和平之味

表 1–17 体质病性分类法表

体质类型	从化规律	体质特征
湿热	湿热体气	其状面色深黄，润而有光，唇色红紫而不枯燥，舌质红，舌液多，舌苔厚腻而黄，或罩深黑色于上，大便时溏时结，而深黄气臭，小便黄
燥热	湿从热化 燥热体气	其状面色干苍有光，唇色深红或紫而燥，舌质深红，扪之糙，舌形瘦，舌涎少，舌苔色深黄而薄或带红，大便干燥，色深黄气臭，小便短赤

续表

体质类型	从化规律	体质特征
寒湿	热从湿化 寒湿体气	其状面色㿠白，或晦黄，唇色淡白，或带淡黑，舌质淡舌形胖，舌涎多，舌苔薄而润，或罩淡黑于上，大便溏薄，色淡黄气腥腐，小便清长
寒燥	燥热而阴损及阳，寒湿而阳损及阴 寒燥体气	其状面色萎白而发干，唇色淡白而枯燥，舌质淡，扪之涩，舌形瘦，舌涎少，舌苔薄白而不润，大便干结而色淡气不臭，小便清而短少

四、现代中医学体质理论体系的系统化

中医体质理论虽然在《内经》时期已经初见端倪，后世医家也做了不断的发挥和完善，使其成为中医理论体系的重要组成部分。但是，这些论述中缺乏明确而科学的概念界定，对体质理论的论述散在于各家著述之中，未从中医理论中剥离出来进行研究，也未形成一个完整、系统的理论体系。新中国成立后，国内学者曾有零星文章对《内经》中的体质、气质等内容有一般性的介绍，对小儿体质，也有学者进行了初步探讨。直到20世纪70年代，随着中医理论整理研究的逐步深入，中医体质学说的研究也随之受到了重视，以王琦、匡调元为代表的学者们，不但从文献整理方面对历代医家有关体质的论述做了系统的挖掘整理，而且从理论研究、社会调查、临床实践、实验研究等多方面对体质的形成及基本原理，体质差异规律及类型，分类方法，体质构成要素、特征、分布、体质与病证等内容进行了深入的探讨与研究，涉及体质人类学、生理、

生化、遗传学、免疫学、医学心理学、流行病学等多学科的研究，相继有《中医体质学》《人体体质学》《中医心理学》《体质病理学》《体质食疗学》《体质病理学与体质食疗学实验研究》等著作问世，中医体质由历代散在的论述成为一种专门的中医学说，并成为一门专门的分支学科，得到快速发展和完善，在中医药临床实践、养生、预防及康复医学等方面得到广泛应用。随着新世纪的到来和体质理论的系统化，中医体质学研究也迈出了更加迅速而坚定的步伐，越来越多的学者和研究人员积极投身到中医体质研究中来，研究队伍日益壮大，研究视野也更加开阔。由人民卫生出版社出版的全国高等中医药院校创新教材《中医体质学》的问世，标志着中医体质学完成了从一门学说到学科的转变，并以其成熟的理论在教学领域发挥稳定而持久的作用，成为中医基础理论一门新的分支学科。对体质问题的研究，从学科范畴、理论方法与临床运用等方面已形成了中医体质学的学科体系，不仅使体质理论真正理性地纳入到中医学的研究中来，成为中医学理论体系的一个重要组成部分，而且也促进了中医临床学的发展，随着中医体质理论向着更深度和更广度的进一步发展，分支学科的逐步分化，中医体质学将日益发挥其重要作用。

第二章　中医体质理论的建构

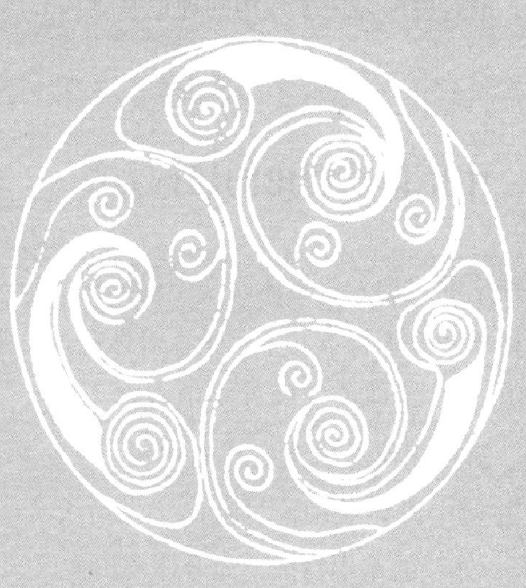

中医体质理论是中医理论体系的重要组成部分，而中医理论体系诞生于中国古代，在其构建和发展过程中，充分地运用了科学理论建构方法，并借助了当时先进的哲学思想，即精气、阴阳、五行学说。脏腑经络、精气血津液作为中医理论的核心，既涵盖了中医学的基本理论，又是临床各科的理论依据，也是中医体质学建构的理论基础。

第一节 中医体质理论的建构方法

体质理论的建构方法是体质学中最深层、最本质的内容，它决定着体质的众多特点。中医学在对体质现象进行认识时，充分地运用了科学理论建构方法中观察、测量、司外揣内、取象思维、辩证思维等方法，从而构建了中医体质理论及基本框架，并使中医体质理论呈现出“先后天合一”“形神合一”“天人一体”的基本特征，充分体现出中医学整体观念的基本特点。

一、中医体质理论建构的基本方法

1.观察方法

观察是科学研究获得感性材料和理性事实的根本环节，包括直接观察方法和整体观察方法。中医学在认识人体体质现象时，一方面通过直接观察，认识到人体“有刚有柔，有弱有强，有短有长，有阴有阳”“形有缓急，气有盛衰，骨有大小，肉有坚脆，皮有厚薄”（《灵枢·寿夭刚柔》），“筋骨之强弱，肌肉之坚脆，皮肤之厚薄，腠理之疏密，各有不同……肠胃之厚薄坚脆亦不等”（《灵枢·论痛》）；另一方面，注意到人体在体型、体态、肤色、功能、心理等方面的差异，把人体置于自然环境和社会环境下进行整体观察，即从自然环境和社会环境的变化规律对人体的影响方面考察和认识体质现象，如《灵枢·论勇》指出：“黄色薄皮弱肉者，不胜春之虚风；白色薄皮弱肉者，不胜夏之虚风；青色薄皮弱肉，不胜秋之虚风；赤色薄皮弱肉，不胜冬之虚风也。”《灵枢·逆顺肥瘦》谓肥人“广肩腋项，肉薄厚皮而黑色，唇临临然，其血黑以浊，其气涩以迟，其为人也，贪于取与……瘦人者，皮薄色少，肉廉廉然，薄唇轻言，其血清气滑，易脱于气，易损于血”。通过对人体的广泛观察，中医学认识到人体有形态结构、生理功能和心理状态等方面的种种差异，这是进一步认识体质差异规律的基础。

2. 测量方法

在观察的基础上，中医学还选择了具有代表性、特异性的指标进行测量，如《灵枢·骨度》以骨骼的长短度数为基准，测知脏腑的大小、经脉的长短及人体各部的长度，而骨骼的长短因人而异，故其在测量时，确立了一个中等的骨度；《灵枢·肠胃》测量记录了胃肠的大小、长短、容量及承接，可知人体食道与肠的长度比例为1∶35，《灵枢·平人绝谷》对胃、小肠、回肠、广肠的长短、容积都有测量记录；《灵枢·本脏》和《灵枢·师传》还根据五脏、五官之大小高低偏正测知脏腑功能的状态；《素问·平人气象论》还记载了人体呼吸和脉搏的比例为1∶4～1∶5。据此，可以进一步分析总结体质的特征和规律。

3. 司外揣内

通过观察和测量人体的外在表象的差别，中医学进一步通过“司外揣内”的方法来分析判断人体内脏的形态及活动状况。早在《灵枢·外揣》中就指出:“合而察之，切而验之，见而得之，若清水明镜之不失其形也。五音不彰，五色不明，五脏波荡，若是则内外相袭，若鼓之应桴，响之应声，影之应形。故远者司外揣内，近者司内揣外，是谓阴阳之极，天地之盖。”《丹溪心法》说:“有诸内者，必形诸外。”认识到事物的本质和现象之间有着必然的联系，事物内在的变化，可通过一定的方式反映于外表。“下有渐洳，上生苇蒲，此所以知形气之多少也”(《灵枢·刺节真邪》)，即从苇蒲的繁茂与否，可以推断下面水土的肥瘠情况，故通过观察表象，可在一定程度上认识内在的变化机理。人体的外部形态差异，是内脏形态和功能状态的反映，故《灵枢·本脏》说:“黑色小理者肾小，粗理者肾大。高耳者肾高，耳后陷者肾下。耳坚者肾坚，耳薄不坚者肾脆。耳好前居牙车者肾端正，耳偏高者肾偏倾也”“皮厚者大肠厚，皮薄者大肠薄”“肉䐃坚大者胃厚，肉䐃夭者胃薄”“凡此诸变者，持则安，减则病也”。脏腑形态、位置的差异，不但决定了其功能状态的差异，还决定了其心理特征的差异。因此《灵枢·本脏》《灵枢·阴阳二十五人》《灵枢·论勇》《灵枢·寿夭刚柔》等篇，还据人体外部特征，对其心理特征进行了推测。中医体质理论主要以“司外揣内”的方法，借助于对人体生理、病理体质现象的观察分析，来推知判断内在脏腑形态和功能的盛衰偏颇。

4. 取象思维

取象思维是古人在观察事物获得直接经验的基础上，运用客观世界具体的形象及其象征性符号进行表述，依据比喻、推类、联想等方法进行思维，来揭示事物普遍联系及其规律性的一种思维方法。中医体质理论取象思维方式是据象类比，其在大量观察获得了众多的人体体质差异现象后，从这些现象的差异中找出能反映其本质的特征，直接与阴阳、五行的特性做比较，从而寻找体质的差异规律，指导对疾病的防治。如《灵枢·通天》根据个体间气血阴阳的多少，将体质分为多阴无阳的太阴之人，多阴少阳的少阴之人，多阳而少阴的太阳之人，多阳少阴的少阳之人和阴阳气和的阴阳和平之人，对个体的生理特征、心理行为特征进行了归类。同时也通过对体内阴阳偏倾的剖析，说明了体质特征与其内部阴阳矛盾的倾向性密切相关。而《灵枢·阴阳二十五人》采用取象比类的方法，根据阴阳理论和五行特征，将人群中个体的肤色、形态特征、功能特点、行为举止特征、心理特征和适应能力等，与五行的特性进行类比，据象归类，划分体质类型。正如该篇所说："先立五行金、木、水、火、土，别其五色，异其五行之人。"如木形之人，"其为人苍白，小头，长面，大肩背，直身，小手足，好有才，劳心，少力，多忧劳于事。能春夏不能秋冬"；土形之人"其为人黄色，圆面，大头，美肩背，大腹，美股胫，小手足，多肉，上下相称，行安地，举足浮，安心，好利人，不喜权势，善附人也。能秋冬不能春夏"。这种方法，是认识和掌握体质差异性的重要方法。二是据象类推，这是对于两类不同的事物，在比较的基础上，找出它们之间的相似之处，并以此为据，推出它们在其他方面也可能相似或相同的一种方法。如《灵枢·五变》以木应人，以匠人用刀斧砍削树木出现不同的结果，在于树木本身质地各异做比较，推论出外来病因虽然相同，而发病情况各异的原因在于个体体质的差异，从而说明体质决定着发病的倾向性和临床表现的特征。《灵枢·阴阳二十五人》中用据象类比的方法将体质分为五类之后，又将每一行之人和五音及所属阴阳太少、左右上下以据象类推的方法，将人类推分为25种类型。这种思维方法，充分发挥了人的想象力，对于研究体质的特征、类型、差异规律及其对疾病发生、发展、演变过程的影响，指导临床诊治具有积极意义。

5. 辩证思维

辩证思维是思维发展的高级阶段，即由思维抽象上升到思维具体的过程，是具有具体同一性、辩证矛盾性和联系发展性的抽象思维。它的最基本的特点是从整体上、本质上，系统完整地认识研究对象，基本构成要素是精气、阴阳、五行学说，主要内容包括整体思维、变易思维、相成思维。

（1）整体思维：也称为系统思维，是中国传统哲学的主要思维方式，也是中医体质理论建构的重要方法。整体思维从事物整体出发，着眼于从整体与部分、整体与层次、整体与结构、整体与环境的相互关联和相互作用认识事物。认为事物之间及每一事物的内部有着广泛的联系，它们或者受着某一共同规律（道或理）的支配，或者有着同构（如阴阳、五行结构）关系，或者由共同的基质（如气）构成，因此，部分就必然蕴含着整体的功能与信息，即整体与部分之间有着相类、相似、相通的特征。“天人合一”是这一整体思维的根本特点。

在中医体质理论的建构中，广泛地运用了整体思维的方法。中医学将体质的概念表述为体质是指人类个体在生命过程中，由遗传性和获得性因素所决定的表现在形态结构，生理功能和心理活动方面综合的相对稳定的固有特性。说明了中医学的体质概念有两个方面的基本特征：其一，强调先天禀赋和后天调养对体质形成的影响。认为先天之精是人体体质形成的重要基础，决定了体质的相对稳定性和个体体质的特异性，父母体内阴阳气血的偏颇和功能活动的差异，会影响子代也有同样的倾向性，正如张介宾《景岳全书·传忠录》在“藏象别论”中所说：“血气为人橐龠，是皆人之所同也，若其同中之不同者……禀赋各有阴阳。”《灵枢·寿夭刚柔》指出：“人之生也，有刚有柔，有弱有强，有短有长，有阴有阳。”后天调养可影响体质发生强弱变化，以及体质类型的改变，先后天多种因素构成影响体质的内外环境，共同作用于人体，形成了个体不同的体质特征。其二，突出中医学“形神合一”的生命观和“天人一体”的自然观，充分体现出中医学整体观念这一基本特点。认为“形神合一”是生命存在和健康的基本特征。健康，就是人体在形态结构、生理功能和精神心理方面的完好状态，正如张介宾《类经·藏象类》说：“形神俱备，乃为全体。”神由形而生，依附于形而存在，形是神活动的物质基础和所舍之处；反过来，神是形的功能表现和主宰，神作用于形，对人体生命具有主导作用，能协调人体脏腑的生理功能。因此，形壮则神旺，形衰则神衰。中医学这种形神合一的人体观、生命观和医学观决定了体质概念之“体”，是具有生命活力的形体，是形神之体的简称。故体质概念包括了形、神两方面的内容。“天人一体”是生命存在的客观条件和必然规律。人生活在自然环境和社会环境中，人类体质的形成和发展受自然、社会环境的制约，个体对社会和自然环境的适应能力及适应程度往往表现在其个体体质特征之中。

中医体质学认为体质禀受于先天，得养于后天。人生于天地之间，先后天多种因素构成影响体质的内外环境。《素问·六节藏象论》说："嗜欲不同，各有所通。"五方、五气、五时、五味、五色、五音、五化、五志等对五脏、五腑、五官、五体、五华、五液、五神等均具有一定的通应关系，人体脏腑气血阴阳盛衰偏颇各有不同，功能特点有别，故对气候变化、情志等刺激的反应性不同，对饮食五味的需求不同，必然会表现为个体形态结构、生理功能、心理特征的差异，即人体脏腑气血阴阳的盛衰偏颇在先后天因素的共同影响下，表现为纷繁各异的体质现象，形成了个体不同的体质特征。中医体质学在大量观察获得了众多的体质差异现象后，从这些现象的差异中找出能反映其本质的特征，直接与五行的特性做比较，从而寻找出体质的差异规律并进行归类。并认识到以五行归类的脏腑有坚脆刚柔之别，体质便有强弱之分，个体对某些病因的易感性也就不同，从而决定了不同体质的人发病情况各不相同，故临床诊治时，应详尽辨别，结合体质特征进行诊断，因人施治。从而产生了"取象思维""司外揣内"的认识方法。

（2）变易思维：变易思维是以变化的观点考察一切事物的思维方式。中国传统变易思维具有生化日新、循环反复、阴阳调节的显著特点。生化日新是把宇宙看作连续性的、整体性的变易过程，循环反复是把世界理解与规定为一个由始而终、由终而始、循环往复的无限过程，阴阳调节则将阴阳看作整体内部的对立双方，它们之间相互对立，又相互作用，从而推动着整体的运动变化，即生化日新与循环往复，本质上是宇宙万物一种自发性的自我调节过程。

变易思维是中医学认识体质现象的重要方法之一。如中医体质学认为先天禀赋决定着个体体质的相对稳定性和个体体质的特异性，后天各种环境因素、营养状况、饮食习惯、精神因素、年龄变化、疾病损害、针药治疗等，又使得体质具有可变性。体质的可变性具有两个基本规律，一是机体随着年龄的变化，体质发展过程表现为若干阶段，每一年龄阶段都呈现出特有的体质特点，这种变化是随着年龄增长而呈现的由盛渐衰的纵向转变，反映了体质自身形成、定型、发展和变化规律。二是由外来因素不断运动变化的干扰所造成的各种转变，外界因素的变化，通过不同途径作用于人体，导致体质状态发生改变。因此，体质既具有相对稳定性，又具有动态可变性。中医体质学还认为不同个体体质的存在和演变时间具有不间断性，体质的特征伴随着生命自始至终的全过程，具有循着某种类型体质固有的发展演变规律缓慢演化的趋势，这就使得体质具有可预测性，为治未病提供了可能。体质既是相对稳定的，又是动态可变和连续可测的，这就为改善体质的偏倾，防病治病提供了可能。一方面可以针对各种体质类型及早采取相应措施，纠正和改善体质的偏颇，以减少个体对疾病的易感性，预防疾病的发生。另一方面可针对各种不同的体质类型将辨证与辨体相结合，以人为本，充分发挥个体诊疗的优势，提高疗效。因此，体质还具有连续可测性和后天可调性。

（3）相成思维：相成思维是以相互联系、相互依赖、相济互补的观点看待对立的两个方面或对立的两种事物的思维方式。这种思维方式强调对象客体不可分割的整体性关系，认为对立双方的相配相济是自然界一切事物遵循的法则，也是自然界一切事物繁衍发展的缘由。

相成思维充分体现在阴阳学说中。人体是一个有机的整体，其内部充满着阴阳对立互根的关系，人体体质的差异性，实际上是体内气血阴阳之偏倾和功能活动之差异。中医学对人体生理功能的认识，重在整体层次上的机体反应状态，体质实质上是机体在常态之下自我调节控制能力和对外界环境的适应能力的反应。这种人体在正常生命活动中所表现出来的调节控制能力和适应能力的高低强弱，就是人体生理功能的强弱，是阴阳两个方面对立统一的结果，反映了机体阴阳运动形式的特殊性。由于不同个体的不同脏腑相对优势化或劣势化的倾向性，又决定了个体在阴阳属性上及其运动形式上的个体差异性，所以在正常生理条件下，每个个体存在着一定的或阴或阳的偏盛或偏衰，偏多或偏少，导致了不同个体之间在生命活动表现形式上的某种倾和性和属性上偏阴偏阳的差异性，从而决定了人体体质现象的多样性和体质类型的出现。由于机体自身生理范围内阴阳的盛衰偏倾，决定了个体处于不同的功能状态，从而对外界刺激的反应性、亲和性、耐受性不同，也就是选择性不同，正所谓“同气相求”。所以个体对某些病邪的易感性、耐受性不同，由于个体对某些病因的易感性不同，进一步又决定了不同体质的人不同的发病倾向性，由于体内阴阳之气多少不同，致病因素的性质又有阴阳之别，因此发病后个体病理变化又有所差异，正如章虚谷《医门棒喝·六气阴阳论》所说：“邪之阴阳，随人身之阴阳而变化。”不同体质的人，患病特点不同，诊治时需区别对待。章虚谷《医门棒喝·人身阴阳体用论》说："治病之要，首当察人体质之阴阳强弱，而后方能调之使安。察之之道，审其形色气脉而已……因其病虽同，而人之体质阴阳强弱各异故也。"所以临证常以患者的体质特征作为立法处方用药的重要依据，对体质内在阴阳偏颇的调整，是治疗的关键。可见，阴阳学说的对立统一观在中医学认识体质现象，解释人类体质的形成、特征和类型，说明体质与疾病的关系，指导疾病的诊治等方面起到了构筑中医体质理论基本框架的作用。

综上所述，中医体质理论的建构方法，无论是哲学方法，还是一般科学方法，内容丰富颇具特色，这些独特的建构方法，促进中医体质学形成了"形神合一""先后天合一""天人合一"等独特的理论观点。决定了体质具有先天遗传性、个体差异性、形神一体性、群类趋同性、相对稳定性、动态可变性、连续可测性、后天可调性等特点。确立了中医体质学"禀赋遗传论""体制过程论""形神构成论""环境制约论"的基本原理。这些方法由于其时代的局限性而存在着固有方法的某些缺陷，其虽然在保持人体整体性、运动性的前提下，总体上准确把握了体质的规律性变化，但对许多细节的了解甚少，因而在很大程度上限制了其认识的深入。

二、中医体质理论建构的基本框架

中医体质学是中医学理论体系的重要组成部分，是从中医基础理论体系中分离出来的新兴学科，是中医学理论体系的延伸与发展。中医体质学特色在于注重基础理论与临床应用研究相结合，因此，其研究范畴涉及中医理论和临床的各方面，基本框架包括以下几个方面：其一，体质概念、特征与形成：体质的概念及其内涵，体质形成的生理学基础及其影响因素和演化规律，不同群体和个体的体质特征、表现方式及其规律；体质的基础与实验研究。其二，体质类型：各年龄段与各群体间的体质类型、表现特征及差异规律；分型方法、标准与命名原则；不同体质类型的形成与分布规律；体质类型与疾病类型之间的关系。其三，体质与发病：体质与疾病的好发性、多发性、病变趋向性的关系；各类体质与疾病发生、发展、临床表现、变化规律的关系及内在机制；体质与疾病的发生和演变关系及疾病谱的体质分布规律。其四，体质与诊断：人类体质的构成要素、基本特征，以及相互关系，体质状况的评价指标与辨体原则；不同体质类型与疾病诊断、辨证之间的内在关系。其五，体质与治疗：各类体质所发病症的治疗与预后；不同体质对药物治疗的反应差异与用药宜忌；药物对体质的调节作用与治疗方法的选择。其六，体质与预防、养生和康复：各类不同体质的预防、养生、康复的方法及其规律，以及中药干预；体质与亚健康及疾病的预防。

中医学理论体系的基本框架包括阴阳五行、藏象经络、精气血津液、病因病机、诊断治疗、预防养生等诸多内容，这些内容均与体质密切相关，可以说中医体质学是从差异性角度研究中医学理论体系和临床实践，因此，中医体质学在中医基础理论、中医临床医学、中医预防医学体系乃至整个中医药学中都占有重要的地位。因而在促进中医基础理论和中医临床医学的创新和发展，以及中医预防理论的丰富和实现与多学科的交融等方面都有十分重要的意义。其一，深化了精气阴阳五行学说。中医体质学说早在战国至秦汉时期就形成了较为系统的理论，在“诸子蜂起，百家争鸣”的时代，中国古代哲学思想得到长足的发展，当时盛行的精气学说、阴阳学说、五行学说必然对中医体质理论的形成产生深刻的影响。中医学将精气、阴阳、五行学说作为主要的思维方法引入体质学说中，用来说明人体体质的形成、特征、类型、变异规律，及其对疾病发生、发展、演变过程的影响，指导对疾病的诊断、防治和养生康复，成为中医体质学的哲学基础，并渗透到体质内容的各个层面，形成了独特的体质理论。故中医体质学使精气阴阳五行学说得到进一步深化。其二，拓展和延伸了藏象理论。体质的生理学基础是脏腑经络精气血津液，脏腑经络的结构变化和功能盛衰，以及精气血津液的盈亏都是决定人体体质的重要因素。体质将脏腑气血阴阳之偏倾通过形态、功能、心理的差异性表现出来，实际上就是脏腑经络、形体官窍固有素质的总体体现，是因脏腑经络、精气血津液的盛衰偏颇而形成的个体特征。研究体质实质上就是从差异性角度研究藏象理论，因此，体质理论是对藏象理论的拓展和延伸。其三，发展了中医病因理论。中医病因理论，是在大量临床实践观察的基础上，借助类比等方法溯因而形成的，具有以下三个特点：一是通过发病的客观条件认识病因。如感受自然界的风雨寒暑，外部刺激引起情志的变化，饮食损伤脾胃致病，房事或其他劳伤，跌仆、金刃、虫兽伤等，这些都是可直接感知的病因。二是借助取象比类的方法来推测病因。如自然界的风，善行数变，轻扬上行，并能动摇树木；当人体感受外邪，出现头痛、恶风、汗出、游走性关节痛、游走性瘙痒等与自然界风的特性相类似的症状时，就认为是感受了风邪的缘故，这是借助类比的方法来认识病因。三是辨证求因，又称“审证求因”，即以疾病的临床表现为依据，应用各类致病因素的性质和致病特点，通过对各种症状和体征的综合分析来推求病因，为治疗用药提供依据。因此，中医病因是在对患者发病时证候的辨别、分析、综合的基础上，结合发病前患者生活状况及生活环境中的某些动态变化，对发病原因的回归性考察，重在整体层次上的机体反映状态。中医学的病因背后虽然外在因素隐含着生物性因素、物理性因素、化学性因素和营养性因素，以及季节、气候、大气、土壤和水等生态环境因素等；内在因素隐含着神经内分泌因素、免疫因素、遗传因素、先天性因素和年龄、性别、种族因素等因素。但其偏重于宏观的、功能的、综合的、定性的研究，而对微观的、形态的、分析的、定量的研究较为薄弱。中医体质学运用临床流行病学、聚类分析以及现代分子生物学技术等方法，重视对遗传学的研究以及影响体质的相关环境因素的研究，使中医体质学与现代科学得到了充分的交汇，成为中医基础理论学科发展新的学术增长点。不但为创立和发展新的中医病因学提供了依据，而且和现代科学具有通约性，成为中医学与民族医学和其他医学进行对接的平台，为发展中医病因理论提供了很好的方法。其四，可以加深对证候的深层次认识。辨证论治是中医治疗的特色之一，而治疗的前提和依据在于辨证。辨证的过程，就是对证做出诊断的过程，是从机体反应性的角度来认识疾病，分析疾病当时所表现的症状和体征，以认识这些临床表现的内在联系，并以此来反映疾病该阶段本质的临床思维过程，是一个将患病个体周围环境、正气强弱与发病特点加以综合考虑的过程，也是将证候与体质综合分析的过程，因此，证候与体质密切相关。体质是健康状态的背景和重要物质基础，一定的病理体质类型是相关疾病发生的主要物质基础，具有发生相关疾病的倾向性，是证形成和表现的病理基础，体质状态决定了证的发展类型和演变规律，体质是形成“证”的物质基础之一，同病异证与异病同证，主要是以体质的差异为基础。因此，体质因素在许多情况下决定着机体对某些疾病的易罹性和病变过程中的倾向性，证的背后常体现着个体的体质特点。可以说，证主要是致病因子作用于体质以后形成的临床类型，体质在一定程度上决定着证候的寒热虚实性质。也就是说，证候的产生以个体体质为病理基础，证候是机体体质和一种病理倾向和特征的反应，而体质则是疾病过程中不同阶段所出现的证候的物质基础，因此，研究体质对于整体上把握疾病，深入研究证候具有重要意义。其五，是个体诊疗思想的理论基础。由于体质和证候有着密切的关系，因此辨证论治从一定意义上讲可以称之为辨体论治，也就是说，在疾病的治疗过程中要充分考虑到体质的差异对疾病的产生、发展和预后及治疗方案的影响，治疗时应充分考虑到病人的体质特征，并针对其体质特征采取相应的治疗措施，这就是中医学个体化诊疗的思想。它从患者的体质特征上去寻找发病规律和病变特点，辨体用方，辨体用药，根据体质特征注意针药宜忌，使治疗更具有针对性和全面性，将带动整个中医诊疗体系的创新和发展。

第二节　中医体质理论建构的理论基础

中医体质学是以中医理论为指导，研究人体体质的概念、形成、特征及其变化规律，并以此指导对疾病进行诊断和防治的理论知识，是中医理论体系的重要组成部分。中医理论体系诞生于中国古代，在其构建和发展过程中，充分地借助了当时先进的哲学思想，即精气、阴阳、五行学说。精气、阴阳、五行学说作为古人认识世界及其变化的宇宙观和方法论，都含有深刻的唯物论内容和辩证法思想，渗透到医学领域后，使大量的临床资料升华到理性的高度，促进了中医理论基本学科框架的构筑和理论体系的形成，并贯穿于中医理论体系的各个层面，成为中医学的主要思维方法。中医学以此来指导对人体生理、病理的认识，着眼于整体联系，注重研究人体的结构、功能及其所依赖的物质，认为人体是以五脏为中心，以经络为通道，以精气血津液为物质基础，联系六腑、形体官窍的极复杂的有机整体。人类的生命活动，既有相同的普遍性，又有个体的特异性，均是脏腑经络、精气血津液结构与功能的综合表现。脏腑经络、精气血津液作为中医理论的核心，既涵盖了中医学的基本理论，又是临床各科的理论依据，也是中医体质学的理论基础。

一、中医体质理论建构的哲学基础

哲学是关于世界观的学说，是人们对各种自然知识和社会知识进行概括发展而成的关于物质世界最一般运动规律的理性认识。中国古代哲学是古人对宇宙的发生、发展和变化的本原和规律的认识，是中国古代的世界观和方法论，中医体质学说早在战国至秦汉时期就形成了较为系统的理论，在“诸子蜂起，百家争鸣”的时代，中国古代哲学思想得到长足的发展，当时盛行的精气学说、阴阳学说、五行学说必然对中医体质理论的形成产生深刻的影响。中医学将精气、阴阳、五行学说作为主要的思维方法引入体质学说中，用来说明人体体质的形成、特征、类型、变异规律，及其对疾病发生、发展、演变过程的影响，指导对疾病的诊断、防治和养生康复，成为中医体质学的哲学基础。其中精气学说（又称为“元气论”“气一元论”）是主导中国古人认识世界的自然观和方法论，有丰富的内涵，因其融入体质理论之中，渗透到体质内容的各个层面，并由此产生了中医体质学的精气血津液等内容，故为避免内容重复，此处不再专门论述，于下面的相关内容简要述之。

1. 阴阳学说

阴阳是中国古代哲学重要而独特的概念，阴阳学说是建立在唯物论基础上的朴素的辩证法思想，是古代认识宇宙本原和阐释宇宙变化的一种世界观和方法论，其渗透到医学领域，借用大量的医学实例以“一分为二”的观点详细地阐发阴阳的相互交感，以及由此产生的相互制约、互根互用、消长平衡、相互转化关系，不但使抽象的哲学概念得到了深化细化，发展和充实，而且成为中医药学重要而独特的思维方法，构建了中医学理论，并深刻地影响着中医理论体系的形成和发展。因此，阴阳范畴既是中医理论建构的世界观和方法论，又是中医理论体系的具体概念，中医体质学用阴阳学说解释人类体质的形成、特征和类型，说明体质与疾病的关系，并以此指导对疾病的诊治，具有丰富的内涵。

人体来源于父母，禀受于先天，先天禀赋是体质形成的基础。父母体内阴阳气血的偏颇和功能活动的差异，会影响子代也有同样的倾向性，正如张介宾《景岳全书·传忠录》在“藏象别论”中所说：“血气为人橐籥，是皆人之所同也，若其同中之不同者……禀赋各有阴阳。”《灵枢·寿夭刚柔》指出：“人之生也，有刚有柔，有弱有强，有短有长，有阴有阳。”人体上下、内外、表里、前后，以及体内脏腑功能都可以用阴阳学说加以分析和认识。“人生有形，不离阴阳”（《素问·宝命全形论》），人体是一个有机的整体，其内部充满着阴阳对立互根的关系，人体体质的差异性，实际上是体内气血阴阳之偏倾和功能活动之差异。中医学对人体生理功能的认识，重在整体层次上的机体反应状态，体质实质上是机体在常态之下自我调节控制能力和对外界环境的适应能力的反应。这种人体在正常生命活动中所表现出来的调节控制能力和适应能力的高低强弱，就是人体生理功能的强弱，是阴阳两个方面对立统一的结果，反映了机体阴阳运动形式的特殊性。由于不同个体的不同脏腑相对优势化或劣势化的倾向性，又决定了个体在阴阳属性上及其运动形式上的个体差异性，所以在正常生理条件下，每个个体存在着一定的或阴或阳的偏盛或偏衰，偏多或偏少，导致了不同个体之间在生命活动表现形式上的某种倾和性和属性上偏阴偏阳的差异性，从而决定了人体体质现象的多样性和体质类型的出现。因此，中医体质学首先着眼于整体生理功能的高低强弱，以阴阳学说为理论依据，归纳体质类型，如《灵枢·通天》有体质阴阳五分法，其根据个体阴阳量的多少，将人分为太阴、少阴、太阳、少阳、阴阳平和五种类型，强调由于个体内阴阳多少的差异，导致了个体形态结构、功能活动等生理特征和行为、性格、气质等心理特征方面的差异;《灵枢·行针》有体质阴阳四分法，其根据病人阴阳偏盛、偏衰的不同，将体质分为重阳、重阳有阴、阴多阳少、阴阳和调四种类型，强调体质不同，对针刺治疗的反应有迟、早、逆、剧等差异。理想的体质应是阴阳平和之质，“阴阳匀平……命曰平人”(《素问·调经论》)，“阴平阳秘，精神乃治”(《素问·生气通天论》)。但是机体的精气阴阳在正常生理状态下，总是处于动态的消长变化之中，使正常体质出现偏阴偏阳的状态，因此，中医学将人体正常体质常分为阴阳平和质、偏阳质和偏阴质三种类型。

由于机体自身生理范围内阴阳的盛衰偏倾，决定了个体处于不同的功能状态，从而对外界刺激的反应性、亲和性、耐受性不同，也就是选择性不同，正所谓“同气相求”。所以个体对某些病邪的易感性、耐受性不同，一般而言，偏阳质者易感受风、暑、热之邪而耐寒，感受风邪易伤肺脏，感受暑热之邪易伤肺、肝、肾之阴。偏阴质者易感受寒湿之邪而耐热，感受寒邪后易入里，常伤脾肾之阳气。正如清·吴德汉《医理辑要·锦囊觉后编》所说:“易寒为病者，阳气素弱；易热为病者，阴气素衰。”由于个体对某些病因的易感性不同，进一步又决定了不同体质的人不同的发病倾向性，如阴虚之体易罹肺痨、咳嗽诸疾，阳弱阴盛体质者易患肝郁气滞之证，等等。然而，由于体内阴阳之气多少不同，致病因素的性质又有阴阳之别，因此发病后个体病理变化又有所差异，正如章虚谷《医门棒喝·六气阴阳论》所说:“邪之阴阳，随人身之阴阳而变化。”即六气之邪，有阴阳的不同，其伤人也，又随人身阴阳强弱而变化。如素体阴虚阳亢者，功能活动相对亢奋，感邪后多从阳化火，疾病多向阳热实证演变；素体阳虚阴盛者，功能活动相对不足，感邪后多从阴化寒，疾病多向寒实或虚寒方面转化。

不同体质的人，患病特点不同，诊治时需区别对待。章虚谷《医门棒喝·人身阴阳体用论》说:“治病之要，首当察人体质之阴阳强弱，而后方能调之使安。察之之道，审其形色气脉而已……因其病虽同，而人之体质阴阳强弱各异故也。”所以临证常以患者的体质特征作为立法处方用药的重要依据，对体质内在阴阳偏颇的调整，是治疗的关键。“天下有同一病，而治此则效，治彼则不效，且无惟无效，而反有人害者，何也？则以病同而人异也。夫七情六淫之感不殊而受感之人各殊，或身体有强弱，质性有阴阳，生长有南北，性情有刚柔……则病情虽中，而于人之体质迥乎相反，则利害亦相反矣。”（徐灵胎《医学源流论》）一般而言，如面色白而体胖，属阳虚体质者，本系寒湿之体，若感受寒湿之邪，则非用姜、附、参、桂等大热之品则邪不去；反之，若面色苍而形瘦，属阴虚体质者，内火易动，湿从热化，反伤津液，治宜清润之品。因此偏阳质者，宜甘寒、酸寒、咸寒、清润，忌辛热温散、苦寒沉降、温热伤阴之剂；偏阴质者，宜温补益火，忌苦寒泻火、寒凉伤阳之品。养生食疗时，体质偏阳者，进食宜凉而忌温，宜甘润生津，忌肥腻厚味和辛辣燥烈之品；体质偏阴者，进食宜温而忌凉，提倡多食温补之品。

2. 五行学说

五行学说是中国传统哲学思想中影响最为广泛的重要学说之一，是中国古代朴素的唯物辩证观和方法论，含有原始质朴的系统论思想。其以“五”为基数说明宇宙的根本秩序，解释宇宙万物的整体性及其发生、发展与变化和相互联系，揭示复杂事物之间的广泛联系。五行学说认为，自然界的万事万物可以在不同层次上分为木、火、土、金、水五个方面，从而构成不同级别的系统结构，五行之间的生克制化维系着系统内部和系统之间的相对稳定，因此五行学说是研究事物内部和事物之间最一般的功能及结构关系的理论。五行学说渗透到医学领域，与医学内容相结合，成为中医药理论的重要组成部分，中医学以五行学说解释人体，建立了人体是一个有机整体和人与自然环境息息相关的整体思想，确立了中医学脏腑经络精气血津液的核心理论，构建了以五脏为中心的生理病理系统。中医体质学说根据中医学在五行学说指导下所构建的人体脏腑经络的系统模型，分析归类复杂的体质现象，探求不同体质的形成原因，阐释体质与发病的关系，并根据体质对疾病进行诊治和预防，形成了独特的体质理论。

体质禀受于先天，得养于后天。人生于天地之间，先后天多种因素构成影响体质的内外环境。《素问·六节藏象论》说："嗜欲不同，各有所通。"五方、五气、五时、五味、五色、五音、五化、五志等对五脏、五腑、五官、五体、五华、五液、五神等均具有一定的通应关系，人体脏腑气血阴阳盛衰偏颇各有不同，功能特点有别，故对气候变化、情志等刺激的反应性不同，对饮食五味的需求不同，必然会表现为个体形态结构、生理功能、心理特征的差异，即人体脏腑气血阴阳的盛衰偏颇在先后天因素的共同影响下，表现为纷繁各异的体质现象，形成了个体不同的体质特征。中医体质学在大量观察获得了众多的体质差异现象后，从这些现象的差异中找出能反映其本质的特征，直接与五行的特性做比较，从而寻找出体质的差异规律并进行归类，如《灵枢·阴阳二十五人》作为五行分类法的代表篇章，以五行的特性为依据，总结了人体的肤色、形体、举止、性格等生理和心理特征及与四时气候的适应性等特点，将人先划分为木形、火形、土形、金形、水形五种体质类型。以此为基础，又结合五音太少、阴阳属性以及手足三阳经的左右上下、气血多少之差异，将每一基本类型再推演为五种亚型，即五五二十五种体质类型。正如该篇所说:“先立五形金、木、水、火、土，别其五色，异其五形之人，而二十五人具矣。”这种分类方法，即概括了人体生理、心理特征的差异规律，又归纳了人的外在体貌和人与地域、时令的关系，是中医学具有代表性的、较全面的体质分类法。运用五行学说认识到体质的差异规律后，再观察体质与疾病关系，中医学认识到由于“形有缓急，气有盛衰，骨有大小，肉有坚脆，皮有厚薄”(《灵枢·寿夭刚柔》)，“筋骨之强弱，肌肉之坚脆，皮肤之厚薄，腠理之疏密，各不相同……肠胃之厚薄坚脆亦不等”(《灵枢·论痛》)，因此，“黄色薄皮弱肉者，不胜者之虚风；白色薄皮弱肉者，不胜夏之虚风；青色薄皮弱肉，不胜秋之虚风；赤色薄皮弱肉，不胜冬之虚风”(《灵枢·论勇》)，从而将五行理论巧妙地用来解释自然因素对体质的影响。《灵枢·五变》还以木应人，以匠人用刀斧砍削树木出现不同的结果，在于树木本身质地各异做类比，推论出外来病因虽然相同，而发病情况不同的原因，在于个体体质的差异，从而说明体质决定着发病的倾向性和临床表现的特征，指出“五脏皆柔弱者，善病消瘅”;“小骨弱肉者，善病寒热”;“粗理而肉不坚者，善病痹”;“肠胃恶……善病积聚”。说明以五行归类的脏腑有坚脆刚柔之别，体质便有强弱之分，个体对某些病因的易感性也就不同，从而决定了不同体质的人发病情况各不相同，故临床诊治时，应详尽辨别，结合体质特征进行诊断，因人施治。

二、中医体质理论建构的生理学基础

体质是对个体身心特性的概括，是个体在遗传的基础上，在内外环境的影响下，在生长发育的过程中形成的个性特征。它通过人体形态、功能和心理上的差异性表现出来，全面地体现在人体形态和功能的各个方面。人体以五脏为中心，通过经络系统把六腑、五官、九窍、四肢百骸等全身组织器官联系成一个有机的整体，以精气血津液为特质基础，完成统一的功能活动。因此体质实质是通过组织器官表现出来的脏腑精气血阴阳之偏颇和功能活动之差异，是人体生理活动综合状况的反映。脏腑经络、精气血津液是构成体质的内部形态结构，人体五脏、六腑、形体官窍通过经络的联系及功能的配合与隶属关系，构成五大功能系统，以精气血津液为重要物质，通过五脏的功能活动调节着体内外环境的协调平衡，是体质形成的重要生理学基础。

1. 脏腑经络理论

脏腑盛衰偏颇决定体质。脏腑是构成人体、维持正常生命活动的中心，人体的各项生理活动均离不开脏腑，所以人体体质的差异必然以脏腑为中心，反映出构成身体诸要素的某些或全部的素质特征，脏腑的形态和功能特点是构成并决定体质差异的最根本因素。在个体先天遗传性与后天环境因素相互作用下，不同个体常表现出某一藏象系统的相对优势或劣势化的倾向，如《灵枢·本脏》说："五脏者，固有小大、高下、坚脆、端正、偏倾者；六腑亦有小大、长短、厚薄、结直、缓急。"凡此不同，造成了个体体质的差异。脏腑之小大坚脆及功能之盛衰可以根据外部特征推知，如"黄色小理者脾小，精理者脾大""脾小则安，难伤于邪也""脾脆则善病消瘅易伤”“脾应肉。肉䐃坚大者胃厚，肉䐃么者胃薄”（《灵枢·本脏》）等，提示了脏腑的形态和功能特点影响着体质。《灵枢·论勇》云：“勇士者……其心端直，其肝大以坚，其胆满以傍”“怯士者……肝系缓，其胆不满而纵，肠胃挺，胁下空”，说明脏腑形态结构的差异决定着人的勇怯。明·张介宾《景岳全书·传忠录》“藏象别论”明确阐述了五脏功能强弱与体质的关系，指出“若其同中之不同者，则脏气各有强弱，禀赋各有阴阳。脏有强弱则神志有辨也，颜色有辨也，声音有辨也，性情有辨也，筋骨有辨也，饮食有辨也，劳逸有辨也，精血有辨也，勇怯有辨也，刚矛有辨也……此固人人之有不同也”。可见，内脏形态和功能活动的差异是产生不同体质的重要基础，其不但影响着身体的生理活动和心理活动，而且在一定程度上可以改变机体的外部形态特征，从而决定着体质的强弱，并进一步影响着疾病的发生、发展与变化。“五脏皆坚者，无病；五脏皆脆者，不离于病”（《灵枢·本脏》），“风雨寒热不得虚，邪不能独伤人，卒然逢疾风暴雨而不病者，盖无虚，故邪不能独伤人，此必因虚邪之风，与其身形，两虚相得，乃客其形”（《灵枢·百病始生》）。说明病与不病决定于体质的强弱差异。脏腑强弱影响体质还会影响疾病的变化，《医宗金鉴·伤寒心法要诀》说：“人感受邪气虽一，因其形脏不同，或从寒化，或从热化，或从虚化，或从实化，故多端不齐也。”这是由于个体脏腑气血阴阳盛衰偏倾不同。据此，在治疗时就要根据脏腑的盛衰差别，因人施治，如《灵枢·论痛》说：“胃厚色黑大骨及肥者，皆胜毒；故其瘦而薄胃者，皆不胜毒。”又说：“人之骨强筋弱，肉缓皮肤厚者耐痛，其于针石之痛，火爇亦然。坚肉薄皮者，不耐针石之痛，于火爇亦然。”强调了体质不同对疼痛和药物毒性的耐受性有别，为治疗奠定了体质学基础。

经络作为人体生理结构之一，内属于脏腑，外络于肢节，是人体气血运行的道路，体质不仅取决于内脏功能活动的强弱，还有赖于各脏功能活动的协调，经络正是实现这种联系沟通的结构基础。脏属于内，形见于外，何以知脏腑的盛衰，唯观形体而已。体质差异主要通过外部形态特征表现出来，而经络将内脏之气血精津输送于形体。然而，脏腑经络各分阴阳，故各经气血阴阳的多少亦有定数，如《素问·血气形志》说:“夫人之常数，太阳常多血少气，少阳常少血多气，阳明常多气多血，少阴常少血多气，厥阴常多血少气，太阴常多气少血，此天之常数。”不同的个体，其脏腑精气阴阳的盛衰及不同的经络中气血的多少不同，表现于外的形体也就有了差异性，从而表现为不同的体质类型。《灵枢·阴阳二十五人》从人体的眉毛、胡须、腑毛、阴毛、胫毛等的多少来判断其体质类型，就是根据手足三阳经脉气血的多少。经络中气血充盛，则体质强壮;气血不足，则体质虚弱而多病,《灵枢·寿夭刚柔》说:“血气经络胜形则寿，不胜形则夭。”由于经络对脏腑气血的调节作用不同而表现为不同的体质状况，因此个体对外刺治疗的反应就有差别，如《灵枢·行针》曰:“百姓之血气各不同形，或神动而气先针行，或气与针相逢，或针已出气独行，或数刺乃知，或发针而气逆，或数刺病益剧。”即个体经络气血多少及运行状况不同，针刺后有立即反应者，有适时反应者，有出针后始有反应或仍有反应者，有经数次针刺后，才逐渐有反应者，有针刺后有不良反应或病情加重者。因此临证需根据个体经络系统对针刺感应的差别，调整针刺的深浅、手法而施治。

2. 精气血津液理论

精气血津液是决定体质特征的重要物质基础。“夫精者，身之本也”(《素问·金匮真言论》),“人之所有者，血与气耳”(《素问·调经论》)。精气血津液既是脏腑生理活动的产物，又通过经络的转输作用，输布于人体各脏腑形体官窍，维持人体正常的生命活动，成为脏腑经络、形体官窍功能活动的物质基础。脏腑精气的盛衰，经络气血的多寡，决定着体质的强弱，并影响着体质的类型，故精气血津液是决定人体生理特点和体质特征的重要物质。

精气学说作为古代先哲们探求宇宙本原和解释宇宙变化的一种世界观和方法论，认为精气是宇宙万物的共同本原，精气自身的运动变化，是宇宙万物发生、发展、变化的根源。精气学说渗透到中医学中，促使中医学建立了精为人体生命的本原，气为推动和调控生命活动动力的精气生命理论，不但对中医学的整体观念、藏象、经络学说的构建提供了方法学基础，也是体质学说构建的理论基础。

中医体质学强调，决定人类个体体质差异的因素主要有二：一是先天遗传，二是后天获得。先天遗传和后天获得因素的深层决定性因素是先天之精和后天之精，即一切与生俱来的生命物质，以及后天获得的对人体有用的精粹物质。先天之精禀受于父母，与生俱来，是构成人体胚胎的原始物质，具有遗传特性和繁衍后代的功能，此即《灵枢·决气》所谓“两精相搏，合而成形”和《灵枢·本神》所谓“生之来谓之精”的“精”。先天之精是形成体质差异的决定性因素。由于禀受于父母的先天之精气有精粗厚薄不同，因此人的体质强弱，及个体在结构和功能，包括生理和心理方面存在着差异。如《灵枢·寿夭刚柔》所说："人之生也，有刚有柔，有弱有强，有短有长，有阴有阳。"《论衡·气寿》说："夫禀气渥则其体强，体强则其命长；气薄则其体弱，体弱则命短。"后天之精是指人出生后，由脾胃从饮食中摄取的营养成分和脏腑代谢化生的精微物质，具有培补先天之精和促进、维持人体功能活动、化生气血津液的功能。先、后天之精藏于肾中，共同维持、调节和促进五脏六腑的功能活动，决定着体质的强弱。

人体之精分藏于五脏六腑，则为脏腑之精，人体之气分布于五脏六腑，则为脏腑之气。由于人体脏腑在胚胎发育过程中，禀受于父母的先天之精就已经分藏于各脏腑，影响着各脏腑形体官窍的发育，出生之后，后天水谷之精又不断输入脏腑之中，与已有的先天之精结合，充养形体，故肾脏和其他每一脏腑都藏有先天之精和后天之精。"人有五脏化五气，以生喜怒悲忧恐"（《素问·阴阳应象大论》），脏腑之精化生脏腑之气，脏腑之气的升降出入运动，推动和调节机体的生理功能和心理活动。每一脏腑的精气多少不同，有的气、血、阴、阳并重，如心、肝；有的以气、阴为主，如肺脏；有的以气、阳为主，如脾脏。而气血阴阳各有不同的生理功能，故在脏腑的生理活动中，发挥着各自特殊的作用，使各个脏腑表现出不同的功能特征，每一个体又因先天遗传和后天环境因素的综合作用而有脏腑精气多少的差异，使不同个体常表现出某一脏特性的相对优势或劣势化趋向，因此，精气的多少是导致个体体质差异的根本原因。精气不足便可形成脾虚质、肾虚质、肺虚质等体质类型，老年体质的共性即为精气不足。气作为具有很强活力的精微物质，来源于肺吸入的自然清气、脾胃化生的水谷精气和肾所藏的先天之精气，其生成及运行与肺、脾、肾等脏腑的功能密切相关。气具有推动、温照、气化、固摄、防御、营养等作用，是推动和调节各脏腑功能活动的重要物质，气的盛衰和升降出入运动的偏颇，直接影响着脏腑功能特性的偏倾和形体特征的差异，从而形成了不同的体质类型，如气虚质、气郁质等。

血和津液均来源于后天脾胃所化生的水谷精气，血流于脉中，内养脏腑，外养形体，化神载气，对体质的强弱起重要作用；津液全身各处无处不到，濡养脏腑，化生血液，也是影响体质的重要因素。个体血与津液的盈亏与运动状况的差异，也形成了不同的体质类型，如血虚质、血瘀质、痰湿质、燥红质、形胖黏滞质等。精气血津液均为人体生命活动的基本物质，同源于水谷之精气，因而气血互生、津血互化、精血同源、“气为血帅”“血为气母”，精气血津液相互依存，相互促进，相互转化，机体某一方面的物质偏盛偏衰，还会出现气血两虚、气滞血瘀、血虚精亏、津亏血瘀等复杂的体质类型。所以血气之多少，精亏之与否，津液的盈耗，阴阳之偏颇等，都影响着体质，成为构成并决定体质差异的物质基础。张介宾《景岳全书·杂证谟·血证》说：“人有阴阳，即为血气，阳主气，故气全则神旺，阴主血，故血盛则形强，人生赖惟斯而已。”

总之，中医体质学以精气、阴阳、五行哲学思想为指导，认识体质的形成、特征、类型、差异规律，及其对疾病发生、发展、演变过程的影响，指导对疾病的诊治和养生康复，形成了独特的体质理论，确立了脏腑经络、精气血津液的生理学基础。脏腑经络的结构变化和功能盛衰，以及精气血津液的盈亏都是决定人体体质的重要因素。体质将脏腑气血阴阳之偏倾通过形态、功能、心理的差异性表现出来，实际上就是脏腑经络、形体官窍固有素质的总体体现，是因脏腑经络、精气血津液的盛衰偏颇而形成的个体特征。研究体质，实质上就是从差异性方面研究藏象理论。

第三章 中医体质的辨识方法

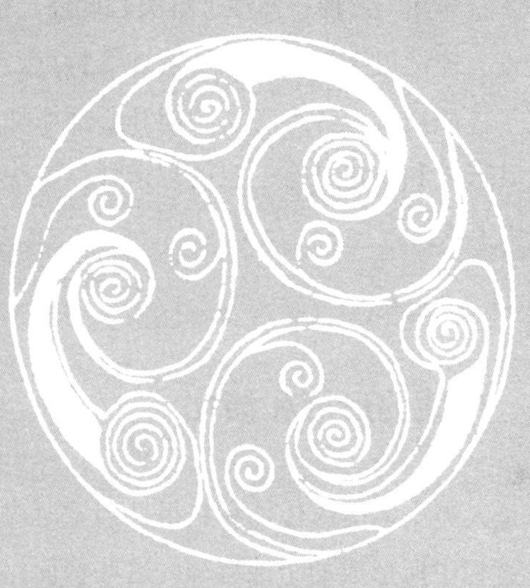

体质现象虽然多种多样，错综复杂，但有规律可循，把握个体体质的差异规律及其特征，以及由此所决定的个体正气的强弱和不同个体对某些病因的易感性和发病倾向性，指导疾病防治，具有重要意义。因此，必须对纷繁的体质现象予以辨识。体质禀受于先天，得养于后天，因此具有先天遗传性、个体差异性、形神一体性、群类趋同性、相对稳定性、动态可变性、连续可测性、后天可调性等特点。体质的各种特点决定了体质通过人体形态、功能和心理活动的差异性表现出来，其形成和演化具有一定的规律性，这些均为辨析体质状况提供了依据。

第一节　体质的形成和演化

体质是人类个体由遗传性和获得性因素所决定的，在生长发育的过程中所形成的个性特征，这些特征伴随着生命自始至终的全过程。体质特征取决于个体脏腑经络、精气血津液等深层根源性体质要素，凡能影响精气血津液功能活动的因素均可影响体质。体质是一个随着个体发育的不同阶段而不断演变的生命过程，先后天多种因素和生命过程的阶段性，构成了体质演化的必要条件，使体质演化呈现出一定的规律性。

一、影响体质形成的因素

体质禀受于先天，长养于后天，既有先天遗传性，又受后天因素的制约和影响，先后天多种因素构成了影响体质的内外环境。因此，体质的形成涉及先天禀赋、后天颐养、环境、年龄、性别、药物、疾病等多个方面的因素。其中，先天禀赋、年龄因素、环境因素是影响体质的主要因素，它们与中医体质“形神合一”的概念内涵共同构成了中医体质学的基本原理，即禀赋遗传论、体质过程论、环境制约论、形神构成论，共同奠定了中医体质学研究的理论背景。

（一）先天禀赋

先天禀赋，是指子代出生以前在母体内所禀受的一切，包括父母生殖之精的质量，父母血缘关系所赋予的遗传性，父母生育的年龄，以及在母体内孕育过程中母亲是否注意养胎和妊娠期疾病所造成的一切影响。禀赋因素是体质形成和发展的根本原因，是人体体质强弱的前提条件，其不但使个体体质具有非特异性特征，而且往往使某些个体体质具有特异性，从而表现为特异性体质，影响某些个体容易产生遗传性疾病和先天性疾病。

1. 影响体质的先天因素

胎儿出生以前在母体内所禀受的因素，以胚胎形成前后划分，有两个方面的影响因素：一是影响胚胎发育的原始物质父母之精的因素，二是胎儿在母体内孕育过程中的影响因素，这两个方面的因素均对体质有着重要的影响。

（1）父母之精与体质：体质的形成首先以父母之精为物质基础，人之始生，“以母为基，以父为楯”（《灵枢·天年》），“两神相搏，合而成形”（《灵枢·决气》）。父母的生殖之精结合形成胚胎，而后在母体气血的滋养下不断发育，从而形成了人体，因此，人体在胎儿时期便形成了机体的形态结构，这种形体结构便是体质在形态方面的雏形，张介宾称之为“形体之基”。可见，人体在形成之初，由于父母遗传因素的不同，已经奠定了机体不同于其他个体的体质差异的基础，父母之精不仅构成了机体的形态结构，为其生理功能打下了基础，同时也获得了父母的遗传素质，具备了机体不同于他人的个体特征。父母生殖之精的盈亏盛衰和体质特征决定着子代禀赋的厚薄强弱和体质特征，父母体内的阴阳偏颇和功能活动的差异，可使子代也有同样的倾向性。汉·王充《论衡·气寿》指出：“禀气渥则其体强，体强则命长；气薄则体弱，体弱则命短，命短则多病短寿。”父母形质精血的强弱盛衰，造成了子代禀赋的不同，表现出体质的差异，诸如身体强弱、肥瘦、刚柔、长短、肤色、性格、气质乃至先天性生理缺陷、特异体质等，从而决定着个体对某些疾病的易患倾向，如痫证、哮喘、癫狂、多指（趾）、色盲、近视等，父母有患病史者，子女罹患该病的概率较一般人为大。需要指出的是，父母遗传给子代的并非某种特定的疾病，而是某种特异体质，因此，子女出生后多不立即发病，而是在一定的时间和诱因作用下才会发病。这种差异，是接受了父母的不同遗传物质而形成的，取决于父母肾之精气阴阳的盛衰偏颇等，先天之精充盈，则禀赋足而周全，出生之后体质强壮而少偏颇；先天之精不足，禀赋虚弱或偏颇，可使小儿生长发育障碍，影响身体素质和心理素质的健康发展。正如陈复正《幼幼集成·胎病论》所说：“子于父母，一体而分，而禀受不可不察。如禀肺气为皮毛，肺气不足，则皮薄怯寒，毛发不生；禀心气为血脉，心气不足，则面不华色，面无光彩；受脾气为肉，脾气不足，则肌肉不生，手足如削；受肝气为筋，肝气不足，则筋不束骨，机关不利；受肾气为骨，肾气不足，则骨节软弱，久不能行。此皆胎病之病，随其脏气而求之。”万全《幼科发挥·胎疾》则明确指出：“小儿疾病有因父母禀受所生者，胎弱胎毒是也。胎弱者，禀受于气之不足也……小儿羸弱，皆父母精血之弱也。故小儿有头破、颅解、神慢、气少、项软、头倾、手足痿弱、齿生不齐、发生不黑、行走坐立要人扶掖，皆胎禀不足也。”说明先天禀赋在体质形成过程中的重要作用。

父母之精的盛衰盈亏受种族、家族、婚育等情况的制约和影响。种族、家族因素决定了种及个体来自遗传的体质差异。不同的种族，所居地理环境不同，在水土性质、气候类型、生活习惯、饮食结构、社会民俗等因素的长期影响下，就形成了有固定体质特征的人群，并通过遗传，世代连续。如在世界范围内，有东西方地域黄、白、黑、棕等不同体质特征的人种；在我国不同的地域，有不同体质特征的民族。他们在形体结构、生理特征、心理特征及发病倾向等方面均有明显的差异。不同的家族，通过遗传物质，即基因携带的遗传信息，世代相传，生生不息，正所谓种瓜得瓜，种豆得豆。现代分子遗传学研究表明：父母通过生殖细胞把带有遗传信息的DNA传给子女，进而产生一定结构的蛋白质和蛋白质所决定的相应的形态结构和生理特性。现代免疫学研究发现，遗传因素是天然非特异免疫因素中最明显且作用较强的因素之一，它决定了种族及家族、个体来自遗传的免疫差异，由于遗传对于抗体的种类、性别及血清中的含量等起决定性的作用，因此决定着某些遗传性疾病的发病倾向。但生命活动的基本特征是由遗传和变异构成的，种族及家族遗传决定了种族与家族个体体质的承继性和相对稳定性。亲代与子代之间既有相似或类同的禀赋，也存在着差异，这种差异即是由后天多种因素作用于体质所形成的变异，变异使种及个体具有特异性。

婚育时父母血缘关系的远近、身体健康状态、婚育的年龄、怀孕的时机等不同，父母之精的质量也就有所差异，从而决定着胎儿未来的体质状况，早在《左传》中就认识到近亲不能结婚，指出："男女同姓，其生不蕃。"婚育要选择最佳的生育年龄，最佳的怀孕时机，杜绝吸烟、喝酒等不良因素的影响，以保证父母之精处于最佳的状态。

（2）胎孕与体质：除父母之精外，母体在孕期的生活、起居、情志、疾病等调养情况，也会对胎儿体质产生影响。从受精卵形成的那一刻起，就直接受到母体内外环境的影响，因此，养胎、护胎、胎教等可使受精卵沿着一定的途径发育成正常健康的个体。《千金要方》认为"受胎三月，逐物变化，禀质未定"，主张孕期养胎、护胎。首先，孕母要五味调和，合理搭配饮食结构，保证自身及胎儿充分的营养。其二，孕母要适寒温，慎起居，劳逸有度，顺应时气变化，防止病邪侵入，注意饮食、居室、衣物卫生；避免接触被污染的环境、水源和空气；防止剧烈运动、跌扑损伤、分娩时种种意外等，使身体处于最佳的孕育状态。其三，要保持心情愉悦、平和，注意自身道德、情操的修养，让自己的精神、心情处于最佳状态，给胎儿创造良好的生长发育环境，因为孕妇的精神、情绪、营养状况等均会对胎儿未来的素质、性格、智力等产生深远的影响。《素问·奇病论》云："人生有病癫疾者，病名曰何？安所得之？岐伯曰：病名为胎病，此得之在母腹中时，其母有所大惊，气上而不下，精气并居，故令子发癫疾也。”《格致余论·慈幼论》云：“乳母禀受之薄弱，情性之缓急，骨相之坚脆，德行之善恶，儿能速肖，尤为关系……儿之在胎，与母同体，病则俱病，安则俱安。”可见，母亲在孕期的情志活动等可影响胎儿体质，因此，古医家指出：孕母应“目不视恶色，耳不听淫声，口不出傲言”（历文王《列女传》）。此外，妊娠期应避免疾病对胎儿发育和子代体质的不良影响，众所周知，孕妇在妊娠前三个月内感染风疹病毒可引起胎儿先天性心脏病。如果不慎染上疾病，应采取积极措施，及早治愈，但应注意用药宜忌。总之，孕期合理地养胎、护胎、胎教对优生优育，保证胎儿未来的体质阴阳均衡，减少或杜绝许多先天性疾病十分重要。诚如《幼幼集成·胎病论》所言：“胎成之后，阴精之凝，尤使阴气护养，故胎婴在腹，与母同呼吸，共安危，而母之饥饿劳逸，喜怒忧惊，食饮寒温，起居慎肆，莫不相为休戚。”

2. 先天因素与特异体质

特异体质一般是指由于先天禀赋因素所造成的具有明显个体差异的病变状态的体质。特异体质往往容易发生遗传性疾病和先天性疾病。遗传性疾病通常是指亲代生殖细胞或受精卵里的遗传物质在结构或功能上发生异常改变，传给子代，从而使新个体在出生后表现出来的疾病，如血友病、色盲、精神分裂症、癫痫、高血压病、多指（趾）症以及过敏性疾病等。先天性疾病是指胎儿在子宫内发育时受到有害因素的影响，并在出生后表现出来的疾病，多由于母亲妊娠早期患有某些疾病或应用某些药物，或胎儿受到机械性损伤等原因，导致胎儿发育不正常或发生畸形等，如先天性心脏病、原发性闭经、唇腭裂等。先天性疾病和遗传性疾病的发生都是在出生后一定的时间和诱因作用下，并非出生后立即发病。因此，先天因素带给子代的不是某种特定的疾病，而是特异体质，特异体质是先天性疾病和遗传性疾病发生的根本原因。常见的特异体质有遗传病体质、过敏体质和胎传体质。

（1）遗传病体质：遗传病体质是指后代由于受到亲代致病因素的传递和影响而导致遗传性疾病发生的特异体质。遗传病体质的形成取决于父母肾中精气的盛衰，肾中所藏的生殖之精具有遗传的特性，当父母气血阴阳偏颇时，生殖之精中的某些致病因素，就可通过胎孕传递给后代，从而使后代的体质具有明显的病变状态，这种病变状态具有明显的个体差异。现代研究也证明，遗传病体质的形成与亲代的遗传物质密切相关，主要表现为基因突变和染色体畸变，如编码基因序列的增加、减少或替换，染色体遗传物质的丢失、断裂或位置改变等。

遗传病体质所发生的遗传性疾病有家族性、先天性和终生性的特点。家族性，即家族中有多个成员患病，或者父母亲反复生育患有同样疾病的孩子。其遗传方式具有垂直传递的特征，只在有血缘亲属的人群中自上而下地传递，无血缘关系的家族成员不受影响，而有血缘关系的亲属中也不能够横向传递。遗传性疾病既可代代相传，如多发性神经纤维瘤、软骨发育不全等；也可隔代相传，如红绿色盲、血友病、白化病等。先天性，是指不少婴儿在出生之时或不久就有明显的病理状态和症状，如白化病、多指、软骨发育不全等。但也有很多遗传病在出生时并没有表现出异常，随着年龄的增长才逐渐出现症状，如血友病、进行性肌营养不良等，都是在出生后几个月、几岁、几十岁时才发病，而遗传性小脑共济失调即舞蹈症则要到30岁左右才有临床表现。这是因为这些患者在胚胎形成之际就已获得父母的致病物质。终生性，是由于到目前为止，还不能改变作为致病因素的遗传基础，对大多数遗传病还缺乏有效的治疗措施，仅能改善或纠正临床症状，因此一旦病情发生，很难根治，常常是终身不愈，同时患者还会通过生殖繁衍而将其致病物质再继续传给子女，所以遗传病具有终身性的特点。

遗传病体质大多是不可逆转的，但通过禁止近亲结婚、优生优育和早期诊治，可以减少遗传病体质的形成，减轻遗传病的症状，甚至使某些遗传病体质者完全避免遗传病的发生。

（2）过敏体质：过敏体质是指对某些物质高度敏感而容易发生过敏反应和过敏性疾病的特异体质。过敏体质主要因遗传因素形成，大多是遗传了父母之精血的过敏特质，造成个体自身适应和调节能力低下，一旦受到外界过敏性物质的刺激，就容易引起过敏反应。过敏反应，又称变态反应或超敏反应，是由于某些外在物质进入致敏机体，引起特异性的体液免疫或细胞免疫反应，导致组织损伤或生理功能紊乱而产生了过敏性疾病，也称其为变态反应性疾病，如过敏性鼻炎、过敏性哮喘、过敏性胃肠炎、过敏性紫癜以及湿疹、荨麻疹等。巢元方在《诸病源候论·漆疮候》中就曾描述过接触过敏反应："漆有毒，人有禀性畏漆。但见漆便中其毒……亦有性自耐者，终日烧煮，竟不为害也。"又说："人无问男女大小，有禀不耐漆者，见漆及新漆器，便著漆毒。"可见，书中所言"禀性畏漆"与"性自耐者"，是指不同体质的人对"漆毒"的耐受性不一样，而"见漆便中其毒"则是由于过敏体质患者接触了油漆等过敏原而发生了过敏反应。现代医学证实，油漆、涂料、水泥等，含有不少对人体健康有害的毒性或过敏性物质，这些物质可以通过呼吸道和皮肤的吸收进入人体，引发过敏反应。可见，过敏反应的发生，必须具备两个条件：一是过敏体质，二是过敏原。过敏体质是过敏反应发生的内在基础，过敏原是过敏反应发生的必备条件。具有过敏体质的人，在未接触特异性过敏原时，其形态特征、神态、性格、声息等均无异常表现，有的在未遇到一定数量过敏原时，也可以不出现任何症状，甚至一辈子也不发生过敏性疾病，这说明过敏性疾病要接触一定数量的过敏原方可发生。诱发过敏性疾病的过敏原有很多，有吸入式过敏原，如花粉、柳絮、粉尘、动物皮毛、油烟、油漆、煤气等；有食入式过敏原，如牛奶、鸡蛋、鱼虾、牛羊肉、海鲜、酒、药物等；有接触式过敏原，如紫外线、化妆品、染发剂、化纤用品、塑料、金属饰品、霉菌、螨虫等；还有注射式过敏原，如青霉素、链霉素、异种血清等。不同过敏体质的人对过敏原的亲和性是不同的，有些人对异种血清或动物皮毛过敏，有些人对微生物、寄生虫、植物花粉或食物过敏，而有些人则对油漆、药物、化妆品过敏等。由于过敏原很多，防不胜防，难以避免，所以防止过敏反应发生的关键在于改善、纠正过敏性体质。

（3）胎传体质：胎传体质主要指胎儿在母体内受到某些有害因素的影响，使其出生后即表现出先天性疾病的特异体质。胎传体质的形成原因，可概括为胎弱和胎毒两个方面。

胎弱，又名胎怯，是指胎儿禀受父母的精气不足，先天禀赋薄弱，以致日后发育障碍、畸形或不良。其形成的原因有二：一则与禀受于父母的精气有关，如早婚早育、年迈得子、父母体衰，胎儿易患胎弱之疾。二则与母体的营养状况相关。胎弱病的主要病机是五脏气血阴阳亏虚，临床主要表现为五迟（即立迟、行迟、发迟、齿迟、语迟）、五软（即头项软、手软、足软、肉软、口软）和解颅。《幼幼集成·胎病论》说："故小儿有头破颅解，神慢气怯，项软头倾，手足痿软，齿生不齐，发生不墨，行住坐立须人扶掖者，此胎禀不足故也。"

胎毒，狭义是指某些传染性致病邪气在胎儿期由亲代传给子代。胎儿期间父母如患有梅毒、艾滋病病毒、乙肝病毒等邪毒，或受母体火毒，出生后因遗毒、胎毒而发生梅毒和疮疹等病。《幼幼集成》说："盖小儿患此（指梅毒）者，实由父母胎毒传染而致也，然非寻常毒之可比。盖青楼艳质，柳苍妖姬，每多患此。少年意兴，误堕其中，由泄精之后，毒气由精道直透命门，以灌冲脉，所以外而皮毛，内而筋骨，凡冲脉所到之处，无不受毒。"广义胎毒指受孕妊娠早期，其母感受邪气患有某些疾病（包括隐性之疾），或误用药物、误食不利于胎儿之物，导致遗毒于胎儿，出生后渐见某些疾病或异常。

总之，胎传体质是由于母体作为胎儿生长发育的场所，在妊娠期内受到不良因素的刺激，传之于胎儿而形成的。受孕母亲酗酒、吸烟、饮食匮乏、病原微生物感染、不当用药，以及情志异常波动等，皆可形成胎传体质，进而导致先天性疾病的发生，如母亲在妊娠3个月内感染风疹病毒或弓形体，可使孩子患先天性心脏病或先天性白内障；如饮食中维生素A明显缺乏，可出现腭裂、唇裂、独眼等先天性畸形；如经常接触铅尘、油漆等有害物质，可引起弱智、痴呆或再生障碍性贫血等。正如《幼科折衷·卷下》所说："在胎之时，母失爱护，或劳动气血，饥饱失时，冷热相制，忧愁惊怖，以致损伤胎气，故降生之后，便有胎热、胎寒、胎惊诸病生焉。”

防止胎传体质的形成是预防先天性疾病的根本途径，因此，母体在孕期的调养十分重要。《万氏妇人科·确认胎养数条》指出：“妇人受胎之后，最宜调饮食，淡滋味、避寒暑，常得清纯和平之气，以养其胎，则胎元完固，生子无疾。”《格致余论·慈幼论》说：“若夫胎孕致病，事起茫昧，人多玩忽，医所不知。儿之在胎，与母同体，得热则俱热，得寒则俱寒，病则俱病，安则俱安。母之伙食起居，尤当慎密。”

（二）后天颐养因素

先天因素所形成的体质，是人一生体质的基础，它决定着个体体质的特异性和相对稳定性，后天饮食调养、生活起居、情志因素等可影响体质发生强弱的变化，甚至改变个体的体质类型。

1. 饮食因素

饮食因素主要指长期的饮食习惯与食物的品种质量。饮食五味是人体后天摄取营养，维持机体生命活动，完成各种生理功能的基本条件，是影响体质的重要因素。食物各有不同的成分和性味特点，而人之五脏六腑，各有所好，五味对人体脏腑也各有不同的选择性，《灵枢·五味》说：“五味各走其所喜，谷味酸，先走肝；谷味苦，先走心；谷味甘，先走脾；谷味辛，先走肺；谷味咸，先走肾。”正所谓“嗜欲不同，各有所通”（《素问·六节藏象论》）。五味对人体气血有不同的影响，“酸走筋”“咸走血”“辛走气”“苦走骨”“甘走肉”（《灵枢·五味》），故脏腑之精气阴阳，需五味阴阳和合而生，这是形成健壮体质的基础，正如《素问·生气通天论》所说："谨和五味，骨正筋柔，气血以流，腠理以密。"长期的饮食习惯和相对固定的膳食结构，日久可因体内某些成分的增减变化，影响脏腑气血阴阳的盛衰偏颇，从而形成稳定的功能趋向和个体体质特征的差异。科学的饮食习惯，合理的膳食品种质量，全面而充足的营养，可增强体质或改变某些病理体质。饮食五味本身不能致病，但若调养不当、饥饱失常、饮食无时、饮食不洁、饮食偏嗜等均可造成阴阳气血失调，对人体体质产生不良影响。如长期饮食摄入不足，影响精气血津液的化生，可使体质逐渐虚弱；饮食无度，久则损伤脾胃，可形成形盛气虚体质；贪恋醇酒佳酿，易内生湿热，损伤肝脾。饮食偏嗜，使体内某种物质缺乏或过多，可引起人体脏气偏盛或偏衰，形成有偏倾趋向的体质，《素问·生气通天论》指出："阴之所生，本在五味，阴之五宫，伤在五味。是故味过于酸，肝气以津，脾气乃绝；味过于咸，大骨气劳，短肌，心气抑；味过于甘，心气喘满，色黑，肾气不衡；味过于苦，脾气不濡，胃气乃厚；味过于辛，筋脉沮弛，精神乃央。"一般而言，嗜食肥甘厚味可助湿生痰，或化热生火，易形成痰湿体质或湿热体质；嗜食辛辣则易化火灼津，形成阴虚火旺体质；过食咸味则胜血伤心，易形成心气虚弱体质；过食生冷寒凉会损伤脾胃，形成脾气虚弱体质。饮食因素所导致的体质变化，是肥胖症、糖尿病、冠心病、高血压等"文明病""富贵病"产生的基础，因此，饮食调养对于改善体质、防治疾病有重要意义。

2. 生活起居

生活起居主要包括劳逸、起居等日常生活和工作情况，这是人类生存和保持健康的必要条件。

过度的劳动和安逸是影响体质的重要因素。适度的劳作或体育锻炼，可以强壮筋骨肌肉，通利关节，通畅气机，调和气血阴阳，增强脏腑的功能活动，增强体质；适当的休息，有利于消除疲劳，恢复体力和脑力，维持人体正常的生理功能。劳逸适度，有利于人体的身心健康，保持良好的体质。但过度的劳作，易于损伤肌肉筋骨，消耗气血阴阳，致使脏腑精气不足，功能减退，形成虚性体质，正所谓“劳则气耗”(《素问·举痛论》)，“久立伤骨，久行伤筋”(《素问·宣明五气》)。房劳过度，性生活不节，则易致肾精受损，精气阴阳大伤，进而影响其他脏腑的功能活动，正如《素问·上古天真论》所云“醉以入房，以欲竭其精，以耗散其真”，必然形成虚性体质。长期养尊处优，四体不勤，则易使人体气血流行不畅，筋肉松弛，脾胃功能减退，肌肤腠理疏松而不禁风寒烈日，形成肥胖体质、痰瘀体质或虚弱体质，正所谓“久卧伤气”“久坐伤肉”(《素问·宣明五气》)，这是造成“王公大人，血食之君，身体柔脆，肌肉软弱”(《灵枢·根结》)的主要原因。

日常生活起居有规律对于保证人体脏腑有规律地发挥各自的功能至关重要，生活起居不节，将会导致脏腑气血阴阳的偏盛偏衰，从而形成体质的差异。

3. 精神因素

精神状态的好坏是影响体质形成的又一重要因素。中医体质概念的特点之一是“形神合一”，人的心理活动状态作为体质的构成要素之一，影响和主宰着个体的形体和生理功能活动，而形体又是产生精神等心理活动的基础。人类个体的精神状态，主要通过情志即喜怒忧思悲恐惊等心理活动表现出来，情志是人体对外界客观事物刺激的正常反应，反映了机体对自然、社会、环境变化的适应调节能力。它与人的脏腑气血阴阳密切相关。情志活动的产生、维持有赖于内在脏腑的功能活动，以脏腑精气阴阳为基础，《素问·阴阳应象大论》说："人有五脏化五气，以生喜怒悲忧恐。"因此，人的精神状态通过影响脏腑气血的功能活动而影响着人的体质，故精神情志，贵在调和。情志和调，心情舒畅，则气血调畅，脏腑功能协调，体质强壮。正如《灵枢·本脏》所说："志意和则精神专直，魂魄不散，悔怒不起，五脏不受邪矣。"反之，长期强烈的精神刺激，持久不懈的异常情志波动，超过了人体的生理调节能力，可致脏腑精气阴阳的不足或紊乱，给体质造成不良影响，从而因精神因素形成了某种特定的体质。《素问·举痛论》说："怒则气上，喜则气缓，悲则气消，恐则气下……惊则气乱，思则气结。"说明情志过激影响脏腑气机而导致体质变化。《素问·疏五过论》和《素问·征四失论》专门论述了"故贵脱势""尝富后贫"等精神情志刺激所导致的人体身心功能的变化。《淮南子·精神训》指出："人大怒破阴，大喜坠阳，大忧内崩，大怖生狂。"说明强烈的精神刺激，易导致人体气血阴阳的失调，使体质向不良方向转化，甚至于发病。一般而言，长期精神抑郁，情志不舒，则肝气不畅，气血运行不畅，易形成气郁体质或血瘀体质；长期忿恨恼怒则肝气疏泄太过，肝阳亢盛，易化火伤阴灼血，形成阳热体质或阴虚体质。情志变化导致的体质改变，还与某些疾病的发生有特定的关系，如郁怒不解，情绪急躁的"木火质"，易患眩晕、中风等病症；忧愁日久，郁闷寡欢的"肝郁质"，易诱发癌症。临床常见的高血压、心血管疾病、良性肿瘤、肝癌、肺癌、乳腺癌等疾病，均有其常见的体质类型，且多和精神因素有关。

（三）年龄因素

人的生命过程是一个由幼年、成年到老年的具有生、长、壮、老、已发展变化规律的过程，随着年龄的增长，人体的脏腑经络、精气血津液的盛衰发生着一系列相应的生理变化，《灵枢·天年》和《素问·上古天真论》对生命过程分别从“七七”“八八”之数及十岁为一个年龄段来划分，将男女体质的形成和演变大致划分为小儿期、青春期、成年期、更年期、老年期等几个阶段，论述了人体脏腑精气与年龄变化的关系，说明了人的生命过程，以脏腑气血的盛衰为基础，脏气的盛衰与形体、神志的表现呈正相关性，指出人体在生长、发育、壮盛以至衰老、死亡的过程中，脏腑精气由弱到强，又由盛至衰，一直影响着人体的生理活动和心理变化，决定着人体体质的演变。因此，体质是一种按时相展开的生命过程，是一个随着个体发育的不同阶段而不断演变的生命过程，各个阶段的体质特点各不相同。

小儿体质的突出特点：脏腑娇嫩，形气未充，稚阴稚阳，易虚易实，易寒易热。因为小儿像初生之嫩芽，从初生到长成一直处于不断生长发育的过程中，生机旺盛，精气阴阳蓬勃生长，为“纯阳”之体，其阴阳在生理状态下是阳相对旺盛，阴相对不足，是以阳生为主导来带动“阴”的完善成熟。由于其机体脏腑娇嫩，阴阳均不成熟、不完善，故清代吴鞠通《温病条辨·解儿难》指出小儿是“稚阴未充”“稚阳未长”，为“稚阴稚阳”之体，说明小儿无论属阴的形质，属阳的功能都不完善，因此，抵御病邪侵袭的能力较成人差而容易生病，而患病后病情变化也快，往往形成“易寒易热，易虚易实”的寒热虚实错杂的病理状态。小儿五脏的功能特点是“五脏之中肝有余，脾常不足肾常虚，心热为火同肝论，娇肺遭伤不易愈”（明·万全《育婴秘诀·五脏证治总论》），即小儿的体质特点是肺脾肾不足，心肝有余。因此小儿肺脾肾不足的病证居多，心火易燥，肝木之气易亢旺而动风。但在小儿群体中同一年龄的儿童其高、矮、胖、瘦，寒热喜恶及嗜食习惯、性格特征等方面又有个体的差异，其发病情况、病变证型、药物反应等亦有差别。

青春期是由少年到成年的过渡时期，这一时期气血渐盛，肾气旺盛，机体发育成熟，身体及性功能成熟，尤其是身高与体重相对稳定，标志着青春期的结束和成年期的开始，青春期个体体质类型基本定型，表现出肾气渐旺，发育渐趋盛壮，生机蓬勃，灵机善动的体质特点。这一时期的体质进退对今后身心发育极为重要。有些幼年期体质较差、体弱多病的小儿，如能在青春发育期注意培育，可转为健壮体质，哮喘、佝偻病等疾病可以消失；相反，如果青春期摄养不当，意淫于外，体质状况可日益低下。

成年期体质处于壮盛时期，人体形体发育完善，脏腑功能健全，肌肉丰满强劲，气血充足，精力充沛，体质状况稳定，变化一般不很显著。但如果劳逸太过，长期情志不遂，或疾病等因素，体质会发生变化。尤其是女子有经、带、胎、产等因素的影响，体质常会发生明显的变化，且多半是转向病理性体质，出现一些病态，男性则无显著变化。鉴于此期脏气未衰的特点，张介宾倡导重振根基的理论，提出此期应适时调养，防患于未然，云“人于中年左右当大为修理一番，则再振根基，尚余强半”（《景岳全书·传忠录》）。体现了未病先防的思想。

更年期指 44 ～ 55 岁，是从成年期转入老年期的过渡时期，此期全身各系统的功能与结构渐进性的衰退，人体从生理活动的高峰期逐渐转向低谷，天癸渐竭，精血衰减，体质也相应地转入另一个特殊的时期。此时由于体质以及疾病、精神、劳逸、社会生活环境等的影响，大多会出现更年期综合征。男性体质特点为以肾气虚衰为主的脏腑功能衰退，女性体质特点为肾精渐衰，冲任不足，天癸绝竭，月经紊乱，继而闭止。由于个体体质的差异，更年期综合征的表现与轻重不一，波及的脏腑也有所不同，有人无明显症状，有人却出现严重的症状，临床可见阴阳偏虚或阴阳俱虚的表现，如健忘失眠、烦躁易怒、易惊多梦、五心烦热、眩晕耳鸣、心绪不宁、性功能减退等。根据男女的体质特点进行调理，有助于顺利度过更年期。

老年期指 60 岁以上，老年期人体脏腑功能活动呈现生理性衰退，阴阳气血俱衰，其体质特点为：精气神渐衰，脏腑功能减退，以肾气不足为主，肺脾气虚，心肝血虚，神气不足，代谢缓慢，气血郁滞，形体亏损，宿疾交加，以虚为主，兼夹痰瘀。老年体质与其他年龄段相比，多为病理体质，且随着年龄的增加，正常体质越来越少，病理体质越来越多，与年龄基本呈正相关性。老年人的病理体质不像其他年龄段那样单纯，常以一种体质为主兼夹其他类型。老年疾病的发生大多与老年体质特点密切相关，因老年体质以虚为主，因此老年人往往功能低下，抵抗力差，反应迟钝，疾病病因多不明显，症状、体征多不典型，且病程较长，并发症较多，恢复较慢。明辨老年体质差异进行诊治，对于防治老年病有重要意义。

（四）性别因素

性别差异是形成男女体质特征差异的重要因素。由于男女在遗传特征和生理上的不同特点，决定了男女体质的差异。明·万全明确指出“阴阳异质，男女殊料”（《妇人秘科·总赋》）。首先，男女在不同年龄阶段的生长、发育、生殖和形体变化规律有着明显的差异，早在《素问·上古天真论》中就有生动、准确的描述，云：“女子七岁，肾气盛，齿更发长；二七而天癸至，任脉通，太冲脉盛，月事以时下，故有子；三七，肾气平均，故真牙生而长极；四七，筋骨坚，发长极，身体盛壮；五七，阳明脉衰，面始焦，发始堕；六七，三阳脉衰于上，面始焦，发始白；七七，任脉虚，太冲脉衰少，天癸竭，地道不通，故形坏而无子也。”男子“八岁，肾气实，发长齿更；二八，肾气盛，天癸至，精气溢泻，阴阳和，故能有子；三八，肾气平均，筋骨劲强，故真牙生而长极；四八，筋骨隆盛，肌肉满壮；五八，肾气衰，发堕齿槁；六八，阳气衰竭于上，面焦，发鬓颁白；七八，肝气衰，筋不能动；八八，天癸竭，精少，肾脏衰，形体皆极，则齿发去”。其二，男女在形态结构和生理功能方面具有明显的差异。男为阳，女为阴。男性多禀阳刚之气，脏腑功能较强，气多血少，体格多健壮魁梧，肌肉壮实，能量代谢高，能胜任繁重的体力和脑力劳动。女子多禀阴柔之气，脏腑功能较弱，血多气少，体形小巧苗条，身体多柔弱，基础代谢和能量消耗低，能胜任体力需要较小但更需耐心细致的工作。男子以肾为先天，以精气为本；女子以肝为先天，以血为本。男子多用气，女子多用血。男子多见肾虚体质，女性多见肝血不足，肝气郁结体质。故唐容川《血证论·男女异同论》指出：“男子主气，女子主血”“男子以气为主”“女子以血为主”。男子有泄精，女子有经、带、胎、产、乳等特殊的生理过程，还有月经期、妊娠期和产褥期的体质变化。其三，男女的心理活动特征有别。男性性格多外向、粗犷，心胸多宽阔，多刚毅果断；女性性格多内向，喜静、细腻、多愁善感、心胸较窄。正如孙思邈《千金要方·求子》所云：“女子嗜欲多于丈夫，感情信于男子，加之慈爱恋憎，嫉妒忧恚，染着坚牢，情不自抑。”说明女子易出现心绪不宁，肝气郁结，以及偏颇失调体质。其四，男女患病特点各异。由于在体质上的差异，故男女对不同病因的易感性、发病的倾向性、病变特点等均有所不同。男子多用气，故气常不足；女子多用血，故血常不足。男子之气易散，女子之气易郁；男子气病少，女子气病多；男子之病多在气分，女子之病多在血分。男子之病，多由伤精耗气；女子之病，多由伤血。女性由于月经、孕育、分娩、哺乳等独特的生理功能皆由阴血所维系，故女性情志疾病、生殖系统疾病、内分泌疾病明显高于男性。《金匮要略》将产后体质变化所致病变特点总结为：“新产血虚，多汗出，喜中风，故令病痉；亡血复汗，寒多，故令郁冒；亡津液，胃燥，故大便难。”然而，男性在体质上也有不足，男性往往较女性对于病邪更为敏感，更易患疾病，且病变常较严重，死亡率也高。

（五）环境因素

环境包括自然环境和社会环境，两者均对个体体质的形成与发展始终起着重要的制约作用。

1. 自然环境

人是自然进化的产物，人与自然息息相关。自然界存在着孕育生命的物质和特性，天地宇宙赋予人类以自然变化之规律和物质基础，为人类提供赖以生存的必需条件。《素问·六节藏象论》指出：“气合而有形，因变以正名”“嗜欲不同，各有所通”。天地阴阳二气的交感和合是世界万物发生、发展与变化的根本原因。人是自然万物之一，故人也是由天地阴阳之气交感聚合而成。然而，天有六气之变化，地有五行之运转，故其相交所成之自然万物千差万别。万物各因其所禀受阴阳二气的多少不同，而有不同的形质特征，人类由于禀受阴阳之气的多少有别，而有个体间差异，个体由于禀受阴阳之气的多少不同，而有内脏本质的差别。因此，不同个体的内脏活动对阴阳二气的客观需求不同，从而形成了个体的本质特点及运动规律的差别，使个体体质呈现出千差万别的复杂性。可见，自然环境是形成体质差别的重要因素。影响人体体质的环境因素，主要包括地理和气候因素。

地理环境又称“地域方土”。从现代地理学的角度来看，地球在其漫长的演化过程中，逐渐形成了地壳元素分布的不均一性，这种不均一性在一定程度上控制和影响着世界各地区人类、动物和植物的生长，造成了生物生态的明显地区性差异。因此，不同地区或地域具有不同的地理特征，包括地壳的物理性状，土壤的化学成分、水土性质、物产及气候条件等特征。这些特征影响着不同地域人群的饮食结构、居住条件、生活方式、社会民俗等，从而制约着不同地域生存的不同人群的形态结构、生理功能和心理行为特征的形成和发展。同时，人类具有能动的适应性，由于自然环境条件不同，人类各自形成了与其生存环境条件相协调的自我调节机制和适应方式，从而产生并形成了不同自然条件下的体质特征。早在《素问·异法方宜论》中就曾详细论述了地域方土不同，人受到不同水土性质、气候类型、生活条件、饮食习惯影响所形成的东、南、西、北、中五方人的体质差异及其特征。清·徐大椿《医学源流论·五方异治论》指出："人禀天地之气以生，故其气体随地不同。西北之人气深而厚……东南之人气浮而薄。"一般而言，北方人食多粗杂，脾胃常健，形体多壮实，腠理致密，多见阳虚体质；东南之人食多精良，脾胃常弱，多体型瘦弱，腠理偏疏松，多见阴虚体质；滨海临湖之人，多湿多痰；居住环境的寒冷潮湿，易形成阴盛体质或湿盛体质。

此外，人体的体质差异也导致其对气候环境的适应性不同，如《素问·阴阳应象大论》指出阳盛之人"能冬不能夏"，阴盛之人"能夏不能冬"。秋冬之季多见阳虚体质，夏季多见阴虚体质。恶劣的气候环境培养了人的健壮体魄和刚悍性格，舒适的气候环境则造就了人的娇弱体质和温顺性格；空气、水源污染及各种有害物质造成的环境污染也会直接损害人的体质，危害人体的健康。因此，地理环境、气候条件的不同，不但影响人的体质，而且所致的病证有异，治疗时在考虑"因人制宜"的同时，还要注意"因地制宜""因时制宜"。《千金要方·治病略例》强调指出："凡用药皆随土地所宜，江南岭表，其地暑湿，其人肌肤薄脆，腠理开疏，用药轻省。关中河北，土地刚燥，其人皮肤坚硬，腠理闭塞，用药重复。"

2. 社会环境

社会环境中的诸多因素，都可直接或间接地影响人的体质。每一个人都生活在社会群体之中，社会环境的不同会给人们的生活方式、生产生活条件、思想意识以及精神状态带来相应的变化，进而影响人体质的变化，造成身心上的某些差异。就社会经济和政治地位而言，“大抵富贵之人多劳心，贫贱之人多劳力；富贵者膏粱自奉，贫贱者藜藿苟充；富贵者曲房广厦，贫贱者陋巷茅茨；劳心则中虚而筋柔骨脆，劳力则中实而骨劲筋强；膏粱自奉者脏腑恒娇，藜藿苟充者脏腑恒固；曲房广厦者玄府疏而六淫易客，茅茨陋巷者腠理密而外邪难干。故富贵之疾，宜于补正；贫贱之疾，利于攻邪”（《医宗必读·富贵贫贱治病有别论》）。强调了社会地位的不同，劳逸、责任各不相等，物质生活有优劣之差，从事的工作不同，经济状态的差异，可使身心功能产生诸多的差别。社会的治与乱，对体质也有较大的影响，生活在贫困落后的社会与富裕先进的社会、兵荒马乱的社会与国泰民安的社会，人的体质状况、发病情况，以及寿命长短都有显著的差异。人生活在战争环境中，饥饿、恐惧、劳累、流离失所，就必然使体质日益下降，脾胃受损。正如孙一奎《医旨绪余》中所说，李氏（李东垣）处在“金元扰攘之际，人生斯世，疲于奔命，未免劳倦伤脾，忧思伤脾，饥饱伤脾……脾胃一伤，则脏腑无所受气，故东垣惟孜孜以保脾胃为急”。而人生活在稳定进步的社会，食品衣着日渐丰富，居住环境日益舒适，心情舒畅，体质就会日益增强。但是人们应当清醒地认识到，社会的进步也会给人类体质和健康带来一些新的不利因素，如社会技术水平愈高，竞争便愈加激烈，过度激烈、紧张的快节奏生活，会给人带来更多的精神压力。再如人口急剧增长，工业高度发展，矿产资源的过量开采，生态环境的破坏也日趋严重，由此产生的疾病也会随之增加。另外，随着社会环境的改变，人们的人生、价值取向和生活方式也会改变，一些新的身心疾病就会产生，如焦虑、头痛、眩晕、失眠、心悸等病症。所以社会的变迁可造成人群体质和发病的差异，这就是中医体质学重视社会环境的原因所在。

（六）其他因素

疾病、针药等其他因素对体质也有重要的影响。

1. 疾病

疾病是促使体质改变的一个重要因素。人患病之后，由于致病因素的作用，体内脏腑气血阴阳发生变化，组织器官的功能或结构受到不同程度的损害，一般而言，这些变化在病愈合后会逐渐恢复，不会影响到体质，但某些疾病所导致的机体损伤难以很快消除，或者病后调养不当，尤其是一些重病、慢性病，会严重地损伤脏腑功能和精气血津液，往往逐渐改变体质类型。疾病改变体质多是向不利方面变化，如大病、久病之后，常使体质虚弱；某些慢性病，如慢性肾炎、肺结核等，迁延日久，患者的体质易表现出一定的特异性。某些严重的疾病可以给患者留下难以治愈的后遗症，而终生影响其体质，如痿证、偏枯等，均可疾病导致的终身体质变异。疾病对体质的影响，一是疾病的变化为体质的变化打下了病理基础，二是由于体质的变化又决定着疾病的易发性以及疾病的证候类型及转归。体质与疾病互为因果，因病而致体质发生“实化”“虚化”“燥化”“湿化”“热化”“寒化”，甚至痰浊、瘀血、结石等病理体质，如慢性肝炎早期多为气滞型体质，随着病变的发展，久病肝郁演化为气滞血瘀之证，可使体质向瘀滞质、阴虚质等类型转变；长期慢性出血、月经过多或崩漏，易致气血亏虚，形成“倦㿠质”。正如《临证指南医案》所云：“经年宿病，病必在络……因久延，体质气馁。”但感染邪气，罹患某些疾病，如麻疹、痄腮等，还会使机体具有相应的免疫力，使患者终生不再罹患此病。

2. 针药

药物具有不同的性味特点，针灸也有相应的补泻效果，体质有寒热虚实之分。针药之偏，能够调整脏腑精气阴阳之盛衰及经络气血之偏颇，因此正确地选择针药，可以纠正体质之偏颇，使病理体质向正常体质转化，并增强体质，预防疾病的发生。但过用或不合理用药、误施针刺等，会导致脏气偏盛或虚弱，促使体质向不良方向转化。因为药物有寒热温凉、酸苦甘辛之别，若长期偏用某些性味的药物，人体脏腑气血阴阳就会出现偏盛偏衰，从而改变人的体质。正如《素问·至真要大论》所说：“夫五味入胃，各归所喜，故酸先入肝，苦先入心，甘先入脾，辛先入肺，咸先入肾，久而增气，物化之常也，气增而久，夭之由也。”《格致余论》亦曰：“饮食失宜，药饵违法，皆能致伤。”可见，药物的误施，亦会导致体质特征发生改变。如宋金时期，《局方》盛行，用药多辛燥，故阳盛质较多，热性疾病盛行。元代以后，不善学丹溪者，多以苦寒伤人，故张介宾晚年根据自己多年的临床体会，受薛己等重阳思想及《易》学“扶阳抑阴”思想的影响，针对时医“苦寒伤人”之弊，极力反对丹溪滋阴学说理论，治疗上注重温补，其温补学说中则蕴含了阳虚体质思想。再如中医养生方剂多为温补之品，若体质不虚而常服此类方药，则会促使阳盛质的形成。《灵枢·根结》指出：“形气不足，病气不足，此阴阳气俱不足也，不可刺之，刺之则重不足。重不足则阴阳俱竭，血气皆尽，五脏空虚，筋骨髓枯，老者绝灭，壮者不复矣。”可见，针药误施，或用之不当，将会加重体质损害，使体质由壮变衰，由强变弱。把握体质差异与针药治疗的关系，根据体质状况恰当地选择药物防治疾病，对防止病理体质的出现或改善体质十分必要。

二、体质的演化规律

体质禀赋于先天，受制于后天。先后天多种因素构成了影响体质的内外环境，也构成了体质演化的必要条件，在这些条件的作用下，使体质呈现出规律性的潜移默化的演变。

（一）体质演化的条件

体质形成的内在基础是先天禀赋与脏腑经络的结构变化和功能盛衰，以及精气血津液的盈亏，这是决定体质的根本原因，也即内因。凡能影响脏腑精气血津液盛衰的后天多种因素，是体质变化的催化剂，即外因。而生命过程在不同时期所表现的自然阶段性变化，则是体质变化的必然性所在。因此，体质演化的条件有三：一是内因，二是外因，三是时间坐标。

1. 内因

内因是决定体质演化的内在根据。体质演化的内因，实质上是在先天禀赋遗传的基础上所表现出的脏腑经络及精气血津液的盛衰偏颇，体质向什么方向发展变化，决定于脏腑精气阴阳及其功能的差异和经络气血之偏倾所表现出的自然发展趋势，它是由体质本身决定的。在正常生理条件下，个体间存在着一定的脏腑精气阴阳和经络气血之盛衰偏倾，导致了个体之间在生命活动表现形式上的某种倾向性和属性上偏阴偏阳的差异性，从而决定了个体体质发展演化的倾向性。阴阳平和质、偏阳质、偏阴质三种体质类型中，偏阳质、偏阴质的阴阳偏倾比较明显，这就决定了体质会朝着其偏倾方向发展变化。其体质的偏倾度越大，向这一方面发展的可能性也就越大。一旦向某一方向发展，又会导致其阴阳偏倾的程度继续增大；随着偏倾程度的增大，其发展的速度亦会增快，甚至较快地进入阴阳失调的临界状态，再进一步发展，以致形成阴阳失调的病理变化。而阴阳平和体质的人，由于阴阳偏倾较小，所以顺着偏倾方向发展变化的可能性也就小，演化的速度也就慢，不易导致阴阳失调。因此说，阴阳平和质的人，能长期保持阴阳的相对平衡，相对说来疾病较少，衰老较慢，寿命较长。

2. 外因

外因是指来自机体外部的所有影响体质形成的因素，包括饮食、劳逸、生活起居、精神因素、自然和社会环境、疾病、针药等多种因素，这些因素作为影响体质形成的重要因素，都能不同程度地影响脏腑经络、精气血津液功能活动，其作用于机体后对体质的偏颇倾向，即自然发展趋向力，具有促进和影响作用。如饮食、药物具有不同的成分和性味特点，也具有一定的偏性，用之得当，能够调整脏腑精气血阴阳之盛衰及经络气血之偏颇，纠正体质之偏，收到补偏救弊的功效；但若饮食偏嗜，或不合理的用药，将会使体内某些成分发生增减的变化，增大人体脏气偏盛或偏衰的程度，导致体质向不良方向演化。再如人体患病之后，由于致病因素的作用，使脏腑组织器官的结构和功能受到不同程度的损害，也会使体质向不良方向转化。

3. 时间坐标

体质虽然具有相对稳定性和演变时间的不间断性，但生长壮老已是生命过程发展的自然规律，它随个体年龄的增长而呈现出规律性的变化，体质就是随着个体发育的不同阶段而不断演化的生命过程，某个年龄段（即时间段）的体质特点与另一个年龄段的体质特点是不同的。人的生命过程经历了小儿期、青年期、成年期、更年期、老年期五个阶段，体内脏腑经络精气血津液的生理功能也经历了“稚阴稚阳、气血渐盛、气血充盛、气血渐衰和五脏皆衰”五个阶段的盛衰变化，体质特征也随着生命的过程，在一定时期内逐渐地发生着相应的变化，这是体质发展的必然规律。这一点在影响体质的年龄因素中也有较多论述。这就是体质演化的时间条件。

（二）体质演化的一般规律

由于体质是因脏腑经络、精气血津液的盛衰偏颇而形成的个体特征，因此，不同的体质类型有其潜在的、相对稳定的倾向性，可称之为“质势”，这种趋势是由体质演化的内因所决定的。人体在受到饮食、起居、劳逸、情志，以及自然、社会环境等外因的影响时，由于这些外因本身也具有一定的阴阳偏性，因此内因质势与外因偏性结合会使体质向一定的方向转化。在转化过程中，内因起着主导作用，如偏阳体质，一般顺着偏阳的方向发展；偏阴体质，一般顺着偏阴的方向演化。但在外因的作用下，如果其偏性足以使质势发生逆转，体质即朝着与体质偏倾方向相反的方向演化。

由于阴阳平和质的阴阳偏倾度较小，故其自然发展趋向力也较小，如再加上良好的外在环境条件和保养措施，则其良好体质可长期保持，演变极慢。即使处在偶然的不良外因作用下，也不易引起体质改变。但若处在长期的、强烈的不良外因作用下，也可能改变该体质的阴阳平衡水平，使其发生逆转，体质朝着偏阳或偏阴的方向演化。

总之，体质是否发生逆转，向什么方向演变，决定于体质本身的自然发展趋势，同时与外来因素也密切相关。因此，良好的外在环境、合理的摄养措施，有利于体质向好的方向演化。

第二节　体质特征及辨识方法

体质是因脏腑、经络、精气血津液的盛衰偏颇而形成的人类个体的身心特性，它通过人体形态、功能及心理的差异性表现出来，实质上是脏腑精气阴阳及其功能的差异和经络气血之偏颇。由于个体之间存在着一定的脏腑精气阴阳和经络气血的盛衰偏颇，导致了个体之间在生命活动表现形式上的某种倾向性和属性上偏阴偏阳的差异性，从而决定了人类体质现象的多样性和体质类型的出现。人类体质间的同一性是相对的，而差异性是绝对的，这种差异，既有因生存空间上存在自然地域性差异而形成的群体差异，又有在相同的生存空间，但因禀赋、生活方式、行为习惯的不同而形成的个体差异；既有不同个体间的差异，又有同一个体不同生命阶段的差异。这就使得体质现象多种多样，错综复杂。体质的复杂性提示人类既遵循着共同的生命规律，又表现有个体间的特殊性。而人类的生命特征受遗传与变异规律的影响，既表现出有差异性，又表现出有同一性，个体在生理、病理方面的差异性决定了体质现象的多样性，而同一性决定了复杂的体质现象所具有的规律性。把握个体体质的差异规律及其特征，就能够把握个体正气内在的倾向性，以及由此决定的发病的内在因素，深化人类对于自身的认识，掌握不同个体对某些病因的易感性和发病倾向性，有效地指导临床实践，加强人类防治疾病的能力。因此，必须对纷繁的体质现象予以甄别。

一、体质的构成要素

体质构成要素主要包括形态结构、生理功能和心理状态三个方面的差异性，这三个方面的差异性所反映出的必要的、可测定的“分析单元”称之为体质构成要素，包括反映组织形态结构的要素，如体表形态、脏腑、精气血津液等；反映生理功能特性的要素，如心率、面色、唇色、舌象、脉象、语言、呼吸等；反映心理活动特征的要素，如感觉、知觉、情感、思维等。这些要素是评价体质状况的基本要素，是反映体质的标志。

1. 形态结构的差异性

人体形态结构上的差异性是个体体质特征的重要组成部分，包括外部形态结构和内部形态结构（脏腑、经络、精气血津液等）。外部形态结构是由体表直接表现出的特性，是用感觉器官可以直接观测到的体质要素，如体型、体格、面色等，故称为体表直观性体质要素。内部形态结构是体表直观性体质要素的决定因素，故称之为深层根源性体质要素。先天之精是最深层根源性体质要素，“夫精者，身之本也”（《素问·金匮真言论》），“人始生，先成精，精成而后脑髓生”（《灵枢·经脉》），精是人体生命的本原，是人体形态结构的最原始构成，是形成形态结构的决定性因素；脏腑经络、气血津液是决定体质特征的重要生理学基础。《内经》在以外部形态结构对人体体质进行划分时，与内部形态结构做了广泛的联系，如《灵枢·本脏》以皮肤的色、理候五脏之大小，以外部骨骼特征候脏之坚脆偏正，并根据五脏与六腑的对应性联系，以五体、五脏外荣候六腑之厚薄缓急。云："白色小理者肺小，粗理者肺大……肺应皮，皮厚者大肠厚，皮薄者大肠薄"；"青色小理者肝小，粗理者肝大，广胸反骹者肝高，合胁兔骹者肝下……肝应爪，爪厚色黄者胆厚，爪薄色红者胆薄"；"黄色小理者脾小，粗理者脾大。揭唇者脾高，唇下纵者脾小……脾应肉，肉䐃坚大者胃厚，肉䐃么者胃薄。肉䐃小而么者胃不坚，肉䐃不称身者胃下，胃下者下管约不利"等。《灵枢·卫气失常》据人体外部形态观察其内部形态结构气血的多少，将肥人按气血的多少分为膏、脂、肉三类，云："䐃肉不坚，皮缓者"为膏人，膏人"纵腹垂腴""膏者其肉淖……多气而皮纵缓，故能纵腹垂腴"。"皮肉不相离者"为肉人，"肉人者，上下容大""身体容大……多血而充形，充形则平"。"脂者，其肉坚……其身收小……其血清；气滑少，故不能大。"《灵枢·通天》据人体阴阳之气的多少，将人分为太阴、少阴、太阳、少阳与阴阳和平之人，并对五型之人相应的外部形态结构特征做了生动的描述。可见，内部形态结构与外观形象之间是有机的整体，外部形态结构是体质的外显特征，内部形态结构是决定其外显特征的内在基础。二者之中，由于体表形态最为直观，故备受古今中外体质研究者重视。形态结构在内部结构变化的基础上，通过身体外形表现出来，且以躯体形态的变化为主，如《灵枢·阴阳二十五人》直接以人外形特征来区分不同体质的人群，将外形具有"苍色、小头、长面、大肩背、直身、小手足"特征的人，称为"木形之人"；将具有"赤色、广朋，锐面小头，好肩背髀腹，小手足"外形特征的人，称为"火形之人”；将具有“黄色、圆面、大头、美肩背、大腹、美股胫、小手足、多肉、上下相称”外形特征的人，称为“土形之人”；将“方面、白色、小头、小肩背、小腹、小手足”外形特征的人，称为“金形之人”；将具有“黑色、面不平、大头、廉颐、小肩、大腹、动手足，发行摇身、下尻长、背延延然”外形特征之人，称为“水形之人”。《灵枢·通天》描述五型之人的外部形态，云“太阴之人，其状黮黮然黑色，念然下意，临临然长大，腘然未偻”“少阴之人，其状清然窃然，固以阴贼，立而躁崄，行而似伏”“太阳之人，其状轩轩储储，反身折腘”“少阳之人，其状立则好仰，行则好摇，其两臂两肘则常出于背”“阴阳和平之人，其状委委然，随随然，颙颙然，愉愉然，䁥䁥然，豆豆然”。可见，人的体质特征主要表现为体表形态、体格、体型等方面的差别。

体表形态是个体外观形态的特征，指人的躯体结构与状态，涉及观察和测量等方面的内容，包括体格、体型、体重、性征、体姿、面色、毛发、舌象、脉象等。人体体表形态方面的差异，是体质的主要特征。

体格是指反映人体生长发育水平、营养状况和锻炼程度的状态。一般通过观察和测量身体各部分的大小、形状、匀称程度，以及体重、胸围、肩宽、骨盆宽度和皮肤与皮下软组织情况来判断，是反映体质的标志之一。

体型又称身体类型，是指身体各部位大小比例的形态特征，指人体的形态类型，是衡量体格和身体大小及生长发育状况的重要指标，是区别不同个体的形态学标志之一，也是人类重要的生物学标志之一。中医观察体型，主要观察形体之肥瘦长短、皮肉之厚薄坚松、肤色之黑白苍嫩等的差异，其中尤以肥瘦最有代表性，如《灵枢·逆顺肥瘦》《灵枢·卫气失常》即按体型将人分为肥人与瘦人，肥胖体质者又据其形态特征分为膏型、肉型和脂型。元·朱丹溪《格致余论》还进一步将体型与发病相联系，提出了“肥人湿多，瘦人火多”的著名观点。需要指出的是，单纯从体型来看，它只代表了个体形态结构在量的方面的比例，其医学意义，特别是发病学、病理学方面的意义是通过体质体现的，体型只构成了体质的形态结构之一，不能完全反映体质的特性和类型，还要取决于个体生理功能和心理素质方面的特性。

2. 生理功能的差异性

人体生理功能上的差异也是个体体质特征的重要组成部分。因为体质是在遗传性和获得性的基础上表现出来的人体形态结构、生理功能和心理状态的综合的相对稳定的特征，而心理的活动状态是在一定的形态结构和生理功能的基础上产生的，因此，体质首先是形态结构和功能活动的综合体。形态结构是产生各种生理功能的基础，一定的形态结构，必然表现为一定的生理功能，机体外部和内部不同的形态结构特点决定着其功能反应的形式和反应的强度、频率等，决定着机体生理功能及对各种刺激反应的差异。如《灵枢·论痛》认识到个体形态结构的差异与其耐痛性和耐药性差异的关系，云“人之骨强筋弱肉缓皮肤厚者耐痛”“加以黑色而美骨者耐火爇”“坚肉薄皮者，不耐针石之痛，于火爇亦然”“胃厚色黑大骨及肥者，皆胜毒，故其瘦而薄胃者，皆不胜毒也”。《灵枢·卫气失常》指出肥、膏、肉不同形态特征之人，由于其身形大小不同，肌肉弹性不同，腠理疏密有异，气血多少不一，故其生理功能不同，寒热表现各异，即使同一体质类型之人，其生理功能也有差别，云：

"外形纵腹垂腴"之膏人"其肉淖"，而"粗理者身寒，细理者身热"；"其身收小"之脂人"其肉坚，细理者热，粗理者寒"；外形"上下容大"之肉人"多血则充形，充形则平"，由于肉人气血充盛，营卫调和，故其人不寒不热，故曰平也。可见，机体的各种生理功能和形态结构之间有着密切的关系。形态结构，主要是外部形态结构，为体质的外部特征，而机体的各种生理功能是决定其体质特征的内在基础，机体生理功能的个性特征，会影响其形态结构产生一系列相应的变化，如《灵枢·阴阳二十五人》一方面论述了因个体内部气血盛衰的不同，而有外部形态、肌肤、毛发色泽等的差别，及生理功能的差异，云："血气盛则手卷多肉以温，血气皆少则寒以瘦……血气皆少则掌瘦以寒。"另一方面则说明了由于生理功能的不同，而有外部形态的改变，如个体若气血充盛，功能旺盛，则眉目清秀，体胖润泽；个体若气血皆少，功能低下则眉目粗恶，瘦而不泽。

人以五脏为本，机体是一个协调的统一体，其以五脏为中心，通过与六腑的配合，以经络为联系的通道，以精气血津液为物质基础，与形体官窍紧密相连，协调运动，完成各项生理功能。因此，人体的生理功能是其内部形态结构完整性、协调性的反映，是脏腑经络及精气血津液功能的体现。人体生理功能的差异，反映着脏腑气血功能的盛衰偏颇，因此其涵盖范围广，涉及人体消化、呼吸、循环、代谢、生殖、运动、感觉、思维等各方面功能的差异。机体的防病抗病能力，新陈代谢情况，自我调节能力，以及或偏于兴奋，或偏于抑制的基本状态等，均是脏腑经络及精气血津液生理功能的体现。具体表现有心率、心律、面色、唇色、脉象、舌象、呼吸状况、语言的高低、食欲、口味、体温、对寒热的喜恶、二便情况、性功能、生殖功能、女子月经情况、形体的动态及活动能力、睡眠状况、视听觉、触嗅觉、耐痛的程度、皮肤肌肉的弹性、须发的多少和光泽等方面的差别，这些均是了解某个个体生理功能正常与否的基本内容，也是判断其体质状况的重要内容，但人体的生命活动受到内外环境的共同影响，在观察分析和研究探讨体质现象的有关问题时，必须注重生命本身所存在的统一性、完整性、联系性，以及生命体与其所处自然环境，社会环境的相关性。

3. 心理特征的差异性

心理是指客观事物在大脑中的反映，是感觉、知觉、情感、记忆、思维、性格、能力等的总称，属于中医学神的范畴。“人有五脏化五气，以生喜怒悲忧恐”（《素问·阴阳应象大论》），神志活动的产生和维持有赖于内在脏腑的功能活动，以脏腑精气血阴阳为物质基础，通过口、眼、舌、鼻、耳这些接受外界信息刺激的重要器官将信息传入五脏，在五脏的生理活动下产生。由于五脏的精气阴阳及功能各有所别，各脏所主的神志活动亦有所不同。就认知活动而言，“心藏脉，脉舍神”“肝藏血，血舍魂”“肺藏气，气舍魄”“脾藏营，营舍意”“肾藏精，精舍志”（《灵枢·本神》）。就情感活动而言，心“在志为喜”，肝“在志为怒”，脾“在志为思”，肺“在志为忧”，肾“在志为恐”（《素问·阴阳应象大论》），故心理活动是不同脏腑功能的特定表现，形与神是统一的整体。心理、功能、形态之间具有内在的固有的联系，体质是特定的形态结构、生理功能与相关心理状况的综合体。因此，某种特定的形态结构总是表现为某种特定的心理倾向，如《灵枢·本脏》指出：“五脏皆小者，少病，苦燋心，大愁忧；五脏皆大者，缓于事，难使以忧；五脏皆高者，好高举措；五脏皆下者，好出人下……五脏皆端正者，和利得人心；五脏皆偏倾者，邪心而善盗，不可以为人平，反复言语也。”由于五脏有大小偏正高下坚脆的内部形态结构的个体差异，因而有相应的心理状态的差别，并且进一步指出，每一脏由于有大小高下坚脆端正偏倾之结构与位置差异，因而有各自特定的心理状态的差别。《灵枢·阴阳二十五人》言具有不同外部形态特征的人具有不同的心理特征，如具有“圆面、大头、美肩背、大腹、美股胫、小手足、多肉、上下相称”等外形特征的“土形之人”，多表现为“安心、好利人、不喜权势、善附人”等心理特征，具有“广朋，锐面小头、好肩背髀腹、小手足、行安地、疾心、行摇、肩背肉满”外形特征的“火型之人”，多表现为“有气轻财、少信、多虑、见事明、好颜、急心”等心理特征，等等。同一类外形特征的人，又表现为不同的心理倾向，如“土形之人”又可表现为敦敦然、婉婉然、坎坎然、枢枢然四种类型；“火型之人”又可表现为肌肌然、慆慆然、鲛鲛然、颐颐然、核核然五种类型。《灵枢·论勇》则主要根据性格的坚强与脆弱将人划分为勇怯两类，并将其外观特征、内在脏腑的形态特点及生理功能和性格特点做了较形象的描述，言勇者的外观特征为“目深以固，长衡直扬，三焦理横”，内在脏腑的形态特点为“其心端直，其肝大以坚，其胆满以傍”，生理功能和性格特点为“怒则气盛而胸张，肝举而胆横，眦裂而目扬，毛起而面苍”；怯者的外观特征为“目大而不减，阴阳相失，其焦理纵，䯏骬短而小”，内在脏腑形态和性格特点为“肝系缓，其胆不满而纵，肠胃挺、胁下空”，生理功能和性格特点为“虽方大怒，气不能满其胸，肝肺虽举，气衰复下，故不能久怒”。

由于脏腑气血阴阳是神志产生的物质基础，因此，不但同一个体五脏有其对应性的神志活动规律，即喜、怒、悲、忧、恐五神分属于五脏，而且不同个体脏腑气血阴阳的偏倾使其表现的心理特征也有差异，如有的人善悲，有的人善怒，有的人胆怯等，《灵枢·行针》解释其机理为“多阳者多喜，多阴者多怒”。《灵枢·通天》更据阴阳的多少将人分为太阴、少阴、太阳、少阳、阴阳和平五类，描述其心理特征分别是：太阴之人，“多阴而无阳”“贪而不仁，下齐湛湛，好内而恶出，心和而不发，不务于时，动而后之”；少阴之人，“多阴少阳，小胃而大肠”“小贪而贼心，见人有之，常若有得，好伤好害，见人有荣，乃反愠怒，心疾而无恩”；太阳之人，“多阳而无阴”“居外于于，好言大事，无能而虚说，志发于四野，举措不顾是非，为事如常自用，事虽败而常无悔”；少阳之人，“多阳少阴”“諟谛好自贵，有小小官则高自宜，好为外交而不内附”；阴阳和平之人，“阴阳之气和，血脉调”“居处安静，无为惧惧，无为欣欣，婉然从物，或与不争，与时变化，尊则谦谦，谭而不治”。

人的心理特征不仅与形态结构、功能活动状态有关，而且与不同个体的生活经历以及所处的社会文化环境有着密切的联系。一定的形态结构与生理功能是心理特征产生的基础，使个体容易表现出相应的心理特征，心理特征的差异，主要表现为人格、气质、性格的差异。

综上所述，不同个体在形态结构、生理功能和心理特征上存在着各自相对稳定的差异性，体质差异性的各种表现是区别各种体质类型和更进一步分析每个具体体质特性的重要依据，其中形态结构的差异决定了生理功能的差异，生理功能的差异，又使得个体在心理特征上具有相应的倾向性，而生理功能和心理特征的差异又会影响形态结构产生相应的变化，三者相互依存、相互作用，共同影响着个体的体质特征。

二、体质状况的评价

体质特征通过体质的构成要素来体现，因此，对一个体体质状况的评价，应从形态结构、生理功能及心理特征三个方面综合考虑。

1. 体质状况的评价指标

（1）身体的形态结构状况：包括体表形态、体格、体型、内部的结构和功能的完整性、协调性。

（2）身体的功能水平：包括机体的新陈代谢和各器官、系统的功能，特别是心血管、呼吸系统的功能。

（3）身体的素质及运动能力水平：包括速度、力量、耐力、灵敏性、协调性及走、跳、跑、投、攀越等身体的基本活动能力。

（4）心理的发育水平：包括智力、情感、行为、感知觉、个性、性格、意志等方面。

（5）适应能力：包括对自然环境、社会环境和各种精神心理环境的适应能力及对病因、疾病损害的抵抗、调控、修复能力。

2. 理想健康体质的标志

理想体质是指人体在充分发挥遗传潜力的基础上，经过后天的积极培育，使机体的形态结构、生理功能、心理状态以及对环境的适应能力等各方面得到全面发展，处于相对良好的状态，即形神统一的状态。形神统一又是健康的标志，健康意味着生理健康和心理健康，身心健康意味着体质健全。因此，中医学常常将理想体质的标志融于健康的标志之中，理想体质的标志也反映了健康的标志。主要标志：①身体发育良好，体格健壮，体型匀称，体重适当。②面色红润，双目有神，须发润泽，肌肉皮肤有弹性。③声音洪亮有力，牙齿清洁坚固，双耳聪敏，脉象和缓均匀，睡眠良好，二便正常。④动作灵活，有较强的运动与劳动等身体活动能力。⑤精力充沛，情绪乐观，感觉灵敏，意志坚强。⑥处事态度积极、镇定、有主见，富有理性和创造性。⑦应变能力强，能适应各种环境，有较强的抗干扰、抗不良刺激和抗病的能力。

三、体质类型及其辨识方法

辨识体质，是在认识个体健康状况的过程中确立体质类型的思维和实践过程，即将获得的体质状况信息，在中医体质理论指导下，通过比较分析综合，概括、判断为某种体质类型，体质的分类方法是认识和掌握体质差异性的重要手段，是辨识体质的基础。

（一）体质分类的依据

体质分类即将人群中的体质现象，根据其各自不同的表现特征，按一定的标准，采用相应的方法，通过广泛的比较分析和归纳，分成若干个类型。体质分类研究是中医体质研究的核心问题，体质医学发展的速度和水平在一定程度上取决于体质类型的研究水平。中医体质理论在构建之始就注重了对体质类型的研究，继《内经》着眼于体质的生理倾向性对人类体质进行了多种不同的分类之后，后世医家不断尝试着新的分类，如张仲景，通过大量的临床观察总结出“强人”“羸人”“盛人”“虚弱家”“虚家”“阳气重”“素盛今疲”“衄家”“疮家”“亡血家”等各种病理体质类型，开创了病理体质分类法的先河；明清温病学家，经过临床观察，总结出“瘦人阴不足”；瘀血质“其人素有瘀伤宿血”；气虚质“肌柔色嫩”“质体气弱”（叶天士）；“体瘦质燥之人”“酒客积热”之湿热质（温病条辨）；阳虚质“阳气素虚之人”，痰湿质“面白阳虚之人，其体丰者本多痰湿”（章虚谷）等各种常见的体质类型。随着对体质分型研究的深入，在继承前人分类方法的同时，现代医家侧重于从病理角度结合临床辨证对体质分类，但由于观察角度、分类方法不同，对体质划分的类型、命名方法也有所不同，有三分法、四分法、五分法、六分法、七分法、九分法、十二分法等，每一分类下又常有不同的划分方法。分类之多充分说明了体质的复杂多样性。因此，有必要研究探讨体质的分类依据，以助于继承和检验前人的研究成果，为建立科学合理的符合临床需要的体质分型标准，促进中医体质理论的发展提供理论依据。

综观中医体质的分类，可以看出，中医学的体质分类通过对人体形、色、神、体、态等方面的长期仔细观察，以“司外揣内”“取象思维”为基本研究方法，以整体观念为指导思想，以阴阳五行学说为思维方法，充分考虑到体质之间实质存在的形态结构、脏腑功能、阴阳气血，以及生存环境之间的差异性与特殊性，围绕体质构成要素，体质形成的哲学基础和生理学基础，以及影响体质的各种因素，对人类体质进行分类，这些分类均是在大量人群调查、对比、观察的基础上进行归类的，但由于角度不同，标准不一，方法多样，概括起来，其分类依据有五：

1. 依据阴阳五行理论分类

阴阳五行学说是中医体质学构建的哲学基础，以阴阳属性和五行特征作为体质分类的基本依据，将个体的身心特性与自然界的时空因素相结合，充分体现了“天人合一”的自然观和“形神合一”的生命观，因此以阴阳五行为依据对体质进行分类的方法，又称为整体分类法。

人是一个有机的整体，人体生理功能的强弱是阴阳消长变化、对立统一的结果，人体的精气阴阳总是处于动态的消长变化之中，从而使人体的各种功能出现偏阴偏阳的状态。由于不同个体的不同脏腑相对优势化或劣势化的倾向性，决定了个体在阴阳属性上及运动形式上的差异性。机体的精气阴阳，包括精为阴而气为阳和气自身所分之阴阳两个层次，每个个体都存在着一定的或阴或阳的偏倾性，导致了不同个体之间在体质现象上的某种倾向性和属性上偏阴偏阳的差异性，使得体质类型总不外阴阳两个基本类型。因此，历代医家总是着眼于整体生理功能的高低强弱，首先以阴阳理论为依据对体质进行分类。如《内经》有体质阴阳四分法和五分法；华岫云有阴阳属性分类法；现代常用的有阴阳三分法等。以阴阳理论为依据的体质类型划分，只是从总体方面来把握体质的差异规律，但体质禀受于先天，得养于后天，每个个体的脏腑气血阴阳盛衰偏颇各有不同，功能特点有别，由于个体对先后天各种因素的反应性各异，故必然表现出纷繁的体质差异现象，这些复杂的现象之间具有广泛的联系，中医学从这些差异中找出能反映其本质的特征，根据在五行学说指导下所构建的人体脏腑经络的系统模型，分析归类体质现象。以《灵枢・阴阳二十五人》的五行分类法为代表。以五行理论为依据的分类方法，既概括了人体生理、心理特征的差异规律，又归纳了人的外部特征和人与地域、时令、社会等的关系，以及对疾病的易感性等，较阴阳分类法更具有代表性、系统性和全面性。

2. 依据体质构成要素分类

人体形态结构、生理功能和心理状态三个方面的差异性，是构成体质的三大要素，也是评价和归类体质的重要依据，虽然三者之间相互依存、相互影响，在体质的固有特征中综合地体现出来，但由于个体脏腑经络、气血阴阳的盛衰差异及其表现特征的偏倾性，人们从形态、功能和心理三个不同的角度分别观察和认识体质的差异规律，并以体质要素为依据对体质进行分类，这种分类方法，又叫局部分类法。如《内经》脏腑分类法的体态分类法（分别有五色分类法、须毛分类法、体型分类法、体态功能分类法）、心理特征分类法（勇怯分类法、形志苦乐分类法）等，这种以体质要素为依据的分类法，对人体多个方面的个性特征进行了归类，对于深入认识体质差异规律具有重要意义。

3. 依据影响体质的因素分类

体质的形成受到先天禀赋、后天调养、自然、社会环境、精神因素、年龄、性别等先后天多种因素的共同影响，各种因素对体质的影响都会在不同的个体上打下烙印，表现出相应的特征，因此，中医体质学在对体质分类时也将这些因素作为分类依据。如年龄分类法，这是一种纵向体质的自然分类，因此以生命过程中体质特征所表现出的阶段性的显著变化为依据，体质可分为小儿体质、青年体质、成年体质和老年体质。人类性别的差别则可以将人类最基本的体质类型分为男性体质和女性体质两大类。而地域环境的差别又有东、南、西、北、中五方之人的体质差异，因而《内经》中有地域体质分类法。以精神因素对人体体质的影响有气郁质、肝郁质的体质类型。而饮食因素对人体的影响，因饮食习惯而使人的体质有嗜酸、嗜咸、嗜辛、嗜苦、嗜甘等不同的特征或倾向，也可寻找其规律进行归类。劳逸因素则造成了心脾两虚质、肾虚质、肺脾气虚质等不同的体质类型。

4. 依据体质的生理病理特性分类

人体脏腑经络、形体官窍，通过经络的联络，功能的配合与隶属关系，以五脏为中心构成五大生理系统，以精气血津液为重要物质，通过五脏系统的功能活动，调节着体内外环境的协调平衡，维持着机体正常的生命活动。由于生命活动过程受体内外环境多种因素的影响，使得脏腑经络，精气血津液有偏盛、偏衰、偏多或偏少的倾向性，决定了个体处于不同的功能状态，有生理状态，也有病理状态，体质也就有生理和病理两种表现形式，体质类型也就有生理体质和病理体质之分。对生理体质的分类方法，始自《内经》。《内经》主要侧重于体质的生理性对体质进行分类，《内经》中的阴阳分类法、五行分类法、脏腑分类法、体质分类法、心理特征分类法、地域分类法等均是对生理体质的分类，均是以脏腑、经络、精气血津液在生理状态下的功能活动及其表现特征为依据进行分类的。也有直接从体质的脏腑基础和物质基础分类者，如脏腑分类法、精气血津液分类法、五脏功能特点分类法等。后世常用的体质阴阳三分法、功能特征四分法、五分法等均属于对生理性体质的分类。病理体质的分类，是对个体内协调平衡状态被破坏，脏腑经络、阴阳、气血精津液，出现相对固定的偏盛偏衰而表现的体质特征的分类，如体质病性分类法、虚弱体质分类法、体质六分法、七分法、九分法、十二分法等，均属于病理体质分类。这种分类方法，通过生理和病理表现来说明体质类型在正常状态和疾病过程中的生理、病理表现特征，体现了体质理论的实用性。

5. 依据综合因素分类

依据阴阳五行理论的体质分类方法为整体分类法，依据体质构成要素、影响因素的分类方法则为局部分类法，依据体质的生理性和病理性的分类方法是从体质的表现形式对体质所做的分类。中医体质学的分类方法众多，古今医家在对体质分类时，一方面注意到体质的整体性和局部性因素，另一方面将这些因素从多个角度综合进行分析，融合各种分类方法，更多地采用了以人体生命活动的内脏基础和物质基础—脏腑阴阳精气血津液的盛衰虚实变化为主的综合性分类方法，并以临床应用为目的，不但注意研究生理状态下不同体质的特征，而且着重探讨在疾病状态下不同体质的特征和表现。如张景岳的藏象阴阳分类法，章楠的阴阳虚实属性分类法，现代医家的六分法、七分法、九分法、十二分法等从另一角度来看又均属于综合性分类方法。

体质分类方法的繁多就如同院子里找不出两片完全相同的树叶一样，世间也没有完全相同的两个事务，人的体质也正是如此。临床中即或是单卵双胞胎的姐妹（或兄弟），她（他）们的体质尽管极其相似，但却绝不完全等同，无论是其心理活动、生理状态，还是在发病过程中对相同邪气的易感性、感邪之后机体的反应性，甚至疾病过程中的证候类型、临床表现，以及药物治疗效应等，产生这样结果的根本原因是体质使然。如若从体质学的角度审视体质分类方法及其类型的繁杂特征，就必然会觉得这一切都在必然之中。

（二）体质辨识原则

体质通过人体形态、功能和心理上的差异性表现出来，全面地体现在人体形态和功能的各个方面，因此，对一个体体质状况的评价，应从形态结构、生理功能及心理特征三个方面综合考虑。认识与辨析体质，必须依据个体的肤色、形态、举止、饮食习惯、性格特点、心理特征，以及对季节的适应性、对疾病的易感性等方面表现的特征，把握以下三个原则：

1. 整体性原则

整体观是中医体质诊断强调整体审察的认识论基础。人体的外部结构与内部脏腑是有机相关的，整个人体又受到自然环境和社会环境的影响。中医体质辨证中的整体性原则，一方面要求利用望闻问切的手段广泛而全面地收集体质资料，而不能只看到局部的体质状况；另一方面是指从整体上进行多方面的考虑，并结合时、地、病的特殊性，对人体体质状态进行全面分析，综合判断。

2. 形神结合原则

神是机体生命活动的体现。形健则神旺，形衰则神惫，人的精神状态和面部气色常能显示出体质的强弱。清·林之翰《四诊抉微·卷之一》说："夫气由脏发，色随气华。"神色是五脏气血盛衰的表现，体质健康的人，五脏无偏胜，气血调和，阴平阳秘，必然精神健旺，气色明润，目光有神，语言响亮，耳听聪敏。反之，非正常体质必然反映不同气色。人体的形态结构与心理特征也存在特异性的对应关系，一定的形态体貌必然对应一定的性格特点，只有全面观察，形神结合，才能对体质类型做出准确的判别。

3. 舌脉合参原则

诊察舌脉在分辨体质的差异性上有重要参考价值。如阳虚质多舌胖，瘀血质多舌紫等，对舌的神、色、形、态，苔色、苔质进行全面观察。诊脉时应注意身躯高大的人，脉的显现部位较长；矮小的人，脉的显现部位较短；瘦小的人脉常濡软；肥盛的人脉常沉细；阳盛质多见阳脉，阴盛质多见阴脉。另外，还需注意不同地理环境对脉象的影响。《张氏医通》说："江南人元气薄，所以脉多不实。西北人习惯风寒，内外坚固，所以脉多沉实。滇粤人表里疏豁，所以脉多微数，按之少实。"此外，如年龄、性别、民族、先天禀赋、家族遗传、居处环境及性格类型、饮食习惯、疾病因素等，均与体质有关，临床在划分体质类型时亦需注意。

（三）常见体质类型的辨识

辨析体质类型，主要是依据体质的构成要素，即依据不同个体在形态结构、生理功能及心理活动等 3 个方面的特征进行综合分析，将其归为不同体质类型的思维与实践过程。王琦教授通过分析历代医家对体质特征的表述和临床经验总结，将中医体质类型分为 9 种基本类型，即平和质、气虚质、阳虚质、阴虚质、痰湿质、湿热质、瘀血质、气郁质、特禀质 9 种，并将这些人群常见的体质类型的定义、成因、特征做了规范表述和分析，现辑录如下。

1. 平和质

平和质是指先天禀赋良好，后天调养得当，以体态适中、面色红润、精力充沛、脏腑功能状态强健壮实为主要特征的一种体质状态。其成因多为先天禀赋良好，后天调养得当。

平和质先天禀赋良好，后天调养得当，故其神、色、形、态、局部特征等方面表现良好，性格随和开朗，平素患病较少，对外界环境适应能力较强。基本特征如下：①形体特征：体形匀称健壮。②心理特征：性格随和开朗。③常见表现：面色、肤色润泽，头发稠密有光泽，目光有神，鼻色明润，嗅觉通利，味觉正常，唇色红润，精力充沛，不易疲劳，耐受寒热，睡眠安和，胃纳良好，二便正常，舌色淡红，苔薄白，脉和有神。④发病倾向：平素患病较少。⑤对外界环境适应能力：对自然环境和社会环境适应能力较强。

2. 气虚质

气虚质是指由于一身之气不足，以气息低弱、脏腑功能状态低下为主要特征的体质状态。其成因有先天禀赋不足，后天失养，如孕育时父母体弱、早产、人工喂养不当、偏食、厌食，或因病后气亏、年老气弱等。基本特征：①形体特征：肌肉松软。②心理特征：性格内向、情绪不稳定、胆小不喜欢冒险。③常见表现：主项：平素气短懒言，语音低怯，精神不振，肢体容易疲乏，易出汗，舌淡红、胖嫩、边有齿痕，脉象虚缓。副项：面色萎黄或淡白，目光少神，口淡，唇色少华，毛发不泽，头晕，健忘，大便正常，或虽便秘但不结硬，或大便不成形，便后仍觉未尽，小便正常或偏多。④发病倾向：平素体质虚弱，卫表不固易患感冒；或病后抗病能力弱，易迁延不愈；易患内脏下垂、虚劳等病。⑤对外界环境适应能力：不耐受寒邪、风邪、暑邪。

由于一身之气不足，脏腑功能衰退，故出现气短懒言，语音低怯，精神不振，目光少神；气虚不能推动营血上荣，则头晕，健忘，唇色少华，舌淡红；卫气虚弱，不能固护肤表，故易出汗；脾气亏虚，则口淡，肌肉松软，肢体疲乏，大便不成形，便后仍觉未尽；

脾虚气血不充则舌胖嫩、边有齿痕；气血生化乏源，机体失养，则面色萎黄，毛发不泽；气虚推动无力，则便秘而不结硬；气化无权，水津直趋膀胱，则小便偏多；气虚鼓动血行之力不足，则脉象虚缓。气虚阳弱故性格内向，情绪不稳定，胆小不喜欢冒险；气虚卫外失固，故不耐受寒邪、风邪、暑邪，易患感冒；气虚升举无力故多见内脏下垂、虚劳，或病后迁延不愈。

3. 阳虚质

阳虚质是指由于阳气不足，失于温煦，以形寒肢冷等虚寒现象为主要特征的体质状态。多因先天不足，或后天失养。如孕育时父母体弱，或年长受孕，早产，或年老阳衰等因素形成。基本特征：①形体特征：多形体白胖，肌肉松软。②心理特征：性格多沉静、内向。③常见表现：主项：平素畏冷，手足不温，喜热饮食，精神不振，睡眠偏多，舌淡胖嫩边有齿痕，苔润，脉象沉迟。副项：面色㿠白，目胞晦暗，口唇色淡，毛发易落，易出汗，大便溏薄，小便清长。④发病倾向：发病多为寒证，或易从寒化，易病痰饮、肿胀、泄泻、阳痿。⑤对外界环境适应能力：不耐受寒邪、耐夏不耐冬；易感湿邪。

由于阳气亏虚，机体失却温煦，故形体白胖，肌肉松软，平素畏冷，手足不温。面色㿠白，目胞晦暗，口唇色淡；阳虚神失温养，则精神不振，睡眠偏多；阳气亏虚，肌腠不固，则毛发易落，易出汗；阳气不能蒸腾、气化水液，则见大便溏薄，小便清长，舌淡胖嫩边有齿痕，苔润；阳虚鼓动无力，则脉象沉迟；阳虚水湿不化，则口淡不渴；阳虚不能温化和蒸腾津液上承，则喜热饮食。

阳虚阴盛故性格沉静、内向，发病多为寒证，或易寒化，不耐受寒邪，耐夏不耐冬；阳虚失于温化故易感湿邪，易病痰饮、肿胀、泄泻；阳虚易至阳弱则多见阳痿。

4. 阴虚质

阴虚质是指由于体内津液精血等阴液亏少，以阴虚内热等表现为主要特征的体质状态。多因先天不足，如孕育时父母体弱，或年长受孕，早产等，或后天失养，纵欲耗精，积劳阴亏，或曾患出血性疾病等因素形成。基本特征：①形体特征：体形瘦长。②心理特征：性情急躁，外向好动，活泼。③常见表现：主项：手足心热，平素易口燥咽干，鼻微干，口渴喜冷饮，大便干燥，舌红少津少苔。副项：面色潮红，有烘热感，两目干涩，视物模糊，唇红微干，皮肤偏干，易生皱纹，眩晕耳鸣，睡眠差，小便短，脉象细弦或数。④发病倾向：平素易患有阴亏燥热的病变，或病后易表现为阴亏症状。⑤对外界环境适应能力：平素不耐热邪，耐冬不耐夏；不耐受燥邪。

阴液亏少，机体失却濡润滋养，故体形瘦长，平素易口燥咽干，鼻微干，大便干燥，小便短，眩晕耳鸣，两目干涩，视物模糊，皮肤偏干，易生皱纹，舌少津少苔，脉细；同时由于阴不制阳，阳热之气相对偏旺而生内热，故表现为一派虚火内扰的证候，可见手足心热，口渴喜冷饮，面色潮红，有烘热感，唇红微干，睡眠差，舌红脉数等。

5. 痰湿质

痰湿质是指由于水液内停而痰湿凝聚，以黏滞重浊为主要特征的体质状态。多因先天遗传，或后天过食肥甘而形成。基本特征：

①形体特征：体形肥胖，腹部肥满松软。②心理特征：性格偏温和，稳重恭谦，和达，多善于忍耐。③常见表现：主项：面部皮肤油脂较多，多汗且黏，胸闷，痰多。副项：面色黄胖而黯，眼胞微浮，容易困倦，平素舌体胖大，舌苔白腻，口黏腻或甜，身重不爽，脉滑，喜食肥甘，大便正常或不实，小便不多或微混。④发病倾向：易患消渴、中风、胸痹等病证。⑤对外界环境适应能力：对梅雨季节及潮湿环境适应能力差，易患湿证。

痰湿泛于肌肤，则见体形肥胖，腹部肥满松软，面色黄胖而黯，眼胞微浮，面部皮肤油脂较多，多汗且黏；"肺为贮痰之器"，痰浊停肺，肺失宣降，则胸闷，痰多；"脾为生痰之源"，故痰湿质者多喜食肥甘；痰湿困脾，阻滞气机，困遏清阳，则容易困倦，身重不爽；痰浊上泛于口，则口黏腻或甜；脾湿内阻，运化失健则大便不实，小便微混；水湿不运，则小便不多。舌体胖大，舌苔白腻，脉滑，为痰湿内阻之象。

痰湿内盛，阳气内困，不易升发，故性格偏温和，稳重恭谦，和达，多善于忍耐；痰湿内阻易患消渴、中风、胸痹等病证；痰湿内盛，同气相求，对梅雨季节及潮湿环境适应能力差，易患湿证。

6. 湿热质

湿热质是指以湿热内蕴为主要特征的体质状态。多因先天禀赋，或久居湿地，喜食肥甘，或长期饮酒，湿热内蕴等因素形成。基本特征：①形体特征：形体偏胖。②常见表现：主项：平素面垢油光，易生痤疮粉刺，舌质偏红苔黄腻，容易口苦口干，身重困倦。副项：心烦懈怠，眼筋红赤，大便燥结，或黏滞，小便短赤，男易阴囊潮湿，女易带下量多，脉象多见滑数。③心理特征：性格多急躁易怒。④发病倾向：易患疮疖、黄疸、火热等病证。⑤对外界环境适应能力：对湿环境或气温偏高，尤其夏末秋初，湿热交蒸气候较难适应。

湿热泛于肌肤，则见形体偏胖，平素面垢油光，易生痤疮粉刺；湿热郁蒸，胆气上溢，则口苦口干；湿热内阻，阳气被遏，则身重困倦；热灼血络，则眼筋红赤；热重于湿，则大便燥结；湿重于热，则大便黏滞；湿热循肝经下注，则阴囊潮湿，或带下量多。小便短赤，舌质偏红苔黄腻，脉象滑数，为湿热内蕴之象。

湿热郁于肝胆则性格急躁易怒，易患黄疸、火热等病证；湿热郁于肌肤则易患疮疖；湿热内盛之体，对潮湿环境或气温偏高，尤其夏末秋初，湿热交蒸气候较难适应。

7. 瘀血质

瘀血质是指体内有血液运行不畅的潜在倾向或瘀血内阻的病理基础，以血瘀表现为主要特征的体质状态。形成因素有：先天禀赋，或后天损伤，忧郁气滞，久病入络等。基本特征：①形体特征：瘦人居多。②心理特征：性格内郁，心情不快易烦，急躁健忘。③常见表现：主项：平素面色晦暗，皮肤偏黯或色素沉着，容易出现瘀斑，易患疼痛，口唇黯淡或紫，舌质黯有瘀点，或片状瘀斑，舌下静脉曲张，脉象细涩或结代。副项：眼眶黯黑，鼻部黯滞，发易脱落，肌肤干或甲错，女性多见痛经、闭经，或经色紫黑有块、崩漏。④发病倾向：易患出血、癥瘕、中风、胸痹等病。⑤对外界环境适应能力：不耐受风邪、寒邪。

血行不畅，气血不能濡养机体，则形体消瘦，发易脱落，肌肤干或甲错；不通则痛，故易患疼痛，女性多见痛经；血行瘀滞，则血色变紫变黑，故见面色晦暗，皮肤偏黯，口唇黯淡或紫，眼眶黯黑，鼻部黯滞；脉络瘀阻，则见皮肤色素沉着，容易出现瘀斑，妇女闭经，舌质黯有点、片状瘀斑，舌下静脉曲张，脉象细涩或结代；血液瘀积不散而凝结成块，则见经色紫黑有块；血不循经而溢出脉外，则见崩漏。

瘀血内阻，气血不畅故性格内郁，心情不快易烦，急躁健忘，不耐受风邪、寒邪；瘀血内阻，血不循经，外溢易患出血、中风；瘀血内阻则易患癥瘕、胸痹等病。

8. 气郁质

气郁质是指由于长期情志不畅、气机郁滞而形成的以性格内向不稳定，忧郁脆弱、敏感多疑为主要表现的体质状态。多因先天遗传，或因精神刺激、暴受惊恐、所欲不遂、忧郁思虑等因素形成。基本特征：①形体特征：形体偏瘦。②心理特征：性格内向不稳定，忧郁脆弱，敏感多疑。③常见表现：主项：平素忧郁面貌，神情多烦闷不乐。副项：胸胁胀满，或走窜疼痛，多伴善太息，或嗳气呃逆，或咽间有异物感，或乳房胀痛，睡眠较差，食欲减退，惊悸怔忡，健忘，痰多，大便偏干，小便正常，舌淡红，苔薄白，脉象弦细。④发病倾向：易患郁证、脏躁、百合病、不寐、梅核气、惊恐等病证。⑤对外界环境适应能力：对精神刺激适应能力较差，不喜欢阴雨天气。

肝性喜条达而恶抑郁，长期情志不畅，肝失疏泄，故平素忧郁面貌，神情多烦闷不乐；气机郁滞，经气不利，故胸胁胀满，或走窜疼痛，多伴善太息，或乳房胀痛；肝气横逆犯胃，胃气上逆则见嗳气呃逆；肝气郁结，气不行津，津聚为痰，或气郁化火，灼津为痰，肝气夹痰循经上行，搏结于咽喉，可见咽间有异物感，痰多；气机郁滞，脾胃纳运失司，故见食欲减退；肝藏魂，心藏神，气郁化火，热扰神魂，则睡眠较差，惊悸怔忡，健忘；气郁化火，耗伤气阴，则形体消瘦，大便偏干；舌淡红，苔薄白，脉象弦细，为气郁之象。

情志内郁不畅，故性格内向不稳定，忧郁脆弱，敏感多疑，易患郁证、脏躁、百合病、不寐、梅核气、惊恐等病证，对精神刺激适应能力较差，不喜欢阴雨天气。

9. 特禀质

特禀质是指由于先天禀赋不足和禀赋遗传等因素造成的一种特殊体质。包括先天性、遗传性的生理缺陷与疾病，过敏反应等。形成因素有先天禀赋不足、遗传等，或环境因素、药物因素等。基本特征：①形体特征：无特殊，或有畸形，或有先天生理缺陷。②心理特征：因禀质特异情况而不同。③常见表现：遗传性疾病有垂直遗传，先天性、家族性特征；胎传性疾病为母体影响胎儿个体生长发育及相关疾病特征。④发病倾向：过敏体质者易药物过敏，易患花粉症；遗传疾病如血友病、先天愚型及中医所称“五迟”“五软”“解颅”等；胎传疾病如胎寒、胎热、胎惊、胎肥、胎痫、胎弱等。⑤对外界环境适应能力：适应能力差，如过敏体质者对过敏季节适应能力差，易引发宿疾。由于先天禀赋不足、遗传等因素，或环境因素，药物因素等的不同影响，故特异质的形体特征、心理特征、常见表现、发病倾向等方面存在诸多差异，病机各异。

第四章　中医体质理论与临床实践

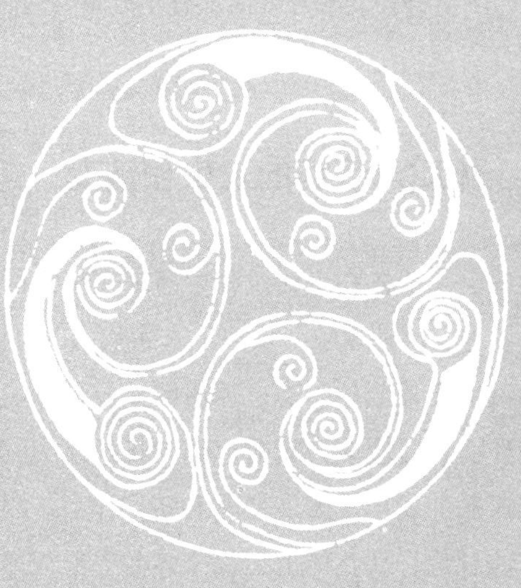

中医体质理论作为中医学理论体系的重要组成部分，从差异性角度研究研究人体的结构和功能，认识和诊察疾病，指导疾病的治疗和预防、养生。因此，以中医理论指导中医临床实践，贯穿着个体体质差异的理念，对于促进中医基础理论和中医临床医学的创新和发展，以及中医预防理论的丰富和实现与多学科的交融等方面都有十分重要的意义。

第一节　体质与疾病的发生和演变

体质现象是个体在生命过程中所表现出来的区别于他人的独特的生理、病理现象，反映了未病状态下机体脏腑经络、精气血津液盛衰偏颇的状态。体质的差异性影响着个体对自然、社会环境的适应能力和对疾病的抵抗能力，在很大程度上决定着疾病的发生、发展变化和转归预后。因此，深入理解中医体质理论，从整体上把握个体的差异规律、特征及机理，不但有助于说明疾病发生的基本原理，阐释疾病的演变规律，指导对疾病的辨证和治疗，而且对于采取相应的全方位的养生措施，全面改善身体素质，提高健康水平具有重要意义。

一、体质与发病

中医学认为疾病的发生虽然是一个复杂的过程，但总括起来不外乎病邪作用于人体引发损害和正气抗损害这两个方面的矛盾斗争过程，正邪相搏是疾病从发生、演化到结局的病理过程中最基本、最具普遍意义的规律。体质作为个体在生命过程中，由遗传性和获得性因素所决定的表现在形态结构、生理功能和心理活动方面综合的相对稳定的固有特性，必然也贯穿于疾病的整个过程，成为制约和影响疾病发生、发展变化的基本要素。体质与疾病两者相比，人们常将体质喻为画面上的“底色”或“背景”，将疾病喻为画面上的“图像”或“前景”，疾病总是发生在体质这一“背景”之上，体质的差异性决定着疾病的发生、发展、转归、预后，以及治疗效应上的差异。

发病即疾病的发生，是疾病的起始阶段，标志着人体将从健康状态进入病理状态。致病因素作用于人体是否导致疾病的发生，取决于邪正双方的力量对比。中医发病学认为，正气不足是发病的内在依据，邪气是发病的重要条件，病因在疾病的发生发展过程中虽然有着重要影响，有时甚至起着主导作用，但一般只起诱发、激化、加重疾病等作用，机体正气对疾病的产生发展大多起着主导作用，影响着疾病的性质、转归和愈后。体质就其表现特征和功能活动而言，反映了正气的盛衰状况，是疾病发生与否和疾病过程中表现出种种差异的根本原因。体质的差异性决定着个体对某些病邪的易感性，以及感邪后发病与否和发病的倾向性，体质的特异性影响着先天性疾病和遗传性疾病的发生及过敏性反应。

1. 体质与正气

正气是一身之气相对邪气时的称谓，泛指人体正常的生命物质及其功能活动，以及基于此而产生的各种维护能力，包括自我调节、适应环境、抗病祛邪和康复自愈等能力，是人体生理功能状况的总称。正气的旺盛取决于两个条件，一是精气血津液等精微物质的充沛，二是脏腑生理功能的正常和相互协调，因此其包括的范围十分广泛，精、神、津液、营卫气血，各脏腑经络之气等的活动状况均属于正气的范畴，任何一种物质不足及功能低下均可以称之为正气不足。故正气实质上是人体精气血津液和脏腑经络等物质和功能状况的总体体现，是对整个人体生命物质及其功能的高度概括，正气的强弱是人体健康与否的决定因素。体质是指人类个体在生命过程中，由遗传性和获得性因素所决定的表现在形态结构、生理功能和心理活动方面综合的相对稳定的固有特性，是人群及人群中的个体禀受于先天，受后天影响，在其生长发育衰老过程中所形成的与自然、社会环境相适应的相对稳定的个体个性特征。它通过人体形态、功能和心理活动的差异性表现出来，全面地体现在人体形态和功能的各个方面，脏腑经络和精气血津液是体质的生理学基础，脏腑经络的结构差异和功能盛衰偏颇，以及精气血津液的盈亏都是决定人体体质的主要因素，故体质实质上是因脏腑经络、精气血津液的盛衰偏颇而形成的个体特征，每个人都有自己的体质特点，人的体质特点或隐或显地体现于健康或疾病过程中。

体质与正气均是精气血津液盛衰和脏腑经络结构与功能的反映，必然有着密切的关系。体质普遍地存在于每个个体中，每个人作为一个形神的统一体，必然会显现出自己的身心特性，也必然会表现出正气的盛衰与否；体质秉承于先天，得养于后天，先天禀赋决定着个体体质的特异性，也决定着个体正气的盛衰差别；后天各种环境因素、营养状况、饮食习惯、精神因素、年龄变化、疾病损害、针药治疗等，使得机体体质具有可变性，正气也随着体质的变化而变化。但体质是一个随个体发育的不同阶段而演变的生命过程，在某一个相当长的体质阶段，体质状况具有相对的稳定性，是不会骤然变化的，而正气的盛衰会因某一阶段生命物质的不足或整体功能的不协调而呈现较快的变化；体质特征和正气盛衰伴随着生命自始至终的全过程，其存在和演变时间均具有不间断性，或表现为生理状态下的生理反应性，或表现为病理状态下的发病倾向性。由于体质与正气有着如此密切的关系，人们常常将体质与正气相提并论，体质就其表现特征和功能活动而言，反映了正气的盛衰偏颇。体质强者，抗邪、祛邪、调节、修复能力强，不易感邪发病；体质弱者，御邪抗病修复能力差，易感邪发病。然而正气作为对整个人体生命物质及其功能的高度概括，重在“能力”的差别，只有强弱之分，而无类型之别；而体质是对人体生命活动现象整体表现特征的概括，即对人身心特性的概括，重在“质”的差别，既有强弱之分，又有不同类型的划分，因此，体质不但决定了发病与否和修复、调节能力的强弱，还决定了发病的倾向性及疾病的病性、病位和病势，从发病学的角度来看，体质的问题就显得尤其重要。

2. 体质与病邪的易罹性

邪气是相对正气时的称谓，泛指各种致病因素，包括六淫、疠气、七情内伤、饮食劳逸、外伤、虫兽伤、寄生虫及水湿、痰饮、瘀血、结石等，其对正气的损害主要表现在：其一是干扰人体的功能活动，如引起某些脏腑功能失调、气机紊乱或神志失常等；其二是直接损伤形质，如脏腑、形体、官窍的损伤，精气血津液的耗损；其三是导致机体抗病、自愈能力的下降；其四是改变个体的体质特点。每一种病邪的性质和特点不同，分别具有不同的阴阳寒热偏性和致病性，每一个个体则有不同的体质特点，个体五脏的结构和功能之差异，精气血津液之盈亏，阴阳寒热之偏倾，决定了个体处于不同的功能状态，从而对各种致病因素的反应性不同，亲和性、耐受性不同，也就是选择性不同，正所谓“同气相求”，即不同的体质类型，容易感受相应的邪气，易患某类特定的疾病。清代医家吴德汉《医理辑要·锦囊觉后篇》云：“要知易风为病者，表气素虚；易寒为病者，阳气素弱；易热为病者，阴气素衰；易伤食者，脾胃必亏；易劳伤者，中气必损。须知发病之日，即正气不足之时。”明确指出了体质的差异往往决定着个体对某些病邪的易感性、耐受性。一般而言，偏阳质者易感受风、暑、热之邪而耐寒，偏阴质者易感受寒湿之邪而耐热，痰湿之质易受寒湿所侵和饮食所伤，气虚之质不耐外邪及饮食劳倦所伤，湿热之质易为饮食劳倦、情志所伤，瘀血之质不耐情志刺激，气郁之质易为七情所伤，等等。小儿脏腑娇嫩，形气未充，易感外邪，或为饮食所伤而发病；年高之人，脏气已亏，精血不足，易感外邪发病，易为饮食情志所伤，不耐劳伤。

3. 体质决定发病与否

疾病发生与否取决于两个因素，一是正气的强弱，二是邪气的有无。两者之中，正气处于主导地位，是发病的内在根据，邪气只是疾病形成的条件。疾病发生与否，主要取决于正气的盛衰，而正气的强弱和个体体质状况密切相关，体质就其生理基础及表现特征和功能活动而言，是正气盛衰偏颇的反映。《灵枢·本脏》说：“五脏皆坚者，无病；五脏皆脆者，不离于病。”《素问·经脉别论》也指出：“勇者气行则已，怯者则着而为病。”均说明体质决定发病与否。体质强壮者，正气亦强，抗邪、驱邪、调节、修复能力强，不易受邪发病；体质羸弱者，正气也虚，抗病能力差，容易为病邪所伤。临床常见体质虚弱之人，一遇气候变化、季节更替，或情志刺激，或饮食不调，或劳倦内伤等，即易患病，而体质强健之人往往安然无恙。《灵枢·论勇》曾对在同样气候变化的条件下，有人患病、有人不患病提出疑问，并认识到造成这种差别的根本原因在于体质的差异，云“有人于此，并行而立，其年之少长等也，衣之厚薄均也，卒然遇烈风暴雨，或病或不病，或皆病，或皆不病”，原因即在于“黑色而皮厚肉坚，固不伤于四时之风”“薄皮弱肉者”，则不胜四时之虚风。

在外感病的发生中，体质虚弱，则正虚感邪而发病。人体脏腑功能正常，精气血津液充盈，则体质强壮，正气旺盛，卫外固密，抗病能力强，病邪难以侵犯人体，即使病邪侵入，亦能调节修复，驱邪外出，疾病也就无从发生，“正气存内，邪不可干”（《素问·刺法论》），在强调正气重要性的同时，无疑也包含了对体质的重视。气虚、血虚、阳虚、阴虚、气阴两虚、脾虚、肺虚、肝虚等体质状况之人，正气相对虚弱，卫外不固，防御能力低下，或病邪的致病力超过了人体的调节、修复能力时，邪气才能乘虚而入，导致疾病的发生，“邪之所凑，其气必虚”（《素问·评热病论》），无疑也是对体质的强调。在内伤病的发生中，体质虚弱，则正虚生邪而发病。气虚质、血虚质、阴虚质、阳虚质、气阴两虚质者等，脏腑阴阳气血偏倾，功能失常，可产生内风、内寒、内湿、内燥、内火等内邪而发病；或导致痰饮、瘀血、结石等病理产物的形成而引起新的病变，或改变其体质类型；或适应调节能力低下，易致脏气发生偏聚盈虚，使体内形成某种情感好发的潜在环境，使人对外界刺激的反应性增强，表现为某种情感的经常发生，且持续时间较长，发作强度较大等，而发为情志病。吴谦《医宗金鉴·杂病心法要诀》说：“凡此九气（怒、喜、悲、恐、寒、炅、惊、劳、思）丛生之病，壮者得之气行而愈；弱者得之气著为病也。”说明在遇病邪所伤时，机体发病与否，不仅与病邪的种类及其量、质有关，更重要的是与机体体质有关。《灵枢·本脏》所问：“愿闻人之有不可病者，至尽天寿，虽有深忧大怒，怵惕之志，犹不能减也，甚寒大热，不能热也；其有不离屏蔽室内，又无怵惕之恐，然不免于病者，何也？”关键是因个体之间在脏腑形质及功能方面存在着差异。个体体质的偏颇状态或缺陷是疾病发生的根本原因。因此，正气不足是机体发病的内部因素，人体以五脏功能为主体的体质强弱是邪气能否致病的生理前提。

疾病的发生，除由邪正斗争的结果决定外，还受环境（包括气候、地理因素、生活工作环境和社会因素）、饮食、营养、遗传、年龄、性别、情志、劳逸等多方面因素的影响，这些因素均是通过影响人体体质的状态，使机体的调节适应能力下降而导致了疾病的发生。

4. 体质与潜在的发病倾向性

由于脏腑组织有坚脆刚柔之别，精气血津液有盈虚多少之异，个体对某些病邪的易感性、耐受性不同，从而决定了不同体质的人发病情况也各不相同。在发病的形式上，由于邪气的种类、性质、强弱和致病途径不同，而个体又有脏腑气血阴阳偏颇偏聚的体质差异，因此在疾病开始阶段，表现为不同的类型。如阴阳平和质、肝郁质、阳盛质、阴虚质、气虚质者往往感而即发；瘀血质、痰湿质、气虚质、阴虚质、阳虚质等常呈渐进性的病理变化，即徐发，或常在原有病的基础上继发新的病证；精亏质、肝郁质、脾虚质、气虚质、阴虚质、痰湿质等患病后还会在一定条件下反复发作。

在发病的倾向性方面，早在《灵枢·五变》就指出："肉不坚，腠理疏，则善病风。""五脏皆柔弱者，善病消瘅。""小骨弱肉者，善病寒热。""粗理肉不坚者，善病痹。"小儿脏腑娇嫩，体质未壮，易患咳喘、腹泻、食积等疾；年高之人，精气多虚，体质转弱，易患痰饮、咳喘、眩晕、心悸、消渴、痹证等；肥人或痰湿内盛者，痰湿内伏，滞脏腑，阻经络，碍气化，易患痰证、饮证、水肿证、疮疡、癫病、狂病、痫病、中风、眩晕等病；瘦人或阴虚之体，阴津亏乏，易罹肺痨、咳嗽、疮疹、便秘、衄血诸疾。"平和质"属于阴阳平和的理想体质类型，对自然环境和社会环境的适应力较强，平素患病较少，没有特殊的易感疾病。除"平和质"之外，所有的体质类型都存在气血阴阳的盛衰偏颇，因此其他体质类型对各种疾病的亲和力都有显著的差别，有特殊的易感疾病，在现代临床常用的病理体质分类系统中，阳虚之质，阴寒内盛，卫外不固，气化无力，易患感冒、咳喘、腹泻、肿胀、阳痿、遗尿、郁证；瘀滞型体质，气机郁滞，血行不畅，易患郁证、癥积等病；阴盛之质，内里伏寒，气血运行障碍，多发寒实证、瘀血证、痛证；阳盛之质，热盛气壅，上犯清窍，易患狂证、疮痈、便秘、热证等；瘀血之质，血运受阻，多发痛证、出血证、瘀血证、癥瘕、中风、胸痹等；气虚之质，脏腑功能低下，易患内脏下垂、虚损性疾患或慢性病。"阴虚之质"体内精血津液亏少，阴不制阳，多发久咳、肺痨、不寐、噎膈、便秘、消渴、内伤发热等。"痰湿之质"由于水液运行排泄不畅而多有痰饮、中满、水肿、瘿瘤、眩晕、中风等。"湿热之质”易患疮疖、黄疸、痿证、痢疾等病。“气郁之质”因气机运行不畅而多有郁证、脏躁、百合病、梅核气、不寐、胁痛等病。在五行体质系统中，“木形”之人易发肝胆病变、生殖系统疾病、情志病、筋骨病、目疾等。“火形”之人常有心神病、疮疡、血证、中风、暑热病等。“土形”之人易生脾胃病、痰饮、水肿等。“金形”之人多肺系病、皮肤病、鼻病、喉疾等。“水形”之人多腰腿病、骨骼病、生殖系疾病、脑髓病等。

先天性和遗传性等因素所形成的特异性体质，带有明显的具有个体差异性的病变状态特征，其五脏气血阴阳盛衰偏倾，具有特异性发病倾向，表现为多方面疾病的发病倾向，一是遗传性疾病，如某些出血性疾病（血友病）、癫狂痫（精神分裂症、癫痫）、消渴（糖尿病）、多指（趾）症、眩晕和中风（高血压）、多囊肾、色盲、近视及过敏性疾病等。二是先天性疾病，如先天性心脏病、原发性闭经等。三是生长发育障碍，如皮肤脆薄、毛发稀疏发黄，五迟（立迟、行迟、发迟、齿迟、语迟），五软（头项软、手软、足软、肉软、口软），解颅等。四是过敏性疾病，如哮喘、鼻鼽、风疹等。

宿疾与体质和发病也密切相关。由于体质倾向具有稳定性特征，会持久地资生、助长留伏于体内的易感之邪，使邪气交结不去，成为宿疾痼疾。某些发作性沉痼疾病，病邪伏留于体内，经久不去，每遇感受淫邪、情志刺激、饮食劳逸等诱因，则引动伏邪发病。常见的伏邪有寒、痰、饮、气、血等。具有病理性体质的个体，不仅易感与体质特点“相应”的外邪，也易内生与体质性质“同质”之内邪，如阳虚体质易感寒、生寒，痰湿体质多外感湿邪、内生痰饮，瘀血体质易生恶血等；哮喘病情错综复杂，有明显的个体体质差异存在，凡是体质呈“虚寒”“痰湿”“瘀郁”型者，哮喘往往反复发作，且迁延难治；多种过敏疾病存在“夙根”，均与体质有直接关系；癫狂、痫证等顽固性疾病也多有痰、气、血等内伏之邪，并与相应的体质类型有关。这些疾病只有调整和改善体质，才能铲除邪气赖以滋生的“土壤”，根除伏邪，达到根治宿疾的目的。

综上所述，体质与正气密切相关，疾病的发生虽然主要取决于正气，但正气的盛衰往往取决于以五脏为主体的体质的强弱。由于脏腑经络和精气血津液的盛衰偏颇，个体表现为不同的体质特征，处于不同的功能状态，因而对各种病邪有不同的反应性和易感性，具有不同的发病倾向，从而决定了在遇到不同种类、不同性质的病邪损害时发病与否及发病形式的不同。因此，体质问题也是中医发病学研究的重要内容。

二、体质与病证演变

不同的个体具有不同的体质状况，体质的差异决定了不同的个体对病因刺激的反应性不同，故发病后疾病的变化规律和转归必然呈现出不同的态势，邪气从化、病位转移将因体质状况而表现出特有的发展趋向。

（一）体质与病机

体质因素决定病机的从化。所谓“从化”，即言病情随着病人体质的差异而发生变化。由于体质的特殊性，不同的体质类型有不同的潜在的、相对稳定的倾向性，可称之为质势。人体遭受病因的作用时，即在体内产生相应的病理变化，而且不同的病因具有不同的病变特点，这种病理演变趋势称之为病势。病势与质势结合就会使病理性质发生不同的变化，这种病势依附于质势，从体质而发生的转化，称之为质化，也就是从化。正如章虚谷《医门棒喝·六气阴阳论》所说："邪之阴阳，随人身之阴阳而变也。"即六气之邪，有阴阳的不同，其伤人也，又随人身阴阳强弱变化而为病。如同为感受风寒之邪，偏阳质者得之往往从阳化热，偏阴质者则易从阴化寒。又如同为湿邪，阳热之体得之，则湿易从阳化热，而为湿热之候；阴寒之体得之，则湿易从阴化寒，而为寒湿之证。正常质感受寒邪则为寒病（病势），感受湿邪则为湿病（病势）。因禀性有阴阳，脏腑有强弱，故机体对致病因子有化寒、化热、化湿、化燥等区别。正如《医宗金鉴·伤寒心法要诀》所说："人感邪气虽一，因形脏（指体质）不同，或从寒化，或从热化，或从虚化，或从实化，故多端不齐也。"病随体质而演化（从化）的一般规律是：素体阴虚阳亢者，机体功能活动相对亢奋，受邪后多从热化；素体阳虚阴盛者，功能活动相对不足，受邪后多从寒化；素体津亏血耗者，易致邪从燥化热化；若气虚寒湿偏盛者，受邪后多从湿化寒化。"从化"过程最终是以证候的形式表现出来的。换言之，证候实际上是致病因子作用于人体体质以后形成的临床类型。不同的病因作用于相同类型的体质，可以出现相同的证候。例如，温热、燥热邪气作用于阳气偏盛的体质，可以出现热证。而寒邪作用于阳气偏盛的体质，也可以转化为热证。金代医家刘河间曾提出"六气皆从火化""五志过极皆为热甚"的观点。从临床实际来看，外感热性病的后期出现较多火热之证的情况是确实存在的，但这种情况的发生与其所处时代的气象因素 及当时医者盛行用辛热药而致人群体质偏于阳盛有较密切关系。可见外感六淫邪气、体质类型及证候三者之间存在着明显的相关性。另一方面，相同致病因子作用于不同类型的体质可以出现不同的证候。例如：同是感寒后患感冒，其临床表现有风寒、风热、风湿等不同的证候类型，其原因即是体质类型的差异。在六经病中，伤寒少阴病有寒化和热化之别，治疗迥异，其根本原因也是体质的差异。由此可见，“证”是以“质”为基础，随质而变化的，证的特征中包含着质的特征，“证”是在质的基础上发展形成的。体质的偏颇不仅是疾病发生的内因，而且往往是决定疾病发展过程与证候类型的重要因素。根据上述“从化”原理，在临证时如能尽早辨识患者的体质类型，就可以预见其发病之倾向性，预知可能产生的结局，及时采取相应的治疗措施，防疾病发展传变。

值得提出的是，并不是所有的“证”都一定是从某种体质类型“从化”而来，临床确实有某些证候与体质没有直接的关系。由于体质差异，一部分病证始终保持发病时的属性，另一部分病证则在发展的某个阶段，其病证性质与发病时病邪的性质完全相反，出现由热证转化为寒证、由寒证转化为热证、由湿证转化为燥证、由燥证转化为湿证、由阴证转化为阳证、由阳证转化为阴证等变化。证的“从化”与否，与患者体质息息相关。阳热之体感阴寒之邪或阴寒之体感阳热之邪，二者均可向与病邪性质相反的方面转化。一般而言，体质偏热、偏燥、壮实者属阳体，阳盛之体，风寒外邪入侵，体内正气奋起抗邪，则必“发热恶寒”，或“但热不寒”，易形成表证、热证、实证；体质偏寒、偏湿、虚弱者属阴体，阴盛之体，风寒外邪入侵，体内正气奋起抗邪不足，则必“无热畏寒”，易形成里证、寒证、虚证。邪气侵入人体之后，可随人体之阴阳、寒热、虚实、燥湿的不同体质，发生不同的从化。因此，同一邪气致病，在不同体质的人身上可以表现出不同病证，甚至是相反的病证，说明不同的体质是病邪不同“从化”的基础，充分体现了体质在证的从化方面所起的重要作用。诊病时，若能窥测到患者脏腑阴阳之体的偏差，就可以预先采取措施，调整体质，防止病邪的深入传变。

（二）体质与证候

从上述可知，证候实际上是致病因子作用于人体体质以后形成的临床类型。辨证的过程，就是对证做出诊断的过程，也是将证与体质综合分析的过程。

1. 体质与证候的界定

体质是对人体身心特性的概括，是不同个体在生理共性的基础上所具有的生理特殊性。是指人类个体在生命过程中，由先天遗传和后天获得性因素所形成的形态结构、生理功能和心理活动方面综合的相对稳定的特性，反映着个体在形态结构、生理功能和心理活动中的基本特征，体现了内在脏腑气血阴阳之偏颇和功能活动之差异。体质现象是生命活动的重要表现形式，其在生理上表现为功能、代谢及对外界刺激反应等方面的个体差异，在病理上表现为对某些病因和疾病的易感性或易罹性，以及产生病变类型与疾病传变转归中的某种倾向性，因而有生理体质和病理体质之分。人类的生命现象有正常和异常两个方面的表现，人类的体质现象也有正常和异常两个方面的表现。体质类型是对人体在未病状态下，脏腑气血阴阳偏颇状态的描述，是对因在复杂的生命现象中，某些个体在某些方面的生理、病理现象具有大致相似的类同，而对具有类同的多个个体生理、病理现象特殊性进行的归纳概括与分类，虽有正常体质和异常体质之分，但均属于生理范畴，其本身并不构成疾病，具有相对的稳定性。

证候是对疾病发展过程中某一阶段病理特点的概括。是对致病因素作用于人体而发病之后，正邪交争所形成的某一阶段表现及机体的反应状态等疾病现象的总结，反映了疾病过程中某一阶段的病理机制的本质，包括疾病的原因、部位、性质，以及邪正关系，还反映着疾病可能发展变化的趋势。一般而言，证具有整体性、定型性、时相性、状态性等特性，是生命物质在疾病过程中具有时相性的本质性的反映，是一种以临床功能变化为主的整体定型反应形式与状态。证候类型是对人体疾病状态下脏腑气血阴阳盛衰状况及病因、病位等的概括，是在某一特定情况下身体某些明显易变的病理特征，是暂时性的，痊愈后就会消失，属于病理范畴。体质类型是将未病之“人”作为研究主体，所表现的是机体未病之时，即证候产生之前某个个体在生理病理方面的某些特点，所表达的是不同个体在形态结构、生理功能和心理活动方面的差异信息，以及对致病因素的反应性等。体质的形成是先天禀赋和后天年龄因素、饮食因素、锻炼情况、生活起居习惯、精神因素、社会因素、地理环境、生活环境、疾病因素及用药情况等多种因素共同作用的结果。证候的研究主体是已病之人之“病”，所表现的是致病因素作用于人体后所形成的疾病某一阶段一系列相互关联的症状及其病理特点，所表达的是包括疾病的病因、病位、病性和邪正关系及病理特点在内的综合信息。证候的形成因素有外感六淫、内伤七情、饮食劳倦、金创虫咬、疫毒等，这些因素作用于人体，在机体的调节、适应、修复能力下降时引起疾病的发生，出现了不同的证候类型。

可见，体质与证候都是对人体生命现象的描述，且都有不同的类型，体质类型与证候类型又往往都用阴虚、阳虚、气郁、瘀血、湿热、痰湿等中医学的基本术语进行论述，从而易于造成对体质与证候概念界定的混同，但两者在概念及临床应用等方面的差别是显而易见的。王琦教授从以下几个方面进行了界定：①界定前提：中医体质类型是对非病状态下的正常体质与病理体质的归纳。而中医证候是对内外因素互相作用而发病之后，正邪交争所形成的某一阶段表现及机体的反应状态等疾病现象的概括。②形成因素：体质在形成过程中先天因素、后天因素、社会因素等都对体质的形成产生重要影响。证候是由多种致病因素及机体对其做出的疾病反应、治疗是否合理等几方面影响形成的。③形成特点：一种体质类型的形成从先天基础到后天影响，整个过程需要经历很长时间，是贯穿于生命全过程的，包括健康与疾病的过程，因此体质的形成是一个缓慢的过程。而一个证候的形成从发生、发展、变化到结束，其过程是伴随在疾病过程中的，是随疾病的变化同时发生变化的。④表现特点：体质的表现特点是在机体未病的状态时即有体现，即体质的表现是在证候之先。证候的表现是在机体发病时的阶段性表现。⑤信息表达：体质类型信息表达出一个人在生理、病理方面的某些表现特点，对致病因素的反映强度等。证候是致病因素作用于人体后所形成的一种病或一类病的某一阶段的一系列相关症状的概括，主要包括病因（如风、寒、湿）、病位（如表里上下）、病性（如寒与热）、邪正关系（如虚实盛衰等）及病理特点（如脾胃虚寒）。⑥涵盖范围：体质类型可包容多个证候，而证候不能包容多种体质。由于体质的稳定性及证候的错综复杂性和相互转化等特点，所以属于某一种体质类型的人在发病时，往往兼见几种证候。相反，某一证候在某一个人身体上发生后，这个人原本属于的某一种体质在证候的发展变化中，是很难发生改变的，因此，一个病人的某一个证候阶段是很少见于两种以上体质类型的。⑦指向目标：指体质类型所指向的目标主要是“人”，将人作为研究的主体。而证候的指向目标是“病”，是疾病的某一阶段。⑧诊察内容：辨体质主要诊察形体禀赋、心理、地域及致病因素对人的影响，即人对这些因素的反应。以此分析某类人群脏腑阴阳气血的多少，对某类疾病的易罹性，分析某种体质患病后体质对疾病的影响，即疾病发展的倾向性，对药物的耐受性等。诊察证候是考虑脏腑气血阴阳盛衰的现状及与本次疾病的关联。在理论上考察体质是分析人在患病前和患病后的动态变化，考察证候是概括现阶段疾病对机体所造成的影响。在临床实践中，此二者互相关联、相互影响、密不可分。⑨干预目的：改善体质的目的是治未病，改善证候的目的是治已病。在考察了解某体质类型的患病倾向性、病发后发展变化的趋向性之后，就能够有预见性地把握其生理病理与疾病变化的规律，就能够在未病之时，改善体质，养生防病，有的放矢地预防疾病的发生。即使在疾病发生后，也能及时准确地阻断疾病的发展，如叶天士《外感温热篇》曰：“其人肾水素亏，虽未及下焦……如甘寒之中，加人咸寒，务在先安未受邪之地，恐其陷之易易耳。”临床实践中，不仅治疗需要治疗“已病”，还需要治疗“未病”，因此辨体结合辨证才会越来越受重视。以上 9 个方面对体质与证候概念的界定，可概括为下表（表 4–1）。

表 4–1　体质与证候的界定

界定依据	体质类型	证候
界定前提	非疾病状态下的正常体质与病理体质	疾病状态下的临床类型
形成因素	先天遗传、后天环境、社会因素等	多由致病因子作用
形成特点	形成缓慢、相对稳定	形成短暂、演变较快
表现特点	长期存在，表现于生、长、壮、老、已的生命过程	短期存在，表现与疾病过程，随病而来，病愈而消
表达信息	反映机体整体状态的特质特征	反映疾病演进过程中的病理特征
涵盖范围	可见于多种疾病与证候	单个疾病证候的自身范围
指向目标	人	病
诊察内容	禀赋形体、心理性格、生活地域、饮食嗜好、自然环境	与本次疾病相关的症状、体征，阴阳气血盛衰状态与脏腑经络失调情况
干预目的	治未病与治已病，以改变（善）体质，调整人体阴阳失调	治已病，以证候消失为目的，消除该病的病因、病理变化

2. 体质对证候形成的影响

（1）体质是证候形成的内在基础：医学的任务在于解决健康和疾病问题，从健康到疾病的发展关键是体质，一定的病理体质类型是相关疾病发生的主要物质基础，具有发生相关疾病的倾向性，其中所包含的相对稳定的脏腑气血阴阳偏颇则是疾病状态时阴阳失调的内在因素和依据，病理体质状态是与发病有密切关系的体质状态，属个体体质的病理改变，是证形成和表现的病理基础。“同病异治”和“异病同治”是中医治疗上的辨证观和灵活性的具体体现，体质是其产生的基础。首先，感受相同的致病因素或患同一种疾病，或在同一疾病的不同阶段，因个体体质的差异可表现出阴阳表里寒热虚实等不同的证候类型，即同病异证。如同样感受寒邪，素体强壮，正气可以御邪于肌表者，表现为恶寒发热，头身疼痛，苔薄白，脉浮等风寒表证；而素体阳虚，正不胜邪者，一发病就出现寒邪直中脾胃的畏寒肢冷，纳呆食减，腹痛泄泻，脉象缓弱等脾阳不足之证。又如同一地区、同一时期所发生的感冒，由于邪气性质不同、感邪轻重的不同和体质的差异，临床证候类型就有风寒、风热两大类别，以及夹湿、夹暑等不同兼证。再如同一疾病，在其发展的不同阶段，由于个体体质随疾病的变化而发生相应的改变，其证候类型也就不同，如温病的卫分证、气分证、营分证、血分证，就是温病过程中机体对致病因子的刺激，结合体质变化后的四个不同阶段的病理反映。可见，同病异证的决定因素，不在于病因而在于体质。另一方面，异病同证也与体质有关。感受不同的病因或患不同的疾病，而体质在某些方面具有共同点时，常常可表现为相同或类型的证候类型。如阳热体质者，感受暑、热邪气势必出现热证，但若感受风寒邪气，亦可郁而化热，表现为热性证候。泄泻、水肿病，体质相同时，都可以表现为脾肾阳虚之证。中西医结合的大量临床实践在这一方面亦积累了不少资料，如肝炎、肝硬化、溃疡病、慢性肾炎、再生障碍性贫血、系统性红斑狼疮等都可以出现肝肾阴虚证，有时又都可以出现脾肾阳虚之证。所以说，同病异证与异病同证，主要是以体质的差异为生理基础，体质是形成“证”的物质基础之一。“证”是以“质”为基础，随质而变化的，证的特征中包含着质的特征，“证”是在质的基础上发展形成的。体质的偏颇不仅是疾病发生的内因，而且往往是决定疾病发展过程与证候类型的重要因素。根据上述“从化”原理，在临证时如能尽早辨识患者的体质类型，就可以预见其发病之倾向性，预知可能产生的结局，及时采取相应的治疗措施，防疾病发展传变。

值得提出的是，并不是所有的“证”都一定是从某种体质类型“从化”而来，临床确实有某些证候与体质没有直接的关系。由于体质差异，一部分病证始终保持发病时的属性，另一部分病证则在发展的某个阶段，其病证性质与发病时病邪的性质完全相反，出现由热证转化为寒证、由寒证转化为热证、由湿证转化为燥证、由燥证转化为湿证、由阴证转化为阳证、由阳证转化为阴证等变化。证的“从化”与否，与患者体质息息相关。阳热之体感阴寒之邪或阴寒之体感阳热之邪，二者均可向与病邪性质相反的方面转化。一般而言，体质偏热、偏燥、壮实者属阳体，阳盛之体，风寒外邪入侵，体内正气奋起抗邪，则必“发热恶寒”，或“但热不寒”，易形成表证、热证、实证。体质偏寒、偏湿、虚弱者属阴体，阴盛之体，风寒外邪入侵，体内正气奋起抗邪不足，则必“无热畏寒”，易形成里证、寒证、虚证。邪气侵入人体之后，可随人体之阴阳、寒热、虚实、燥湿的不同体质，发生不同的从化。因此，同一邪气致病，在不同体质的人身上可以表现出不同病证，甚至是相反的病证，说明不同的体质是病邪不同“从化”的基础，充分体现了体质在证的从化方面所起的重要作用。诊病时，若能窥测到患者脏腑阴阳之体的偏差，就可以预先采取措施，调整体质，防止病邪的深入传变。

（2）体质决定证候类型：证候的类型一般取决于两个因素：一是病邪的种类及其对人体的刺激强度，二是机体对致病因素反应的差异。而这种反应上的差异，正是由于体质的差异性所决定的。体质是证形成的病理基础。体质的差异往往决定着个体对某些病邪的易感性和耐受性，决定着发病与否，以及潜在的发病倾向性和从化趋势，决定着证候的性质及其传变转归。因为体质反映了机体自身脏腑阴阳寒热的盛衰偏倾，这种偏倾性决定了个体处于不同的功能状态，从而对致病因素的反应性不同，亲和性、耐受性不同，即选择不同，正所谓“同气相求”。如阴虚体质易形成阴虚证，阴虚质即是阴虚证的病理基础；阳虚体质易形成阳虚证，阳虚质即是阳虚证的病理基础；痰湿体质易形成痰湿证，痰湿质即是痰湿证的病理基础，诸如此类，均说明体质病理是形成某种证的病理基础。虽然大部分病证是建立在体质的基础上，但证并不完全决定于体质，即证并不完全依赖于患者的体质基础，在某些证的表现过程中，不一定完全伴有体质病理状态的出现，如疾病的发生完全是由外界病菌及有毒物质引起的，与体质没什么关系，与原有的体质病理不一定有内在联系，这是因为体质与证二者并不完全存在一致性、同发性。证属病变，就同一疾病过程而言，证、潜证一般具有动态性、可变性和阶段性的特点，疾病的不同发展阶段可表现有不同的证候特征；而体质病理状态则具有相对稳定性，并不随疾病的不同阶段而有所不同。体质病理状态的表现规律、特征一般取决于生理状态下的体质特征。另外由于体质对于病、证的发展、演变具有内在的规定性，因此，体质病理状态决定了证的发展类型和演变规律，但若病变超过一定程度和范围时，则会对体质产生制约作用，甚或导致体质改变的发生。

由于体质的特殊性决定着发病后临床证候类型的倾向性。“证”的特征中包含着体质的特征，故中医临床辨证特别重视体质因素，将判别体质状况视为辨证的前提和重要依据，或治病求本之本，这里的“本”为证候之本，张介宾在辨证时指出:“当辨因人因证之别。盖人者，本也；证者，标也。证随人见，成败所由。故因人为先，因证次之。”说明辨证的本质是辨体质，治病求本，首先辨体质，其次才是辨证候。在观察和分析疾病发生和发展过程中，必须要掌握患者体质特点，注意病人在致病因子的作用下，体内阴阳矛盾的转化和发展情况，从而透过一些假象而直窥其源，辨清其寒、热、虚、实等属性。

（三）体质与病传

体质因素决定疾病的传变。传变是言疾病的变化和发展趋势，是指病变部位在脏腑经络等之间的传递转移，以及疾病性质的转化和改变。疾病传变与否，虽与邪之盛衰，治疗得当与否有关，但主要还是取决于体质因素。体质主要从两个方面对疾病的传变发生作用。其一是通过影响正气的强弱，从而决定发病、传变的迟速。体质强壮者，抗邪能力强，一般不易感邪发病，一旦感邪则发病急速，但发展速度慢，传变较少，故病程也较短暂。如伤寒之太阳病，患病七日以上而自愈者，正是因为太阳行经之期已尽，正气胜邪之故。体质虚弱者不但易于感邪，且易深入，病势较缓，传变多而病程缠绵。如伤寒病六、七日，身不甚热，但病热不减，病人烦躁，即因正不敌邪，病邪从阳经传入阴经。其二是通过决定病邪的“从化”而影响疾病的传变。如素体阳盛者，感邪多从阳化火，疾病多向阳热实证演变；素体阴盛者，则邪多从阴化寒，疾病多向寒实或虚寒方面转化。

不同的体质类型有不同的传变形式。《素问·风论》提出：“风之伤人也，或为寒热，或为热中，或为寒中，或为疠风，或为偏枯，或为风也，其病各异。”说明邪气虽一，传变迥异，疾病的变化规律不同，其原因是体质有别。而“其人肥，则风气不得外泄，则为热中而目黄，人瘦则外泄而寒，则为寒中而泣出。”说明肥人腠理致密，加之多食厚味，素有内热，风邪侵入，不得发泄，从热而化，出现目黄等热性病变；瘦人腠理疏松，外受风邪，阳气疏泄，发越于外，而见目泣自出等寒性病变。体质在这里是决定病邪传变和病理演变规律的根本原因。《金匮要略·脏腑经络先后病脉证》以“肝病传脾”为例，在专论杂病的传变规律时，强调肝病传脾的发生条件除了已病脏腑属于邪气实外，应具有受其克侮的未病脏腑气虚的体质基础。事实上，临床的确有“见肝之病，知肝传脾”的一般规律，但因患者体质有别，“脾旺不受邪”的病例也是普遍存在的。另外《伤寒论》所论循经传、越经传、表里传、两感传、直中传乃至不传等伤寒病传变形式，无不间接地反映了个体体质对疾病演变规律的重要作用。《医宗金鉴·订正伤寒论注·太阴全篇》对此解说更为透彻，即“六气之邪，感人虽同，人受之而生病各异者，何也？盖以人之形有厚薄，气有盛衰，脏有寒热，所受之邪，每从其人之脏气而化，故生病各异也，是以或从虚化，或从实化，或从寒化，或从热化，譬诸水火，水盛则火灭，火盛则水耗。物盛从化，理固然也。”

（四）体质与疾病预后

体质是预测疾病预后凶吉的重要依据。《灵枢·论痛》说：“同时而伤，其病多热者易已，多寒者难已。”说明气盛体强病易愈，气衰体弱病难已。《素问·评热病论》对劳风的病理演变规律和预后有“精者三日，中年者五日，不精者七日”的预测。可见了解体质对于推断疾病的预后吉凶具有重要意义，因此，《灵枢·寿夭刚柔》立下了“立形定气，而后临病人，决死生”之明训。疾病的预后有善恶之分，发展有好转和加重两种不同倾向，这虽然与感邪轻重、治疗得当及时有关，但在相当程度上是由体质因素所决定的。体质较强者，正气能够胜邪，疾病将逐步好转痊愈；体质较弱者，正气不能胜邪，邪气若乘势深入，疾病将变得复杂难治，预后不良。疾病的发展可有种种不同的方向，人体有五脏六腑、十二经脉等不同组织器官，传变的一般规律是病邪向相对虚弱的部位转移，并形成新的疾病状态，这在外感疾病发展演变过程中，表现尤为突出。如伤寒六经的传变中，太阳病有顺传阳经和逆传阴经两种情况，凡传阳经者，多是素禀阳气旺盛，传阴经者，大多平素脾阳不振，或心、肝、肾功能失调；伤寒少阴病为伤寒六经病变发展过程中最为危重的阶段，由于体质的不同可分为从阴化寒的寒化证，即四逆汤证；及从阳化热的热化证，即黄连阿胶汤证。前者症见恶寒嗜卧，吐利厥逆，乃阳虚之体，脾肾素寒；后者症见心烦不眠，脉细数，乃为阴虚体质。温病的传变，从卫气营血层面上来看，其一般规律是“卫之后方言气，营之后方言血”；从上中下三焦部位而言，其一般规律为始上焦，传中焦，终下焦。由于体质包含着潜在的发病倾向性，因而疾病的传变往往不是循规蹈矩，而是顺应正邪斗争的矛盾结果。个体之间的体质有着千差万别的变化，病情的发展也因此而复杂多样。如在温病的传变中，就有邪气不经气分阶段而直入营血的“逆传心包”，此类病人大多素体阴虚火旺，感受温邪之后，邪热顺体质之偏性而化燥伤阴，内伤营血出现高热神昏、抽搐、发斑、舌绛等危重证候。在内伤杂病中，经络之间的传变、经络脏腑之间的传变及脏腑之间的传变是很普遍的，体质类型常是导致病变在脏腑经络之间的传递转移以及疾病性质改变的重要因素。一般而言，体质强壮者，正气充足，抗邪能力强，一般不易感邪发病，即便发病，也多为正邪斗争剧烈的实证，病势虽急，但不易传变，病程也较短暂。体质虚弱者，不但易于感邪，且易深入，病变多变，易发生重证或危证；若在正虚邪退的疾病后期，精气阴阳大量消耗，身体不易康复；若罹患某些慢性病，则病势较缓，病程缠绵，难以康复。所以，在临床“既病防变”的过程中，必须首先掌握病人的体质特征。

综上所述，体质的千差万别，必然表现在不同个体对致病邪气（即或是同一性质的病因）反应性的差异，体质与疾病的发生、体质与疾病的演化、体质与疾病的预后转归存在“体质影响着疾病，疾病依附并体现着体质”的胶着关系，这是中医临床科学以“辨证论治”为基本治疗原则的立足点及合理内核，是临床“同病异治”“异病同治”的原因所在。

第二节　体质与疾病的治疗

体质特征是影响疾病和证候形成的重要因素，体质状态在疾病的发生、发展、转归的过程中起着重要作用，在很大程度上决定着疾病的临床证候类型和个体对治疗反应的差异性，故患者的体质状态是中医临床立法处方用药的重要客观依据之一，注重体质就成了治疗疾病的重要环节，它决定着治疗的效果。临床所见同一种病变，同一种治法，但是对此人有效，对他人则不但无效，反而有害，其原因就在于病同而人不同，体质不同，疗效各异。正如徐大椿在《医学源流论·卷上》中所指出的："天下有同此一病，而治此则效，治彼则不效，且不唯无效，而反有大害者，何也？则以病同而人异也。夫七情、六淫之感不殊，而受感之人各殊。或气体有强弱，质性有阴阳，生长有南北，性情有刚柔，筋骨有坚脆，肢体有劳逸，年力有老少，奉养有膏粱藜藿之殊，心境有忧劳和乐之别，更加天时有寒暖之不同，受病有深浅之各异。"说明人之体质寒热虚实各有不同，有宜于此而不宜于彼者，应因人而施治，中药或针灸的治疗作用实质上是通过对不同体质状态进行调治而获得。在具体应用时还要注意辨体、辨证、辨病治疗三者的有机结合。

一、辨体论治

辨体论治是指在疾病的治疗过程中因体质制宜，即根据患者的年龄、性别、禀赋、生活习惯、地理环境等因素形成的不同体质进行治疗，即"因人制宜"。清·叶天士《临证指南医案·卷一》曰："凡论病，先论体质、形、色、脉象，以病乃外加于身也。"朱丹溪在《格致余论·治病先观形色然后察脉问证治》中说："凡人之形，长不及短，大不及小，肥不及瘦，人之色，白不及黑，嫩不及苍，薄不及厚，而况肥人湿多，瘦人火多，白者肺气虚，黑者肾气足，形色既殊，脏腑亦异，外证虽同，治法迥别。”可见，辨体论治是中医学重要的治疗思路，是个体化治疗方法的体现。

（一）辨体论治的基本思路

中医治疗的基本原则是依据辨证的结果，确立治法和处方遣药，而证形成的内在基础是体质，辨证论治，治病求本，实质上包含着从体质上求本治疗之义。由于体质受先天禀赋、年龄、性别、生活条件、地域环境及情志所伤等多种因素的影响，所以，通常所谓“因人制宜”，在其核心和基本思路应是区别体质特征而治疗。

1. 区别体质特征立法处方用药

体质有阴阳之别、强弱之分、偏寒偏热之异，不同体质的人对药物种类的耐受性与反应性，以及选择性不同，对方药剂量之大小的耐受能力也不同。所以在治疗中，强调因人制宜，将体质作为立法处方用药的重要依据。

（1）区别体质特征选择治法：在疾病的治疗中，体质不同，治法各异。如邪盛体实者拟以泻法，体弱邪微者拟以补法，从阴化寒者拟以温通法，从阳化热者拟以清泄法，处处兼顾其素禀特点。再如对虚人感冒的治疗，在方药应用上不同常人感冒。按一般治法，宜解表祛邪，但虚人感冒，单纯解表祛邪，难免犯虚虚之戒，而邪必不除。治法扶正解表，标本兼顾，其本为“素禀体质”。气虚者宜益气解表，用人参败毒散或参苏饮，甚或补中益气汤；血虚者宜养血解表，用七味葱白饮或四物汤加荆防之类；阴虚者宜滋阴解表，用加减葳蕤汤；阳虚者宜温阳解表，用麻黄附子细辛汤或再造散。再如汗法是常用的开腠理解除在表之邪的方法，但对于阴虚质、燥红质，或气虚质、阳虚质，以及气血不足之人，忌单纯使用汗法，如《伤寒论》所告诫，咽喉干燥者、亡血家、衄家、淋家、疮家等不可发汗。即使需要汗法，也宜扶助正气攻补兼施以除外邪。吐法、下法均属攻克之法，用之不当，最易伤人元气，伐人阴精，凡气虚质、阳虚质、阴虚质、血虚质、倦㿠质、迟冷质、燥红质等体质之人，不宜妄用。温法宜于倦㿠质和迟冷质、阳虚类体质之人，而阴虚质、燥红质类体质之人则应忌用，避免辛温燥热之剂易于化燥伤阴之弊端。补法在调整和改善体质中具有重要意义，因形成病理体质的机制在于脏腑功能失常，阴阳气血失调，其关键多在于虚，或是以虚为主，因虚致实。但要根据体质，辨清气血阴阳与脏腑功能状况而补。使方药针对体质而使用，不能误补，强调治疗的个体化原则，因人而异，随体质而加减，并注意用药反应，避免补剂使用过长、过量而犯“虚虚实实”之戒。

“同病异治”和“异病同治”是中医治疗上辩证观的具体体现。由于体质的差异，同一疾病，可出现病情发展、病机的变化，以及邪正消长上的差异，表现出不同的证候，治疗上应根据不同的情况，采取不同的治法。如在相同的环境，相同的时令，同感风寒而致咳嗽，除具有咳嗽、咯痰、寒热等共同症状外，在阳热偏亢之体，则会出现咳黄黏痰、口渴、咽痛、苔薄黄、脉浮数等症；在阴寒偏盛之体，则会见咳痰清稀、口不渴、苔薄白、脉浮等症；素体脾虚湿困之人，则会见咳痰量多、胸痞肢重等症，故在治疗时治法各异。此为“证”随体质而化，而有同病异治之法。而不同的病因或疾病，由于患者的体质在某些方面有共同点，证随体化，往往可出现相同或相似的病机变化和证候，故可采用相同的方法进行治疗。如《伤寒论》第176条云:“伤寒，脉浮滑，此以表有寒里有热，白虎汤主之。”《温病条辨》中焦篇第一条云:“面目俱赤、语声重浊、呼吸俱粗、大便闭、小便涩、舌苔发黄，甚则黑有芒刺，但恶热不恶寒，日晡益甚，传至中焦，阳明温病也，脉浮洪躁甚者，白虎汤主之。”前者为伤寒，直接致病因子为寒邪，后者为温病，直接致病因子为温热之邪，由于阳明为多气多血之经，本身有阳气相对偏亢的特点，所以两者病至阳明，邪气都从阳化而出现无形之热邪弥漫的共同见症，治疗都取白虎汤清解里热。《金匮要略》用葶苈大枣泻肺汤有二：一为“肺痈喘息不得卧”，一为“支饮不得息”，它们虽系两种不同的病，但二者病位都在肺，病机同为邪实壅肺、肺气不利，故用葶苈大枣泻肺汤治之。又如咳嗽、喘、哮是中医三种不同的病，如果患者的体质存在肾气不足的内在因素，那么这三者均可累及肾而成为肾不纳气证，治疗则同取补肾纳气，一法而三病皆可获效。可见，“同病异治”和“异病同治”是诊病求本的不同表现形式，反映在两者的重要物质基础——体质的同一性上。

（2）区别体质特征施用药物：对“证”的治疗是对体质内在偏颇的调整，是根本的治疗。如面色白而体胖，属阳虚体质者，本系寒湿之体，若感受寒湿之邪，则非用姜、附、参、桂等大热之品则邪不能去；若感受湿热之邪则必缠绵难愈，须通阳化湿，药性过凉则湿邪愈加闭阻于内而阳气更加虚乏。反之，如面色苍而形瘦，属阴虚体质者，内火易动，湿从热化，反伤津液。因此，偏阳质者，慎用温热伤阴之剂；偏阴质者，慎用寒凉伤阳之品，阴虚体质之人，宜甘寒清润，忌苦寒沉降、辛香温散，饮食当避辛辣；阳虚体质之人，宜益火温补，忌苦寒泻火；气虚体质之人，宜补气培元，忌耗散克伐；气郁体质之人，宜疏肝调气，忌燥热滋补；血瘀体质之人，宜疏通血气，忌固涩收敛；痰湿体质之人，宜健脾化痰，忌阴柔滋补；湿热体质之人，忌刚燥温热、甜腻柔润。腻滞质忌养阴药；燥红质忌辛燥药；迟冷质忌苦寒药；倦㿠质忌破气药；晦涩质忌凉血涩血药，如虚寒血证及挟血瘀者忌地榆丸类等。

2. 根据体质特征注意针药宜忌

体质有寒热虚实之异，药物有性味偏颇，针灸也有补泻手法的不同，因此，治疗时就要明辨体质对针药的宜忌，把握用药及针灸的量和程度，中病即止，既治好了疾病，又不损伤元气。

（1）注意用药性味：因个体体质有差异，故对不同性味之药物则各有宜忌，且药物之性味有偏颇。以药物气味之偏调治纠正患者体质阴阳气血之偏，则为用药之所宜；相反，若以药物气味之偏从其体质阴阳气血之偏，则为用药之所忌。张仲景《伤寒论》提出，诸如亡血家、衄家、淋家，以及内外俱虚者、咽喉干燥者、胃中冷等禁用发汗，因其体质虚弱等差异，防其妄用汗法而犯虚虚实实之戒。在遣方用药上，体质差异是医者应考虑的因素，如《伤寒论》17条记载“若酒客病，不可与桂枝汤”，提示嗜酒之人，多里蕴湿热之体，虽患太阳中风证，也当禁用辛甘而防从其体质之偏。一般来说，体质偏阳者宜甘寒、酸寒、咸寒、清润，忌辛热温散、苦寒沉降；体质偏阴者宜温补益火，忌苦寒泻火；素体气虚者宜补气培元，忌耗散克伐；阴阳平和质者宜视病情权衡寒热补泻，忌滋补；痰湿质者宜健脾芳化，忌阴柔滋补；湿热质者宜清热利湿，忌滋补厚味；瘀血质者，宜疏利气血，忌固涩收敛等。根据体质特征选择药物的种类，既可增强疗效，又有利于减少和避免药物的不良反应。

（2）注意用药剂量：体质差异对药物的耐受性及反应性不同，如大黄泻下通便，有人服用9克即足以通便泻下，有人服至18克仅见大便转软，即是其例。一般说来，体质强壮者，对药物耐受性强，剂量宜大，用药可峻猛；体质瘦弱者，对药物耐受性差，剂量宜小，药性宜平和。性情急躁者宜大剂取其速效，性多疑者宜平妥之剂缓求之。正如《灵枢·论痛》所说："胃厚、色黑、大骨及肥者皆胜毒，故其瘦而薄胃者，皆不胜毒也。"《素问·五常政大论》曰："能毒者以厚药，不胜者以薄药。"此论点对后世医家产生了深远影响，如张仲景《伤寒论》280条云："太阴为病脉弱，其人续自便利，设当行大黄芍药者，宜减之，以其人胃气弱易动故也。"其他如通脉四逆汤中的干姜一般用三两，强人可用四量，考虑年龄不同体质有不同特点，对药物的耐受及反应与一般人有区别，用药亦不同，如升麻鳖甲汤一般人顿服，老人与小儿则分两次服；小青龙加石膏汤使用，强人服一升，羸者减之，小儿服四合。又如，唐容川《血证论·男女异同论》也鉴于男女体质的差别，强调男女治疗用药有别，如男子用药重，女子用药轻；男子阳旺，慎用辛热药；女子阴盛，少用寒凉等。可见，根据体质差异确定方药的剂量可达事半功倍的效果。

（3）注意针灸宜忌：体质不同对针刺的耐受性和反应性不同，针灸治疗后的疼痛反应和得气反应有别。如《灵枢·论痛》记载人有筋骨强弱，肌肉坚脆，皮肤之厚薄，腠理之疏密等体质差异，故对针刺治疗的耐受不同，明确指出："人之骨强筋弱肉缓皮肤厚者耐痛，其于针石之痛、火焫亦然。”“坚肉薄皮者，不耐针石之痛，于火焫亦然。”《灵枢・行针》云:“百姓之血气各不同形，或神动而气先针行，或气与针相逢，或针已出气独行，或数刺乃知，或发针而气逆，或数刺病益剧，凡此六者，各不同形。”原理在于针刺反应与人体阴阳气血的盛衰和运行相关，如阴阳和调而血气充盛运行滑利，针刺得气快，临床年少力壮者，得气速而针感强，而迟冷质、倦㿠质等则得气迟针感弱。

临床施用针刺治疗时注意个体不同体质对针刺的不同耐受性和反应性，因人而针刺，既可达及时驱除病邪以治疗疾病的目的，又可避免对人体正气的损伤。如《灵枢・通天》云:“古之善用针艾者，视人五态乃治之。”提出根据五类体质之不同特点施治，如太阴之人，多阴而无阳，阴血浓浊，卫气涩滞，阴阳不和，若不急泻其阴分则不能使病治愈；太阳之人，多阳而少阴，无脱其阴，而泻其阳；阴阳平和之人，其阴阳之气和调，治时谨审其阴阳，视其邪正虚实，盛者泻之，虚者补之，不盛不虚，则从本经取治之。《灵枢・阴阳二十五人》指出:“必先明知二十五人，则血气之所在，左右上下，刺约毕也。”强调体质是临床针刺须考虑的重要因素。《素问・征四失论》将不理解形体之寒温，不能区别人之勇怯，视为临证治疗失误的重要内容，因而提倡针刺治疗“必先度其形之肥瘦，以调其气之虚实，实则泻之，虚则补之。”一般体质强壮者，对针石、火焫的耐受性强，体质弱者，耐受性差；肥胖体质者，多气血迟涩，对针刺反应迟钝，进针宜深，刺激量宜大，多用温针艾灸；瘦长体型者气血滑利，对针刺反应敏感，进针宜浅，刺激量相应宜小，少用温灸，若兼火热者可用放血法。

（二）辨体论治的基本方法

辨体论治，既要治疗人之所“病”，还要调治所病之“人”。一方面可以抓住疾病的病理关键，达到治病求本的目的，另一方面可以改善病理性体质，增强机体的调节修复和抗御病邪的能力，起到未病先防、既病防变的作用。因此，临床依据不同体质的特征，总结出了许多行之有效的调治方法，下面仅就王琦教授九种体质的调治方法予以介绍。

1. 平和质

（1）体质特征：平和质是指阴平阳秘，脏腑气血功能正常，属先天禀赋良好，后天调养得当之人。体质特征为体形匀称健壮，面色红润，精力充沛，发盛长色黑，性格开朗，胃纳佳，二便正常，对四时寒暑及地理环境适应能力强，患病少。

（2）调治方法：平和质者，注意摄生保养，饮食有节，劳逸结合，生活规律，坚持锻炼。

（3）调治要点：根据人体生长规律，适当进补。一是小儿的生长发育时期，食谱当多样化，富有营养，促进其正常生长发育。二是更年期，为体质的转变时期，可根据阴阳偏颇酌服补益肾阴肾阳之剂，如八味肾气丸、六味地黄丸之类。三是人至年老，五脏逐渐虚衰，应适当调补，促其新陈代谢，延缓衰老。

2. 气虚质

（1）体质特征：气虚质者多元气虚弱。主要成因在于先天不足、后天失养或病后气亏。其体质特征为体型偏虚胖或胖瘦均有，平素易乏力，倦怠少气，面色微黄或皖白，唇色淡白，毛发不华，性格喜静懒言，偏于肺气虚者易喷嚏、流清涕，常自汗易感寒，易哮喘，多兼有过敏素质。

（2）调治方法：培补元气，补气健脾。代表方为四君子汤、补中益气汤等。常用药为党参、白术、茯苓、甘草、黄芪、陈皮、大枣等药物。《素问·阴阳应象大论》："形不足者，温之以气；精不足者，补之以味。"这里的"形""精"与"气""味"正是气虚质特征及其培补元气具体调体方法。党参、黄芪、甘草为"气药"，是调治气虚质的主药，由于"气之根在肾"，因此，可酌加菟丝子、五味子、枸杞子等益肾填精。再参以紫河车、燕窝等血肉有情之品，充养身中形质，气味同补。偏肺气虚者，常反复出现咳嗽、哮喘等病变，即所谓肌肉不坚固，则腠理疏松，则善病风。因此，其调体应与治病并举，方取玉屏风散而重用黄芪。由于肺主卫气，卫气出于中焦，卫气又出于下焦，因此调治气虚质之偏肺气虚，不可忽视与益脾气之党参、白术和益肾气之淫羊藿、熟地的配伍。

（3）调治要点：其一，把握剂量，不可峻补：气虚质者使用人参补气强质，注意把握剂量的多少，缓图渐进，或配伍其他方药使用。气有余便是火，应用不当，易生内热。其二，补气佐以理气：补气调体药易于壅滞气机，若中有痰湿者要与化痰祛湿药同用，或少佐理气行滞之品。其三，补气须防虚中夹实：气虚质者内脏功能脆弱，常因外邪或内在饮食积滞产生内热等虚实夹杂之证，当予顾及。

3. 阳虚质

（1）体质特征：阳虚质者多元阳不足。可由于先天禀赋不足，如父母年老体衰晚年得子，或由于母体妊娠调养失当，元气不充，或因后天失调，喂养不当，营养缺乏；或中年以后劳倦内伤，房事不节，渐到年老阳衰，诸虚及肾等。其体质特征常以形体肥胖，畏寒怕冷，腰背为著，性格多沉静内向，精神萎靡，毛发易落，目胞晦暗，大便多溏，小便清长。此形质者易患痰饮、肿胀、泄泻、阳痿、惊悸等病证。

（2）调治方法：补肾温阳，益火之源。常用方为金匮肾气丸、右归丸、斑龙丸、还少丹等，常用药物有熟地、山药、山萸肉、枸杞、菟丝子、杜仲、鹿角胶、附子、肉桂等。温壮元阳药物，有温阳与补火之别，前人认为，附桂辛热补火，犹如夏日之烈；巴戟天、仙灵脾、补骨脂温阳，有如春日之暖；也有比拟说，温阳如炉灰埋炭，欲其缓缓取暖；补火如炽炭于盆，欲其大加温热。

（3）调治要点：其一，温阳佐以养阴：根据阴阳互根的理论，在温壮元阳的同时，佐人适量补阴之品，如熟地、山茱萸等，以达阳得阴助而生化无穷；阳虚者，可阳损及阴，导致阴阳两虚，用药要阴阳相顾，切忌温阳太过，耗血伤津，转现燥热。因此，调理阳虚质时要慢温、慢补，缓缓调治。其二，温阳兼顾脾胃：调治阳虚之质，有益气、补火之别，除温壮元阳外，当兼顾脾胃，只有脾胃健运，始能饮食多进，化源不绝，体质强健，亦即养后天以济先天。

4. 阴虚质

（1）体质特征：阴虚质者多真阴不足。其成因与先天本弱，后天久病、失血、积劳伤阴有关。体质特征多见体型瘦长而面色潮红，咽干口燥，手足心热，不耐热，性格多急躁易怒，常失眠多梦。由于“阴”包括精、血、津、液，因此真阴不足，易为阴亏燥热。并可涉及精、血、津、液虚亏之象。

（2）调治方法：滋补肾阴，壮水制火。常用方为六味地黄丸、大补阴丸等。常用药物有熟地、山药、山茱萸、丹皮、茯苓、泽泻、桑椹、女贞子等。自唐·王冰发展《内经》理论，创立治阴虚要“壮水之主，以制阳光”的基本原则后，宋·钱乙结合小儿体质特点，从金匮肾气丸化裁而成的六味地黄丸，可作为调治阴虚质的基本方。至金元·朱丹溪提出“阳常有余，阴常不足”之论，创立大补阴丸、滋阴大补丸，形成了滋阴学派。为阴虚体质的调治提供了治理论基础。

（3）调治要点：其一，滋阴与清热并用：阴虚生内热，故滋阴应注意与清热法同用，或滋阴润燥同用。其二，保津即是保血、养血即可生津：由于人体生理、病理上的相互关系，真阴不足，可涉及精、血、津、液的虚亏，因此在调治阴虚的同时，注意结合填精、养血、滋阴的方药。其三，养阴兼顾理气健脾：滋阴药多性柔而腻，久服易伤脾阳，容易引起胃纳呆滞，腹胀腹泻等，可加木香、砂仁、陈皮、鸡内金等理气健脾消导之品。

5. 痰湿质

（1）体质特征：痰湿质者多脾虚失司，水谷精微运化障碍，以致湿浊留滞。成因于先天遗传，或后天过食肥甘以及病后水湿停聚。体质特征为形体肥胖或素肥今瘦，面色淡黄而黯，且多脂，口黏痰多，胸闷身重，肢体不爽，苔多滑腻等。易患消渴、中风、眩晕、胸痹、咳喘、痛风、痰饮等病证。

（2）调治方法：健脾利湿，化痰泻浊。代表方为参苓白术散、三子养亲汤等。常用药物有党参、白术、茯苓、炙甘草、山药、扁豆、薏苡仁、砂仁、莲子肉、白芥子等。痰湿质肥胖者，可加入升清醒脾之荷叶、苍术等；痰浊阻肺者，可用三子养亲汤，方中莱菔子、白芥子、苏子不但化痰肃肺，且亦能降脂减肥，也可加入冬瓜仁化痰，改善痰湿体质；对水浊内留者可用泽泻、茯苓等。

（3）调治要点：其一，配用温化通阳：湿为阴邪，其性黏滞，宜温化通阳，根据病情需要可酌加桂枝、厚朴、干姜以及淫羊藿、补骨脂等，但须防温热太过，水液受灼，化热生变。其二，细察痰瘀互夹：痰湿黏滞，阻遏气机，常致血瘀，形成痰瘀互夹，治宜化痰利湿，兼以活血。其三，少用甜腻：甜腻油脂食物，易于生痰助湿，痰湿质者饮食应以清淡为主。临床上甘酸柔润之药，亦能滞湿生痰，应予慎用。

6. 湿热质

（1）体质特征：湿热质者多湿热蕴结不解。形成于先天禀赋或久居湿地，其体质特征为面垢油光，易生痤疮，常口干、口苦、口臭，便干、尿赤，性格多急躁易怒，易患疮疖飞黄疸、热淋、衄血、带下等病证。

（2）调治方法：分消湿浊，清泄伏火。代表方为泻黄散、泻青丸、甘露消毒丹等，常用药物有藿香、山栀、石膏、甘草、防风、龙胆草、当归、茵陈、大黄、羌活、苦参、地骨皮、贝母、石斛、茯苓、泽泻等。热者清之，湿而有热，苦寒之剂燥之。宜戒烟限酒，少食辛辣香燥，常食绿豆、冬瓜汤及瓜果蔬菜，保持大小便通调。

（3）调治要点：其一，宣疏化湿以散热：根据“火郁发之”之理，可于泻火解毒之剂加用藿香、防风、茵陈、白芷等品，宣疏清化。其二，通利化湿以泄热：根据渗湿于热下之理，在清热化湿同时佐以通利之白茅根、木通、竹叶、薏苡仁，使热从下泄。

7. 瘀血质

（1）体质特征：瘀血质者多血脉瘀滞不畅。多因先天遗传，后天损伤，起居失度，久病血瘀等所致。体质特征以瘦人居多，鼻色常黯，发易脱落，红丝攀睛，肌肤或甲错或瘀斑。心烦心悸，健忘时作，舌质多黯。易患眩晕、胸痹、中风、癥瘕病变，常有出血倾向。

（2）调治方法：活血祛瘀，疏利通络。代表方为桃红四物汤、大黄䗪虫丸等，常用药物有桃仁、红花、生地、赤芍、当归、川芎、丹参、茜草、蒲黄、丹参、山楂等。上述调治方法符合疏其血气，令其条达的原则，改善血黑以浊，以使脉道流畅。“内有干血”者，宜“缓中补虚，大黄䗪虫丸主之。”《金匮要略》所说的“缓中补虚”即以和缓的活血方药从化瘀人手，达到补虚的目的。现代研究认为，大黄䗪虫丸可以改善血液的理化性质，调整凝血及抗凝血系统，防止血栓形成。

（3）调治要点：其一，养阴以活血：由于津血同源，津枯则血燥，体内津液不足，“干血”内留，亦是瘀血质的成因之一。《金匮要略》的大黄䗪虫丸中的生地黄重用至10两，说明养阴凉血在阴虚有“干血”的情况下是重要的治法。其二，调气以化瘀：气滞则血瘀，气行则血畅，故活血调体常配以理气之剂，如枳壳、陈皮、柴胡等。

8. 气郁质

（1）体质特征：气郁质者多气机郁滞。其形成与先天遗传及后天情志所伤有关。体质特征常见形体瘦弱，性格内向脆弱，对精神骤变应激能力差，常忧郁不乐，易惊悸，失眠多梦，食欲不振，喜太息，或咽中异物感，或胁胀窜痛，易患郁证、脏躁、百合病、梅核气、不寐、癫证等。由于气郁则血瘀，故多伴甲紫舌黯；气有余便是火，所以又时时烦躁易怒，坐卧不安。

（2）调治方法：疏肝行气，开其郁结。代表方为逍遥散、柴胡疏肝散、越鞠丸等，常用药物有柴胡、陈皮、川芎、香附、枳壳、白芍、甘草、当归、薄荷等。金元医家朱丹溪提出，气郁者多兼湿郁、血郁、火郁、痰郁，但以“木郁”为先导，可用越鞠丸方力口减。此外，移情易性，亦是一种调治方法。

（3）调治要点：其一，掌握用药法度：理气不宜过燥，以防伤阴；养阴不宜过腻，以防黏滞；用药不宜峻猛，以防伤正。其二，提倡情志相胜：气郁质者情志不畅，必须充分重视精神调节，如语言开导、顺情解郁，或采用情志相胜、移情易性等方法。

9. 特禀质

（1）体质特征：特禀质者是由于先天性或遗传因素所形成的一种特殊体质状态。如先天性、遗传性的生理缺陷，先天性、遗传性疾病，变态反应，原发性免疫缺陷等。本节主要论述过敏体质。该体质对季节气候适应能力差，易患花粉症，易引发宿疾，易药物过敏。过敏质者主要是肺气不足，卫表不固，则易致外邪内侵，形成风团、瘾疹、咳喘等。

（2）调治方法：益气固表，养血消风。代表方为玉屏风散、消风散、过敏煎等，常用药物有黄芪、白术、荆芥、防风、蝉蜕、乌梅、益母草、当归、生地黄、黄芩、丹皮等。

（3）调治要点：其一，顺应气候：顺应四时变化，以适寒温。其二，避免接触致敏物质，忌食鱼腥发物：致敏物质如尘螨、花粉、油漆等，应避免接触；古代文献认为饮食过敏可致哮喘，因而有“食哮”“鱼腥哮”等名。因此，要注意饮食发物。

二、辨体与辨病、辨证

体质和证候、疾病是分别从人体与疾病，以及疾病过程的不同角度说明机体的生理或病理状态，三者既有区别又有联系，临床论治时辨体、辨病与辨证治疗的综合应用，对全面认识和整体把握疾病与准确治疗疾病具有重要意义。

1. 辨体、辨病与辨证（三辨论治）

疾病、证候、体质是三个不同而又相关的重要概念。所谓疾病，是致病邪气作用于人体，人体正气与之抗争而引起的机体阴阳自稳态调节紊乱而导致生命活动障碍的一个完整的生命过程。在此过程中，始终存在着损伤、障碍与修复、调节的矛盾斗争，即邪正斗争，病人出现有较固定的临床症状、体征、社会行为的异常和各阶段的相应证候，对环境的适应能力降低和生命质量下降，并呈现出一定的发病原因和病理演变规律。因此，疾病的概念反映了某一疾病全过程的总体属性、特征和规律。如感冒、消渴、咳喘、腹泻、肺痨、疮疹、便秘、黄疸、痿证、脏躁、百合病、梅核气、不寐、胁痛等皆属疾病的概念。病的研究指向目标则是疾病全过程的病理特点与规律，注重从贯穿疾病始终的根本矛盾上认识病情。所谓证候，是疾病发展过程中某一阶段的病理机制反映，包括疾病的原因、部位、性质以及邪正关系，同时，还反映疾病可能发展变化的趋势，而这种趋势的内在基础又往往是体质，证候既疾病发展过程中某一阶段病理机制的本质反映。病机是病因、病位、病性、病势四个要素及其关系的总括。病机决定证，是证的内在本质，而证是病机的外在反映。一般而言，证具有整体性、定型性、时相性、状态性等特性，是生命物质在疾病过程中具有时相性的本质性的反映，是一种以临床功能变化为主的整体定型反应形式与状态。如肝气郁结、肝阳上亢、心血亏虚、心脉痹阻、脾气不足、中气下陷、肺气虚损、肾精亏虚、肝肾两虚、风寒感冒等皆属证候的概念。证的指向目标是疾病某一阶段的病理特点与规律作为研究的主体，病的本质一般规定着病的表现和证的变动。所谓体质是人群及人群中的个体在生命过程中，禀受于先天，受后天影响，在其生长发育和衰老过程中所形成的与自然、社会环境相适应的相对稳定的人体个性特征，它通过人体生理、病理的差异现象表现出来。在生理上表现为功能、代谢以及对外界刺激反应等方面的个体差异性，病理上表现为对某些病因和疾病的易感性或易罹性，以及疾病发生、发展、传变转归中的某种倾向性。体质的指向目标主要是未病之人，其将人作为研究的主体，主要阐述某个体区别于他人的形态结构、生理功能和心理状态，以及具有相同体质类型的人对某些疾病的易罹性和疾病发展的倾向性等方面的共同特点。

由此可见，体质和证、病分别侧重于从人体与疾病两个不同的角度说明机体的生理或病理状态。疾病、证候、体质三者既有区别又有联系，研究体质与疾病的关系，对全面认识疾病、整体把握疾病均具有重要意义；证候的产生是以个体体质为病理基础的，证是机体体质的一种病理倾向和特征的反应，而体质则是疾病过程中“证”的不同阶段发生变化的物质基础。体质因素决定着疾病的发生和传变，病情随体质而变化，体质是预测疾病预后凶吉的重要依据。疾病与证候都是对疾病本质的认识，但病的重点是全过程，而证的重点在现阶段，反映疾病的阶段性本质，具有时相性特征，能够揭示病变的机理和发展趋势各阶段或类型的证候贯串并叠合起来，便是疾病的全过程，一种疾病由不同的证候组成，而同一证候又可见于不同的疾病过程中。而疾病的发生、发展，以及病变的机理和发展趋势又与体质的倾向性密切相关。正由于“体质”“证型”“疾病”对个体所患疾病本质反映的侧重面有所不同，因此，中医对疾病的治疗，既重视病证结合，也考虑个体体质因素，认为体质强弱往往决定着正气的盛衰，即融辨病、辨证及辨体治疗三位于一体。

辨病是对病变全过程的总体属性、特征和规律进行辨识，有利于从疾病全过程、特征上认识疾病的本质，重视疾病的基本矛盾。辨病治疗，是指针对某一疾病采用专方专药的治疗。中医辨病治疗有较辨证论治更为悠久的历史，一直是中医诊疗疾病的重要方法和手段，它着眼于疾病过程中的根本矛盾予以治疗，具有很强的针对性，并且可以解决当疾病的症状、体征轻微或缺失而无证可辨可治的问题。徐大椿《医书全集·兰台轨范序》即言："欲治病者，必先识病之名……一病必有主方，一病必有主药。"如古人治疗肠痈用大黄牡丹汤、治疗脏躁用甘麦大枣汤、常山截疟、黄连止痢，均体现了专方、专药对专病的辨病治疗原则。辨证，就是将四诊所搜集的症状、体征及其他资料，在中医理论指导下进行分析，辨清其原因、性质、部位、邪正关系，概括、判断为某种性质的证候，这一识病方法就是辨证。因此辨证的过程就是医生从机体反应性的角度来认识临床表现的内在联系，并以此反映疾病本质的思维过程，重在从疾病当前的表现中判断病变的位置与性质，概括现阶段疾病对机体所造成的影响。辨证的过程，就是从机体反应性的角度来认识疾病，分析疾病当时所表现的症状和体征以认识这些临床表现的内在联系，并且以此来反映疾病该阶段本质的临床思维过程。辨证论治的精神实质，在于诊断结论的时空性和程序方案的个体化。 辨体，即辨别体质类型，体质类型是对人体在未病状态下，脏腑气血阴阳偏颇状态的描述，是对因在复杂的生命现象中，某些个体在某些方面的生理、病理现象具有大致相似的类同的多个个体生理、病理现象特殊性进行的归纳概括与分类。辨体包括辨形态、辨神气、辨心理等内容，主要诊察形体禀赋、心理、地域及致病因素对人的影响，即人对这些因素的反应，以此分析某类人群脏腑阴阳气血的多少，对某类疾病的易罹性，患病后体质对疾病的影响，即疾病发展的倾向性，对药物的耐受性等，辨体质是分析人在患病前和患病后的动态变化。

2. 三辨论治的综合应用

中医学强调要“辨体”“辨病”“辨证”相结合，从而有利于对疾病本质的全面认识。临床进行思维分析时，辨体、辨证，不仅有利于当前的治疗，并且通过对体质与证候的变化观察，有利于对疾病本质的揭示。由于疾病过程中证候的类型、性质，病机发展的趋向和预后均取决于病因与体质两个方面，其中体质是内因，占主导地位，因此，证候的表达方式和变化趋向始终受体质因素的制约。正如《医宗金鉴·订正伤寒论注》所谓:“盖以人之形有厚薄，气有盛衰，脏有寒热，所受之邪，每从其人之脏气而化，故生病各异也。”所以，要做到及时治疗，防止疾病恶化，必须通过体质诊断，积极调整和改善疾病赖以形成的体质基础，对病人早期诊断、早期治疗，才能从根本上控制证候，治愈疾病。

辨证论治是中医学认识疾病和治疗疾病的基本思路，是中医理论体系的基本特点之一，辨证论治的原则要求人们辩证地看待病与证的关系。事物的表现形式是多元的，也就是说同一事物可以有多种不同的表现形式，而同一表现形式又可为多种事物所共存，这种状况构成了事物本身是多角度、多层次的，是纵横交叉的关系。现代中医面临复杂的临床疾病，仅突出辨体、辨证与辨病论治三者之一或某两方面很难适应临床需求，必须采取多元思维结构的方式，构建辨体、辨证、辨病多元诊疗模式，形成开放的诊疗系统。中医对病的认识，受技术条件及思维方法等限制而不够完备，病名的内涵也不够确切，或根据疾病部位命名，如肺痈、肠痈等；或根据病因命名，如伤食、中暑等；更有许多是根据临床表现来命名，如黄疸、消渴等。所以，中医的一个病多半涉及多种西医的疾病，可以有不同的本质特点，许多情况下，单纯的辨病治疗不易实施，必须与辨证论治相结合。在辨病与辨证的过程中，始终要考虑到病人在患病前和患病后的动态变化，即体质状况，才能抓住疾病的本质；在辨病的基础上辨证可补辨病论治之不足。中医临床上常融辨病、辨证、辨体论治三位于一体，三者都属于治病求本的范畴，三者相互配合，既强调对致病因素的作用和疾病本身特异性变化规律的认识，治疗用药以消除各种病源因素，又重视揭示患者的功能状态及其对环境反应的差异性，治疗时调整机体的反应状态及自身的某些属性；如对于黄疸病人，从辨病论治而言，中医治疗大多采用茵陈蒿等药。现代研究揭示，茵陈蒿有明显的促进胆汁分泌，增加胆酸、胆红素等排出的药理作用。对黄疸的辨证论治，则先当辨明系阳黄、阴黄或急黄，再进一步辨明具体的病机，如阳黄中究竟是湿热兼表，还是热重于湿或湿重于热，抑或是胆热郁结，根据辨证结果最后拟定治法，选择方剂药物。在辨病结合辨证拟定主方的过程中，始终考虑到个体的体质特征，在选择药物时，便要根据不同个体的体质特征做出加减调整，以辨体论治。如同为阳黄的热重于湿，若患者为阳盛体质，则常表现为大便秘结不通，可加用较大剂量的大黄，通利肠道，同时促使湿热邪毒从肠道泻出；若患者为阴盛体质，则往往大便稀溏，不宜用大黄，可加用利尿之茯苓、泽泻等，使邪热从小便而出，兼可利小便实大便。

由于中医学在辨证论治时，既要重视一病可能出现的多种证候，又要关注不同的病可以出现相同性质的证候，因而临床实践中常有“同病异治”和“异病同治”的方法。相同的证候反映着相同性质的矛盾，因而可用相同的治疗方法。不同的证候反映着不同性质的矛盾，因而要用不同的方法治疗。所谓“同病异治”，就是指同一疾病，在疾病发展过程中出现了不同的病机，即所表现的证候不同，因而治疗方法也不相同。例如水肿病，有实有虚，有因肺、因脾、因肾功能失调所致，所以治水肿的方法就必然不同，这就是“同病异治”原则的具体运用。所谓“异病同治”，是指不同类型的疾病，在其发展过程中出现了相同的病机，即所表现的证候相同，就可采用相同的治疗方法。例如久病泄泻、慢性水肿、哮喘等不同的病，在发展过程中都可以有肾阳不足的病理本质阶段，因而可用温补肾阳的相同方法治疗，这就体现了“异病同治”的治疗原则。因此，中医治病注重于病机的异同，其次才是病的异同。所谓“证同治亦同，证异治亦异”，即指相同的病机可以表现为相同的证候，不同的病机表现为不同的证候，而证候形成的内在基础是体质，体质决定着病机的从化和证候的异同，同病异证与异病同证，主要是以体质的差异为生理基础，体质是形成“证”的物质基础之一。“证”是以“质”为基础，随质而变化的，证的特征中包含着质的特征。具体而言，“同病异证”就是感受相同的致病因素或患同一种疾病，或在同一疾病的不同阶段，因个体体质的差异可表现出阴阳表里寒热虚实等不同的证候类型。“异病同证”就是感受不同的病因或患不同的疾病，而体质在某些方面具有共同点时，常常可表现为相同或类型的证候类型。

可见，同病异证、异病同证的决定因素不在于病因而在于体质。病机体现着疾病特定阶段的体质特征所决定的病理本质，在疾病发展变化过程中，因为体质的差异，使得个体对于致病因素的反映性不同，从而出现了相同或不同的病机，表现为相应的证候。因而临床针对不同质的矛盾用不同的方法进行解决的原则，就是辨证论治的精神实质。

第五章 中医体质理论与治未病

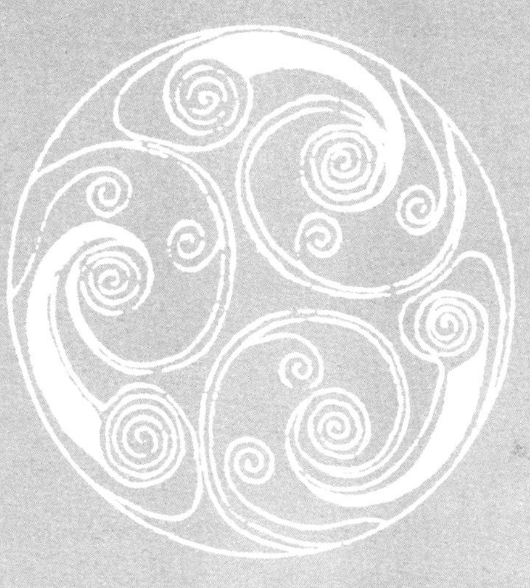

“治未病”自《素问·四气调神大论》提出后，便成为中医学自古至今高扬的旗帜，也是研究中医体质的终极目标，是中医学中最具影响和最有特色的学说思想之一。这种防重于治的学术思想，对当今医学临床有着十分重要的指导意义和现实意义，一直以来被国际社会评为“最先进最超前的预防医学”。古人“治未病”的思想，主要体现在疾病未发生之前，首先采取措施防止疾病的发生，即防患于未然；其次为疾病已经发生则及早诊断和治疗，防止疾病进一步发展，从而达到控制疾病传变的目的。因为体质决定着发病与不发病，体质决定病情的转变和预后，因此，将中医体质理论与“治未病”的思想有机结合，正确判断患者的体质，辨易感人群，辨各类不同体质变化，对于调整改善体质状态，减少疾病的发生和发展，控制疾病的传变，实现个体化诊疗，提高人们的健康水平，达到“治未病”的目的均至关重要。

第一节　体质辨识与“治未病”

体质现象是人类生命活动的重要表现形式，它影响着人对自然、社会环境的适应能力和对疾病的抵抗能力，以及发病过程中对某些病因的易感性和疾病发展的倾向性等，进而还影响着个体对治疗、养生、预防等措施的反应性，从而使人体的生命过程带有明显的个体特异性。随着现代医学模式从生物医学模式向社会－心理－生物－医学模式的转变，医学发展由以“病”为中心向以“人”为中心转变，由“治病”

向“防病”转变，人体间的差异性成为生命科学关注的重要话题。未来医学是预防医学，结合个体的体质差异，充分发挥体质辨识在“治未病”中的作用，是实现医学目的的重要措施，为“治未病”的研究与实践提供了新的方法和思路。

一、体质辨识在“治未病”中的地位

1. 体质与体质辨识

体质辨识，是在认识个体健康状况的过程中确立体质类型的思维和实践过程，即将望、闻、问、切等诊法所获得的体质状况信息，在中医体质理论指导下，通过比较分析综合，概括、判断为某种体质类型。

为什么要进行体质辨识呢？体质是对人类个体身心特性的概括，它通过人体形态、功能及心理的差异性表现出来，其生理基础是脏腑经络精气血阴阳的盛衰偏倾。体质现象虽然多种多样，错综复杂，但有规律可循，把握个体体质的差异规律及其特征，以及由此所决定的个体正气的强弱和不同个体对某些病因的易感性和发病倾向性，指导疾病防治，具有重要意义。因此，必须对纷繁的体质现象予以辨识。

体质辨识的核心问题是对体质的分类，《内经》在构建体质理论之始就依据阴阳五行理论对体质进行了多种不同的分类，后世医家在其基础上不断尝试着新的分类，由于观察角度、分类方法不同，对体质划分的类型也就有所不同，主要有三分法、四分法、五分法、六分法、七分法、九分法、十二分法等，说明了体质的复杂多样性。以王琦教授为代表的中医体质学者们经过近30年的研究，通过分析总结历代医家对体质特征的表述和实践经验，以及全国范围内大量的流行病学调查，将体质划分为平和质、气虚质、阳虚质、阴虚质、痰湿质、湿热质、瘀血质、气郁质、特禀质9种基本类型，并制定了中医体质量表及《中医体质分类与判定》标准，该标准作为行业标准2009年由中华中医药学会发布，为“治未病”提供了体质辨识的方法、工具与评估体系。

2. 体质辨识在“治未病”中的地位和意义

医学的任务在于解决健康和疾病问题，“治未病”是中医学自古至今高扬的旗帜，《素问·四气调神大论》曰：“圣人不治已病治未病，不治已乱治未乱。”每个人都有各自的体质特点，这些特点或隐或显地体现在健康或疾病过程中。由于生、老、病、死是一个随个体发育的不同阶段而演变的连续的生命过程，每个阶段均有其不同的体质特点，故从健康到疾病的发生必然伴随着体质的变化。体质与健康和疾病关系密切，体质是健康状态的背景和重要基础，正常体质表现为健康状态，病理体质表现为亚健康状态。“治未病”体现了中医学预防为主的思想，包括“未病先防”和“既病防变”两个方面，故预防可分为三个层次：从健康到亚健康的预防；从亚健康到疾病的预防；既病之后的预防。体质辨识是建立各层次预防的基础。

从健康到亚健康变化的根本原因在于体质的改变。病理体质是出现亚健康状态的内在基础，反映了机体的阴阳偏颇，故从健康到亚健康的预防，关键是防止病理性体质的形成。造成体质改变的原因有多个方面，诸如社会环境、居住环境、饮食结构、吸烟饮酒、精神因素等，既对体质有着明显的影响，也是亚健康形成的原因，还是众多“文明病”低龄化、高发病率的根源之一。这就迫切需要采取一些措施加以控制和预防。

从亚健康到疾病的发展，关键因素还在于体质。各种体质类型虽然均属于未病状态，但其脏腑气血阴阳的偏颇则是疾病状态时阴阳失调的内在因素和依据。其一，体质的强弱决定着对某些病邪的易感性和耐受性。体质反映了机体自身脏腑阴阳寒热的盛衰偏倾，说明个体处于不同的功能状态，故对致病因素的反应性、亲和性、耐受性不同。所以，必须积极采取措施改善病理体质，防止亚健康向疾病的发展，现代医学将这种预防称为病因预防，又叫一级预防。其二，体质的强弱决定着发病与否及发病后的情况。一般而言，体质强壮者，正气旺盛，抗邪能力较强，不易发病；体质羸弱者，正气虚弱，抗邪能力较差，易于发病。一定的病理体质类型具有发生相关疾病的倾向性。如气郁体质者易致气滞，易患失眠、郁证、偏头痛、乳腺增生等，而痰湿体质则易患高血压、糖尿病、冠心病等，因此，通过体质辨识，可以确定某种疾病的高危人群，重点进行预防，现代医学将这种预防称为临床前期预防，又叫二级预防。

既病之后的预防，是早治防变，要求早期诊治，截断病传，防止疾病的传变和发展，将病理损害减少到最小程度，促进早日康复。由于体质是证候形成的内在基础，证候的表达方式和变化趋向始终受体质因素的制约，所以，辨证论治作为中医学认识和治疗疾病的基本思路，要求辩证地看待病、证与体质的关系。辨证论治的实质是辨体论治，在辨病与辨证的过程中，要始终考虑到病人在患病前和患病后的体质状况，才能抓住疾病的本质。因此，要做到及时治疗，防止疾病恶化，必须通过体质辨识，积极调整和改善疾病赖以形成的体质基础，才能从根本上控制病传，治愈疾病。现代医学将这种预防称为临床预防，又叫三级预防。

综上可见，现代医学所建立的三级预防，虽然是连续性的预防措施，但忽略了从健康到亚健康的预防，未从病理体质的根本上深刻认识亚健康，体质辨识弥补了其不足，体现了中医“治未病”的优势。

二、体质辨识在“治未病”实践中的作用

体质辨识，是中医“治未病”的前提和基础，突出了“因人制宜”的思想。国家中医药管理局2014年发布的《中医医院“治未病”科建设与管理指南》，要求“治未病”科设置健康状态信息采集与辨识评估、健康咨询与指导、健康干预、健康管理、健康宣教等区域，这些区域工作的开展均以体质辨识为基础和依据，主要体现在以下方面。

1. 体质辨识弥补了西医体检的不足

体质辨识可以弥补西医健康状态信息采集的不足，随着人们健康保健意识的不断提高，运用体检来了解自身的健康状况受到广泛重视。但西医“查病式”的体检模式对检测指标具有很大的依赖性，对于亚健康人群，往往因为没有异常指标出现，或者尚未达到临床疾病的诊断标准，而无计可施。同时，西医体检只能反映体检者相对时间内的身体状况，对体检者的健康状况及其发展趋势不能进行有效评估。对于能够检测出的异常指标，也停留在点的认识上，对体检者整体的健康状况，如心理活动，精神状况等缺乏全面的认识。中医体质辨识恰恰可以弥补西医体检的诸多不足。特别是针对西医体检各项指标正常，而体检者自觉身体不适的亚健康人群，它更能显现出自身的优势。

体质辨识是做出有效的健康评估的依据，根据《中医体质分类判定标准》结合中医四诊技术进行体质辨识不仅可以从整体上了解服务对象的健康状况，对其形体结构、生理功能、心理活动有个较为全面的认识，而且能够全面反映体检者近段时间的健康信息，并可据此进行健康状况评估和风险预测，指导制定相应的预防保健干预措施，满足体检者希望更好地调整身体状况的需求，凸显中医体检的特色。

2. 体质辨识是制订健康干预计划的依据

体质辨识是对服务对象进行健康咨询与指导，制定健康计划的重要参照。健康咨询与指导，是根据服务对象体质辨识与评估结果，接受服务对象的健康咨询，指导其进行健康调理，并为其量身打造个性化的调理方案。体质辨识的结果既能反映现阶段的健康水平，又能预测下阶段可能出现的健康问题。所以，在制定健康干预计划时，要结合体质辨识和评估结果，以及相关影响因素进行综合分析，针对个体的体质特征，制定相应的干预措施。如生活环境的改善，饮食结构与宜忌、起居调养、不良生活习惯的改善等行为干预，情志调适、心态调整等社会心理干预，以及养生保健方法等。服务对象在充分了解自己体质状况的情况下，明白了可能出现的健康问题，可能会发生哪类疾病，就会有针对性地进行调养。如此，不但避免了盲目性调养而带来的负面作用，还会有效地改善和纠正其体质的偏颇，促进其健康水平的提高，并为下一步的健康管理奠定良好的基础。因此，体质辨识是辨体施调的重要依据。

3. 体质辨识是健康管理的核心环节

健康管理，是以预防和控制疾病的发生与发展，降低医疗费用，提高生活质量为目的，针对个体或群体生活方式相关的健康危险因素，通过健康信息采集、健康检测、健康评估、个性化追踪监管方案、健康干预等手段持续加以改善的过程和方法。其宗旨是调动个人及集体的积极性，有效地利用有限的资源来达到最大的健康效果。主要针对健康人群和亚健康人群，这部分人群本身没有疾病或者仅仅属于亚健康，尚达不到临床进行药物干预和接受治疗的标准。体质辨识作为施行健康管理的一个核心环节，对健康状态进行全方位、多维度的评估具有现代医学无法企及的优势。

体质辨识是实现个性化、针对性的健康管理的前提，体质辨识的结果是建立健康档案的主要内容。如实记录与健康有关的一切行为与事件，将体质辨识获得的体质信息纳入健康档案，能够更为及时掌握个体的健康状况。特别是发育中的青少年和患有慢性病的人群，更应该把体质辨识的结果作为建立健康档案的主要内容。青少年在发育中无论是在生理还是心理上，都存在可变性，或因生活作息不规律，或因学习压力过大，其体质状况也可能随之变化。对青少年体质信息进行记录归档，不仅可作为动态检测青少年人群健康状态的比较项，也能有效地反映青少年的发育状况和营养水平，从而消除青春期可能出现的健康隐患。慢性病具有隐蔽性强、病程长、致病因素复杂，不易康复等特点，这就决定了对这群人施行健康管理的难度。建立以体质信息为主的健康档案，有助于对已发病进行监控，同时能预测并发症、继发疾病的出现，降低健康风险，提高慢性病患人群的生活质量。因此，体质类型的辨析是否准确，直接影响到健康管理是否能够取得预期的效果。

4. 体质辨识是实施养生的基础

养生是“治未病”的重要举措，即采用各种方法保养身体，以增强体质、增进健康、预防疾病、延缓衰老。体现了一种综合的维持健康的行为与能力，它追求的不仅仅是长寿，更重要的是生命质量的提高。目前，现代医学对个体的养生无法做出直接有效的指导，唯有中医体质学说能够与养生密切结合。

在生活的各个方面，都始终贯穿着养生的方法。但无论在哪一方面的调摄，都应兼顾体质特征。辨识体质是实施养生的基础，只有通过体质辨识对个体健康状况做出正确的评估，才可能制订出个体化的养生方案。如通过体质辨识获得阳虚质辨识信息者，可以采取如下养生方法：饮食方面，应忌食生冷，多吃温热食物；夏勿贪凉，冬宜温补；生活起居，应注意保暖，多动少熬；精神调养，应保持安静，避免消沉。除此，如果有必要也可以采用平和补阳的药物进行药物调理和选用具有保健作用的穴位进行经络保健等。再如阴虚质者主要表现特征为干、燥之象，可采取如下养生方法：饮食应多食水果，少吃辛辣；生活工作应当劳逸适度，有条不紊，也可服用银耳、百合、燕窝等药物等。无论采取怎样的养生方法，都必须以体质辨识的结果作为方法选择的前提。同时，个体化的养生方案还应结合“春夏养阳，秋冬养阴”等因时制宜的原则，这是“天人一体”观指导下的体质理论的内在要求。

5. 体质辨识是“治未病”干预技术及产品开发的参照坐标

随着人们对健康要求的不断提高，以“治未病”为目的的干预技术及产品开发方兴未艾，但这些干预技术及产品却存在着质量或效果参差不齐的现象。究其原因，多是因为这些技术或产品没有以理论为指导，没有有效的评估体系，更缺乏个体针对性。体质辨识是对个体特异性的辨析，其辨识的结果可以积分的方式呈现出来，不但对体质状况的描述更为直观，还可作为相应干预技术及产品开发的最终评估体系。利用体质辨识系统进行大数据统计分析，提出体质与疾病的相关性研究数据，不但有助于实现对疾病的早发现、早诊断、早治疗，而且可为“治未病”干预技术及产品开发提供科学依据。因此，体质辨识是“治未病”干预技术及产品开发的参照坐标。

综上所述，体质辨识在“治未病”实践中发挥着重要作用，面对蓬勃发展的现代医疗卫生保健体系的需要，不断完善和扩大体质辨识在“治未病”实践中的应用，是对现行医疗制度的完善，也是运用中医药理论解决健康与疾病问题的创新举措。体质辨识对于充分发挥中医药在医疗卫生保健事业中的特色和优势，提高健康水平，具有重要意义。

第二节 体质理论在“治未病”中的应用

养生是研究人类的生命规律以及各种保养身体的原则和方法。预防是采取各种防护措施，避免疾病的发生与发展。康复是指促进伤残、病残、慢性病、老年病、急性病缓解期等疾病恢复的理论及方法。虽然这三者在研究对象、基本理论、具体方法、适应范围等方面不完全相同，但都是为了维护人体的身心健康，达到提高人类生活质量、延年益寿的目的。中医体质学针对个体的体质特征，通过合理采取各种措施，调整和改善体质，干扰各种因素对偏颇体质的影响，以及阻断形成体质偏颇的内在因素，在养生、预防和疾病康复等方面具有明显的优势。

一、体质与养生

养生，又称道生、摄生、保生等，即保养生命。养生就是采取各种方法延缓衰老增强生命活力，防病益寿。善于养生者，就要修身养性，形神共养，以增强体质，预防疾病，增进身心健康。运用中医体质理论进行养生的基本原则，一是顺应自然，“人以天地之气生，四时之法成”（《素问·宝命全形论》），四季之更迭是自然界运行的特有规律，其春温、夏热、秋凉、冬寒的气候特征，会影响人体内部的阴阳消长，脏腑活动及气血流注状况，进而对体质形成影响，因此必须根据不同季节气候特点和体质特征进行养生。二是形神兼养，养形，主要是指摄养人体的内脏、肢体、五官九窍及精气血津液等，大凡调饮食、节劳逸、慎起居、避寒暑、勤锻炼等养生的方法，多属养形的重要内容；调神，主要指调摄人的精神、意识、思维活动等，调神的内容十分丰富，主要要求思想上清净，精神愉快，心情舒畅，另外也可通过绘画、书法、音乐、下棋、旅游等活动来陶冶情操，修性怡神。三是动静结合，中医养生既提倡“养身莫善于动”，又强调“养静为摄生之首务”。动，包括劳动和运动。运动养生的方法有多种，如散步、打拳、舞蹈、游泳、按摩、气功等；静，主要指保持精神上的清静，还包括形体活动的相对安静状态。只有动静结合，刚柔相济，才能保持人体阴阳、气血、脏腑等生理活动的协调平衡。四是调养脾肾，肾为先天之本，脾为后天之本，人体生命活动的根基是肾，生命活动的重要保障是脾。故养生保健，调摄脏腑，应以脾肾为先，既要顾护肾脏，又要调理脾胃，使精髓足以强中，水谷充以御外，各脏腑功能强健，精气血津液充足，从而使体质强壮。

中医体质学的养生方法，有着丰富的实践基础，方法颇多，贯穿于衣食住行的各个方面，尤其是顺时摄养、精神调摄、饮食调养，起居有常、运动锻炼等方法在体质调摄中具有显著特色。

1. 顺时摄养

顺时摄养，是指顺应四时气候、物候变化的规律，从精神、起居、饮食、运动诸方面进行综合调摄的养生方法。

人与自然界息息相通，人类生活在自然环境中，大自然是人类生命的源泉，而自然界的各种变化，无论是四时气候、昼夜晨昏的交替，还是日月运行、地理环境的演变等，都会直接或间接地影响人体，产生相应的生理或病理反应，所谓“人与天地相参也，与日月相应也”(《灵枢·岁露论》)。因此，人类必须掌握和了解自然环境的特点，顺乎自然界的运动变化来进行护养调摄，与天地阴阳保持协调平衡，使人体内外环境处于和谐的状态，这样才能有益于身心健康。

一年四季有春温、夏热、秋凉、冬寒的变迁，万物随之有春生、夏长、秋收、冬藏的变化，人体阴阳气血的运行也会有相应的改变。根据这一自然规律，中医养生学便提出了“春夏养阳，秋冬养阴”的理论，以调整偏颇体质或防止偏颇体质的形成，顺时摄养的基本要求为春季宜疏肝凉宣，夏季宜泻心补气，长夏宜健脾燥湿，秋季宜润肺温补，冬季宜温肾填精。明·高濂《遵生八笺》汇集历代养生理论，设“四时调摄笺”专论顺时养生，并在四时总论之后，分论了十二个月养生的“事宜”“事忌”“修养法”“导引坐功图”等，使四季逐月养生程式化。冬至阳气始生，至春夏阳气生发趋外，气温由温变热，人体腠理疏松开泄，因此在万物蓬勃生长的春夏季节要顺应阳气升发的趋势，夜卧早起，多进行户外活动，漫步于空气清新之处，舒展形体，使阳气更加充盛，特别是阴虚体质者即使外受风寒，也不宜过用辛温发散之品，以免更伤阴津，所以炎夏季节宜食用西瓜、苦瓜、冬瓜、莲藕、绿豆、红豆等清热消暑之品，而不宜过食生姜、肉桂、狗肉、羊肉等助阳发散之品；夏至阳气升已而降，至秋冬阳气潜藏于内，气候由凉变寒，风气劲疾，人体阳气内敛，腠理致密，因此秋冬季节，适当调整作息时间，注意防寒保暖，早卧晚起，以避肃杀寒凉之气，使阴精潜藏于内，阳气不致妄泄，特别是阳虚体质者当慎用寒凉之品，以防伤阳。《素问·六元正纪大论》所谓：“用寒远寒，用凉远凉，用温远温，用热远热，食宜同法。”即是此义。所以寒冬之时可适量进食羊肉、狗肉、鹿脯、火锅等膏粱厚味以助阳散寒，慎用寒凉之味以防损伤阳气。这种根据四时气候变化而调摄体质的方法，就是天人相应，顺乎自然养生原则的体现。

另外，《内经》还提出“一日分为四时”的观点，一日之中，早晨、中午、傍晚、入夜，人体阳气如四季春夏秋冬，有生发、旺盛、收敛、内藏等变化特点，故养生也要顺应昼夜阴阳消长规律，安排起居，摄养精神，锻炼身体，调节饮食等。特别是气功锻炼，更应重视时间因素的影响。有研究表明，不同的功法，或同一功法的不同阶段，在特定的时间练功，可助神经内分泌及免疫功能趋于最佳状态，有利于内脏功能的调节。

2. 精神调摄

人的精神情志活动与脏腑经络、精气血津液等有着密切的关系，而脏腑经络、精气血津液是体质形成的生理学基础，精神情志活动是五脏功能的外在表现，情志舒畅，精神愉快，气机通畅，气血调和，脏腑功能协调，则正气旺盛，体质平和，内可抵御七情、饮食之伤，外可防六淫之害。反之，情志不遂，精神异常，脏腑气机、阴阳气血失和而导致体质偏颇，可以导致多种疾病的产生。不同的体质具有不同的心理特征。并表现出特定的精神状态和情志反映。各种不同的精神情志既是影响体质的重要因素，也是导致体质变异的原因。因此，辨体实施精神情志调摄是改善体质和养生的重要内容。

精神调养，一是要避免不良情绪的产生，做到心情舒畅，精神愉快安定，少私而不贪欲，喜怒而不妄发，修德养性，保持良好的心理状态。《老老恒言》指出："养静为摄生首备。"《医学入门·保养说》说："主于理，则人欲消亡而心清神悦，不求静而自静也。"《太上老君养生诀》则提出："且夫善摄生者，要先除六害，然后可以保性命延驻百年。何者是也？一者薄名利，二者禁声色，三者廉货财，四者损滋味，五者除佞妄，六者去妒忌。"究其实质，都在于降低人的需要，以减少人的需求与客观事物之间的矛盾，避免不良情绪的产生。二是要尽量避免外界环境对人体的不良刺激，如营造优美的自然环境，和睦的人际关系，幸福的家庭氛围等。这样则人体的气机调畅，气血平和，正气充沛，抗邪有力，可预防疾病的发生。三要节制情绪以防过极：《吕氏春秋》说："欲有情，情有节，圣人修节以止欲，故不过行其情也。"《老老恒言·戒怒》指出："人借气以充身，故平日在乎善养。所忌最是怒。怒气一发，则气逆而不顺，窒而不舒，伤我气，即足以伤我身。”制怒之法，贵在“忍”和“忘”。《古今医统·杂著类》载“和气汤”，专治一切怒气、怨气，其书言：“先用一个忍字，后用一个忘字，右二味和匀，用不语唾咽下。此方先之以忍可免一朝之忿也，继之以忘，可无终身之憾也。”四要注意化解不良情绪：当不良情绪产生后，应及时采用各种方法化解不良情绪，以免引发疾病。常用的以情胜情法，正如张子和所说：“以悲制怒，以怆恻苦楚之言感之；以喜治悲，以谑浪戏狎之言娱之；以恐治喜，以恐惧死亡之言怖之；以怒制思，以污辱欺罔之言触之；以思治恐，以虑彼忘此之言夺之。”

在精神调摄方面，中医学根据个体体质特征，采用各种心理调节方法，以保持心理平衡，维持和增进心理健康。如气郁质者，精神多抑郁不爽，神情多愁闷不乐，性格多孤僻、内向，多愁善感，气度狭小，故应注意情感上的疏导，消解其不良情绪，以防过极。阳虚质者，精神多萎靡，神情偏冷漠，缺乏信心，应帮助其树立起生活的信心。明·汪绮石《理虚元鉴》中曾概括说：“淫泆者，惕之以生死；偏僻者，正之以道义；执着者，引之以洒脱……”又如在音乐娱心养性时，必须因个体心理特征的不同，而选择适宜的乐曲，正如先秦《乐礼·师已》中说：“爱者宜歌《商》；温良而能断者宜歌《齐》；宽而静、柔而正者宜歌《颂》，广大而静、疏达而信者宜歌《大雅》；恭俭而好礼者宜歌《小雅》；正直而静、廉而谦者宜歌《风》。”明·汪绮石《理虚元鉴》对虚劳病论治，则针对不同个性之人，提出了不同的养生方法，指出：“虚劳之人，其性情多有偏重之处，每不能撙节其精神，故须各就其性情所失以为治。其在荡而不收者，宜节嗜欲以养精；在滞而不化者，宜节烦恼以养精；在滞而不化者，宜节烦恼以养神；在激而不平者，宜节忿怒以养肝；

在躁而不静者，宜节辛勤以养力；在琐屑而不坦夷者，宜节思虑以养心；在慈悲而不解脱者，宜节悲哀以养肺。”明·李中梓在《医宗必读》一书中专列“不失人情论”，从性之“好恶”“缓急”“得失”“慎疏”“有无主见”出发使用适宜的养生方法。李氏指出：“动静各有欣厌，饮食各有爱憎，性好吉者危言见非，意多忧者慰安云伪，未信者忠告难行，善疑者深言则忌，此好恶之不同也。富者多任性而禁戒勿尊，贵者多自尊而骄恣悖理，此交际之不同也。贫者衣食不周，况乎药饵；贱者焦劳不适，怀抱可知，此调治之不同也。有良言甫信，谬说更新，多歧亡羊，终成画饼，此无主之为害也。有最畏出奇，惟求稳当，车薪杯水，难免败亡，此过慎之为害也。有境缘不偶，营求未遂，深情牵挂，良药难医，此得失之为害也。有急性者遭迟病，更医而致杂投；有性缓者遭急病，濡滞而成难挽，此缓急之为害也。有参术沾唇惧补，心先痞塞；硝黄入口畏攻，神即飘扬，此成心之为害也。有讳疾不言，有隐情难告；甚而故隐病状，试医以脉；不知自古神圣，未有舍望闻问而独凭一脉者……此皆病人之情，不可不察者也。”

3. 饮食调养

饮食调养，是指依据中医理论调整饮食，注意饮食宜忌，合理地摄取食物，以增进机体健康，抗衰延寿的方法。饮食调养的内容很多，包括食物的卫生，合理的搭配，食品的加工烹调，饮食的方式与卫生，饮食禁忌，因时、因地、因人调配饮食，以及药膳保健等内容。张仲景指出：“所食之味，有与病相宜，有与身为害，若得益则益体，害则成疾。”孙思邈在《千金翼方·卷第十二》中指出:“安身之本,必资于食……不知食宜者,不足以存生也。”《养老寿亲书》指出:“善治病者,不如善慎疾;善治药者,不如善治食。”合理食养不仅可以强身健体,还能够有效地改善体质的偏倾,起到调整体质防病治病的作用。

饮食调摄其一要注意饮食卫生,保证饮食物新鲜、清洁、无毒,禁止食用腐败变质或被致病微生物、寄生虫卵、包囊、工业产生的“三废”或残留农药污染过的食物。其二提倡饮食有节,主张进食一是要饥饱适中,《寿世保元》指出:“不欲极饥而食,食不可过饱;不欲极渴而饮,饮不可过多。食过多则结积,饮过多则成痰癖。”二是要定时进食,《吕氏春秋·季春纪》指出:“食能以时,身必无灾,凡食之道,无饥无饱,是之谓五脏之葆。”其三强调平衡膳食,《素问·脏气法时论》说:“五谷为养,五果为助,五畜为益,五菜为充,气味合而服之,以补精益气。”主张要克服饮食寒热偏嗜、五味偏嗜,不宜过食肥甘厚味之品,做到合理搭配,以使机体获得全面合理的营养。《保生要录·论饮食门》说:“所好之物不可偏嗜,偏嗜则伤而生疾;所恶之味不可全弃,全弃则脏气不均。”认为寒热偏嗜和五味偏嗜过多、过久,易致相应脏腑功能失调,过食肥甘厚味易致脾胃功能障碍,易于化热、生痰、致瘀,进而导致许多疾病的发生。如《吕氏春秋·孟春纪》说:“肥肉厚酒,务以自强,命曰烂肠之食。”《素问·通评虚实论》说:“消瘅、仆击、偏枯、痿厥、气满发逆,甘肥贵人,则膏粱之疾也。”其四要因时、因地、因人调食,饮食调养时,体质偏阳者,进食宜凉而忌温;体质偏寒者,进食宜温而忌凉;形体肥胖者多痰湿,食宜清淡而忌肥甘;胃酸偏多者,则不宜酸咸食品;阴虚之体,饮食宜甘润生津之品,忌肥腻厚味、辛辣燥烈之品;阳虚之体宜多食温补之品;“老人之食,大抵宜其温、热、熟、软，忌其黏、硬、生、冷”（宋·陈直《寿亲养老新书·饮食调治》）。春宜升补，即顺应阳气升发之性，食性宜清轻升发，宣透阳气，宜多食蔬菜，如菠菜、韭菜、芹菜、春笋、荠菜等轻灵宣透、清温平淡之品；夏宜清补，食性宜清热解暑，清淡芳香，宜多食新鲜水果，如西瓜、番茄、菠萝银花、菊花、芦根、绿豆、冬瓜、苦瓜、黄瓜、生菜、豆芽等清凉生津，清热祛暑之品；长夏湿盛于外，易困阻脾阳，故宜淡补，食性宜助脾淡渗利湿，宜多选用茯苓、藿香、山药、莲子、薏米、扁豆、冬瓜、丝瓜等淡渗利湿健脾之品；秋季气候干燥，故宜润补，食性不宜大寒大热，宜多食用沙参、麦冬、胡麻仁、阿胶、甘草、五谷、鱼虾、家畜、家禽等濡润之品；冬宜温补，食性宜扶阳散寒，故宜多用姜、桂、胡椒、羊肉、牛肉、鹿脯、枣、狗肉、鳝鱼、龟、鳖等温补之品。气虚质者可选用具有健脾益气作用的食物进行调养，如小米、粳米、糯米、扁豆、红薯、牛肉、兔肉、猪肚、鸡肉、鸡蛋、鲢鱼、菜花、胡萝卜、香菇、豆腐、马铃薯等；阳虚质者宜适当多吃一些温阳壮阳的食物，尤其是温补脾肾之品，如羊肉、猪肚、鸡肉、带鱼、狗肉、麻雀肉、鹿肉、黄鳝、虾、刀豆、核桃、栗子、韭菜、茴香等；阴虚质者宜多食用一些甘寒凉润之品，如芝麻、糯米、绿豆、乌贼、龟、鳖、海参、鲍鱼、螃蟹、牛奶、牡蛎、蛤蜊、海蜇、鸭肉、猪皮、豆腐、甘蔗、桃子、银耳、蔬菜、水果等；痰湿质者，忌肥甘油腻之品，饮食宜多食用一些具有宣肺、健脾、益肾、清利化湿等作用的食物，如赤小豆、扁豆、蚕豆、花生、枇杷叶、文蛤、海蜇、萝卜、洋葱、冬瓜、紫菜、荸荠、竹笋、薏苡仁、莲子、茯苓、红小豆、蚕豆、绿豆、鸭肉、鲫鱼、丝瓜、葫芦、苦瓜、黄瓜、西瓜、白菜、芹菜、卷心菜、莲藕、空心菜等；气郁质者宜多选用具有理气解郁、调理脾胃功能的食物，如大麦、荞麦、高粱、刀豆、蘑菇、豆豉、柑橘、萝卜、洋葱、苦瓜、丝瓜、菊花、玫瑰花等。

4. 起居调摄

起居调摄主要是指对日常生活的各个方面进行科学合理的安排，使其符合卫生要求，有序有度。孙思邈《千金要方》指出："善摄生者，卧起有四时之早晚，兴居有至和之常制。"起居调摄是养生的重要内容之一。《素问·上古天真论》曰："上古之人，其知道者，法于阴阳，和于术数，饮食有节，起居有常，不妄作劳，故能形与身俱，而尽终其天年，度百岁乃去……起居无节，故半百而衰也。""故智者之养生也，必顺四时而适寒暑，和喜怒而安居处，节阴阳而调刚柔，如是则邪僻不至，长生久视"（《灵枢·本神》）。

中医学起居调摄强调要起居有常，劳逸适度。人的生命活动具有明显的周期性和节律性特点，如人有情绪、体力、智力等盛衰变化周期，人体生理活动随着年节律、季节律、月节律、昼夜节律等自然规律而有相应的变化。因而，根据个体的体质特点对衣、食、住、行等日常生活中的各个方面，进行合理安排，悉心调护，"起居有常，不妄作劳"才能增进健康，延年益寿。孙思邈《千金要方·道林养性》说："养生之道，常欲小劳，但莫疲及强所不能堪耳。"张隐庵说："起居有常，养其神也；不妄作劳，养其精也。"现代研究认为，规律的生活作息能使大脑皮层在机体内的调节活动形成有节律的条件反射系统。巴甫洛夫通过大量的实验证实，规律的生活起居，能使人体建立起各种定时的条件反射，使机体各系统处在最佳状态。《素问·四气调神大论》根据四季的周期性变化和自然万物生长化收藏的适应性变化，提出起居“早晚有时”的养生原则，指出：“春三月，此为发陈，天地俱生，万物以荣，夜卧早起，广步于庭，被发缓形，以使志生”；“夏三月，此为蕃秀，天地之交，万物华实，夜卧早起，无厌于日”；“秋三月，此为容平，天地以急，地气以明，早卧早起，与鸡俱兴”；“冬三月，此为闭藏，水冰地坼，无扰乎阳；早卧晚起，必待日光”。指出要根据季节变化和个体不同体质类型的特点，合理安排起居生活，制定出符合个体体质生理需要的起居作息制度，养成按时作息的良好习惯，使身体的生理功能保持稳定平衡的状态，以适应生活、社会和自然环境等的变化，改善体质，增强正气，预防疾病的发生。如在季节更替之时，要及时增减衣被，增强机体对环境的适应能力；阳虚质者耐春夏不耐秋冬，要多在阳光充足的情况下适当进行户外活动，避免在阴暗潮湿寒冷的环境下长期工作和生活。秋冬季节要适当暖衣温食以养护阳气，尤其要注意腰部和下肢保暖。夏季暑热多汗，易致阳气外泄，要尽量避免强力劳作，大汗伤阳，贪凉饮冷；阴虚质者耐秋冬不耐春夏，秋冬季节要注意惜阴保精，节制房事，春夏季节要尽量避免强力劳作，剧烈运动、感热冒暑，大汗伤津；气虚质者肺脾之气怯弱，卫阳不足，易于感受外邪，不耐劳作，应注意保暖，不要劳汗当风，可微动四肢，以流通气血，促进脾胃运化，改善体质。气郁质者要舒畅情志，衣着宽松，多进行户外活动和社会交往，以放松身心，和畅气血，减少怫郁，等等。中医养生学还极其重视对性生活的调节，历代医家无不强调节欲惜精。

既不主张禁欲，如《素女经》言："阴阳不交，则生痈瘀之疾，故幽、闲、怨、旷多病而不寿。"又反对恣情纵欲，如元·李鹏飞《三元延寿参赞书》说："书云，欲多则损精。可保者命，可惜者身，可重者精……若耗散真精不已，疾病随生，死亡随至。"要求性生活适度，并注意房事卫生与宜忌。总之，若能节房劳以养精，节心劳以养神，节形劳以养气，则精足气充神旺，自能使体质强壮。

另外，睡眠、衣着及居处环境等，均属于起居调摄的范畴。

5. 运动锻炼

运动是健康之本，流水不腐，户枢不蠹，"生命在于运动"。《吕氏春秋·达郁》说："形不动则精不流，精不流则气郁。"孙思邈在《备急千金要方》中谓："养生之道，常欲小劳""体欲常劳，劳勿过极"。经常锻炼身体，能够促使经脉通利，血液畅行，增强体质，从而防病祛病，延年益寿。中医体质养生锻炼，原则上可根据不同体质类型并结合个体差异等选用不同的运动方法。传统养生学中有形式多样、种类繁多的运动健身方法，如五禽戏、太极拳、八段锦、气功等，其要领是意守、调息、动形三者相统一。其中最关键的是意守，只有精神专注，方可宁神静息，呼吸均匀，导引周身气血运行，正所谓以意领气，以气动形，尤其适合用于调整偏颇体质。而现代的运动方法，如健身操、跑步、游泳等，只要动作舒缓协调，全身自如放松即可。不论何种体育运动，健身的基本原则应是形神兼炼，协调统一；运动量以适度为宜，忌太过与不及；循序渐进，有张有弛；常劳恒炼，贵在坚持，持之以恒才能使锻炼效果逐步积累，使机体各系统器官的形态和功能逐步改善，从而才能达到改善体质的目的。

中医体质学在"天人合一""形神一体"的整体观指导下进行运

动健身，强调运动锻炼要保持心情舒畅，积极主动、自觉愉快地长期坚持，要使身体各个部位、各器官系统的功能，以及各种身体素质、心理素质和活动能力得到全面协调的发展；根据“春夏养阳，秋冬养阴”的原则，遵循春生、夏长、秋收、冬藏的物候规律，在四季根据个体不同的体质特点，选择相应的运动锻炼方法。一般而言，春季锻炼要顺应阳气升发之性，运动锻炼地点应选择空气新鲜之处和舒缓的运动方式，如在公园、广场、庭院、湖畔、河边、山坡等地玩球、跑步、打拳、做操等；夏季阳气盛长，不宜过分剧烈运动，以免助阳伤暑或大汗伤阳，最好在清晨或傍晚较凉爽时散步、慢跑、太极拳、广播操、游泳、旅游、垂钓等；金秋时节，天高气爽，是运动锻炼的好时节，可根据个体体质特点选择相应的锻炼项目；冬季气候严寒，适宜在室内锻炼，或进行跳绳、登高、跑马、射箭、赛马、走高跷、摔跤、拔河、舞龙灯、跑旱船、龙舟竞渡等活动，避免在大风、大寒、大雪、大雾及空气污染的地方进行锻炼。气虚质者可选用一些比较柔缓的传统健身功法，如慢跑、散步、气功、太极拳、太极剑等；阳虚质锻炼时间最好选择春夏季节，以振奋、促进阳气的生发和流通的锻炼方法为主，如跳绳、跑步、按摩、打拳、做操、摔跤、拔河、乒乓球、羽毛球、网球、游泳、武术等；阴虚质者不宜进行剧烈运动和在炎热的夏天或闷热的环境中运动，适合做中小强度，间断性身体练习，如选择太极拳、太极剑、八段锦、气功、游泳等动静结合的传统健身项目；气郁质的锻炼方法适宜做大强度、大负荷的疏发肝气、促进交流的发泄式锻炼或放松锻炼，如跑步、登山、游泳、打球、武术、甩手、叩齿、下棋、打牌、气功、瑜伽、打坐等。

二、体质与预防

预防是指采取一定的措施，防止疾病的发生与发展，也就是中医学所谓的“治未病”。治未病，包括未病先防和既病防变两方面内容。未病先防，就是在疾病未发生之前，采取各种预防措施，以防止疾病的发生。既病防变是指如果疾病已经发生，应争取早期诊断，早期治疗，及时控制疾病的传变，防止病情的进一步发展，以达到早日治愈疾病的目的。由于生、老、病、死是一个连续的过程，从健康到疾病的发生，必然有一个非病非健康的中间状态，即亚健康状态，因此，预防一是从健康到亚健康的预防，二是从亚健康到疾病的预防，三是预防疾病的传变。而体质也是一个随个体发育的不同阶段而演变的连续过程，生命过程的不同阶段有其不同的体质特征，从健康到疾病的发生和发展过程必然是一个伴随着体质变化而变化的过程，因此，体质与健康和疾病密切相关。医学的任务在于解决健康和疾病问题，研究表明，当今世界上有60%～70%的人不同程度地处于亚健康状态，这种状态机体虽无明确的疾病，但在躯体和心理上出现种种不适的感觉和症状，已经严重影响了人们的生活、工作和学习，成为普遍的社会问题。所以，研究亚健康状态是新世纪人类医学的重要命题，也是中医体质预防学的重要内容，从体质学角度研究亚健康及疾病预防，不但对于亚健康的预防将提供新的方法和思路，还成了中医预防学未病先防和既病防变的关键所在。

1. 体质与亚健康状态

体质是指人类个体在生命过程中，由遗传性和获得性因素所决定的表现在形态结构、生理功能和心理活动上综合的相对稳定的固有特性，它是人群在生理共性的基础上，不同个体所具有的生理特殊性。体质现象是人类生命活动的重要表现形式，其在生理上表现为功能、代谢以及对外界刺激反应等方面的个体差异，在病理上表现为对某些病因和疾病的易感性或易罹性，以及产生病变类型与疾病传变转归中的某种倾向性，因而有生理体质和病理体质之分。每个人都有自己的体质特点，人的体质特点或隐或显地体现于健康或疾病过程中。健康的含义，随着医学模式从生物医学到生物—心理—社会医学模式的转变，不仅是没有疾病和虚弱，而且是身体、心理和社会适应处于完全的完满状态，即中医学所言的形神统一的状态。而中医学又常常将理想的体质标志融于健康的标志之中，认为理想体质就是人体在充分发挥遗传潜力的基础上，经过后天的积极培育，使机体的形态结构、生理功能、心理状态，以及对内外环境的适应能力等各个方面得到全面发展，处于相对良好的状态，也即形神统一的状态。可见，形神统一既是判定健康的标准，又是理想体质的标志。有什么样的体质状况，就可能有什么样的健康状态。研究表明，人群中能达到健康标准的只有 5% ～ 15%，已确诊有病，明显属于不健康者仅占人群的 15%，在健康和不健康之间状态的人群是大多数，有 60% ～ 70% 的人处于没有疾病却感觉不健康的亚健康状态。孙国强对健康人群体质类型调查后发现，基中正常型仅占 8.1%，偏阴虚型占 31.9%，偏阳虚型占 43.1%，偏湿盛型占 11.1%，偏气虚型占 5.6%。朱秉臣对 1075 例老年人体质类型调查发现，正常体质占 2.98%，异常体质，即病理体质占97.02%。另有调查结果表明，随着年龄的递增，正常体质者的比例逐渐下降，异常体质明显增多，异常体质比例增加的幅度与年龄递增呈显著正相关性。可见，人类的健康状况随年龄的递增，异常体质的增多而逐渐下降。

正常体质表现为健康状态，病理体质表现为亚健康状态。正常体质向病理体质再向疾病的转化是一个连续的过程。匡调元认为病理体质是介于健康与疾病之间的过渡状态，并指出即为亚健康状态。然而，体质是对人体身心特性的概括，脏腑、经络的结构变化及功能盛衰和精气血津液的盈亏是决定人体体质的重要因素。体质将脏腑气血阴阳之偏倾通过形态、功能、心理的差异性表现出来，实际上就是脏腑经络，形体官窍固有素质的总称，是因脏腑、经络、精气血津液的盛衰偏颇而形成的素质特征，因此，体质是健康状态的背景和重要物质基础。亚健康状态，是指人的身心处于健康的低质状态，是人体生理功能失调的综合表现。所以，病理体质与亚健康状态虽密切相关，但内涵有异。病理性体质是亚健康状态的物质基础，反映了亚健康形成的内在机理；亚健康状态则是病理体质的表现特征和外显形式。体质决定健康状况，人体之所以表现为亚健康状态，是因为病理体质的存在，从健康到亚健康的过渡，关键是体质的改变。脏腑气血阴阳失调，是亚健康状态的基本病机特点。

2. 谨察体质，预防亚健康及疾病

随着医学模式的转变，医学的目的和功能从专注于发现和确诊疾病到征服和消灭疾病的疾病医学，上升为以发现和发展人的自我痊愈能力和自我健康能力为主旨的，为人类生命活动的生存发展服务的健康医学。美国预防医学专家安德鲁·韦尔博士在近著《不治而愈》中指出："医生的基本职责首先应该是教会人们如何不得病……传授预防知识应该是最重要的，治疗已发生的疾病是次要的。”未来的医学是预防医学，这是社会进步、科技发展的必然，是人们文化素质的提高，高度精神文明的追求。《素问·四气调神大论》曰：“圣人不治已病治未病，不治已乱治未乱……夫病已成而后药之，乱已成而后治之，譬犹渴而穿井，斗而铸锥，不亦晚乎。”指出治未病者谓之“圣人”“治未病”是中医学千百年来探求健康、长寿规律的实践经验总结与理论升华的结晶，是中医理论体系的重要组成部分。故医学的目的和功能不仅仅是治病，对于人体亚健康状态的控制，是实现医学目的的重要措施。病理性体质是亚健康的内在物质基础，结合体质进行预防是体质学说和预防医学共同承担的责任。

从健康到亚健康再到疾病的发展是连续渐进的过程，故亚健康状态的预防包括两层含义：从健康到亚健康的预防和从亚健康到疾病的预防。中医体质学说对亚健康的预防有重要的指导作用。

（1）从健康到亚健康的预防：从健康到亚健康的过渡，根本问题决定于体质的改变。各种体质类型包含的相对稳定的阴阳偏颇是亚健康状态时阴阳渐趋失调的内在依据，故体质对人体健康的影响是潜在的和多方面的。病理性体质是出现亚健康状态的物质基础，从健康到亚健康的预防关键是防止病理性体质的形成。人类体质的形成与发展受环境及社会因素的制约，以工业文明为基础的现代生活方式以其深厚的社会经济、文化内涵和不可遏制的扩张力把人类带入一种新的生存环境，由此所形成的人类体质的改变和健康方面的问题，不容忽视。造成体质改变的原因是多方面的，诸如社会环境因素的影响，生存环境的恶化和饮食结构的改变，吸烟饮酒的人数的剧增，尚补习俗的泛化、精神紧张躁动等，使现代人的体质均受到明显的影响，这是亚健康状态形成的原因，也是众多“文明病”高发病率，低龄化的根源之一。这就迫切需要采取一些预防和控制措施。

其一，社会心理干预。由于整个社会的生存竞争日趋激烈，人们所面临的工作压力越来越大，社会生活的剧变、信息流量的膨胀、效率意识的增长、人际关系的复杂、物质利益的分化等，使人精神紧张、情绪躁动、焦虑不安、身心疲惫，势必引起体质的变异，出现亚健康的状态。因此，积极调适，保持健康的心态、体态、情态、以适应社会，十分必要。生活有张有弛、劳逸结合，正视现实，积极交友，大胆工作，努力开拓，循序渐进地适应和改变环境均可收到良好的效果。其二，行为干预。不良生活习惯是引起体质变异，形成亚健康的重要因素。饮食结构不合理，或恣食肥甘厚味，或滥用益气、养阴、抗衰老之品，或过食过饮、嗜浓茶奶酪，或习食冰镇雪糕等，均可导致脏气偏颇而致体质变异；吸烟、酗酒则有助湿生热之弊，易形成湿热或阴虚体质。这就大大增加了高脂血症、高血压病、心脑血管病、糖尿病、肥胖病、结肠癌、肺癌等难治性疾病的发病率。因此，一定要注意平衡膳食、合理科学进食。饮食保健的基本原则是以植物性食物为主，辅以动物性食物，将品类众多的食物调和配伍，使饮食性味柔和，不偏不倚。同时要克服不良生活习惯，不吸烟、不酗酒，并适当进行体育锻炼，以增强脏腑的活动能力。其三，改善生活环境。现代人类生活水平的提高和生存环境恶化之间的矛盾异常尖锐，如全球变暖、温室效应、臭氧洞扩大、土地沙化、太阳黑子的活动、强紫外线照射及空调、暖气、冰箱、电视等电器的使用等，均改变了人们的生存环境，从而导致人类体质向阳热盛实、郁火内生的方向改变。人们注意到随着体质的变异，从而有许多时代新病的出现。所以，人类呼吁保护环境，回归自然和绿色革命。然而生存环境的改善，是一项长期艰苦的工程，需要全人类的共同努力。

（2）从亚健康到疾病的预防和传变：从亚健康到疾病的发展关键还是体质。一定的病理体质类型是相关疾病发生的主要物质基础，具有发生相关疾病的倾向性。人的体质类型是复杂多样的，各种体质类型虽然均属于未病状态，但其中所包含的相对稳定的脏腑气血阴阳偏颇则是疾病状态时阴阳失调的内在因素和依据。首先，个体体质的特殊性，决定着对某些病邪的易感性、耐受性。因为体质反映了机体自身脏腑阴阳寒热的盛衰偏倾，这种偏倾性决定了个体处于不同的功能状态，从而对致病因素的反应性不同，亲和性、耐受性不同，即选择不同，正所谓“同气相求”。病理体质是导致疾病发生的关键因素，因此，必须积极改善病理体质，阻止致病因子对人体的侵害，防止亚健康状态发展为疾病状态。这种预防，现代预防医学称之为病因预防，又叫一级预防。其二，体质的强弱决定着发病与否及发病情况。疾病发生与否，取决于正气的盛衰，而体质就其生理学基础和表现特征而言，主要反映了正气的盛衰偏颇。一般而言，体质强壮者，正气旺盛，抗病力强，难以致病；体质羸弱者，正气虚弱，抗病力差，易于发病。病理体质对疾病具有内在倾向性，如肥胖人痰湿体质易患冠心病、高血压、糖尿病等，从病理体质类型与相关疾病的发病倾向性中，可以确定某种疾病的高危人群，进行重点预防。因此，在亚健康到疾病的前期，就要早期诊断和早期治疗，这种预防，现代预防医学称之为临床前期预防，又叫二级预防。

从亚健康到疾病的预防，无论是病因预防还是临床前期预防，关键在于改善病理体质。故调节人体内在的阴阳偏性，使之趋于中正调和，是治疗亚健康的必要方法。中医学在对人体非健康状态的调治中，积累了丰富的经验，其优势就在于调整不良状态，改善及优化体质。从体质类型对亚健康状态进行分型调治，能够有效地改善体质，截断亚健康向疾病的发展。根据亚健状态的体质特点，可分为以下六种类型进行调治：其一，阳盛质：多表现为形体状实，喜冷怕热，声高气粗，面赤心烦，胃纳甚佳，急躁易怒，大便干结。这种体质应早用清热之品，以改善体质。其二，气虚质：多见体倦乏力，面色苍白，语声低怯，常有汗出，动则尤甚，心悸纳差。这类体质宜补中益气以截断扭转。其三，阳虚质：多见形寒肢冷，身倦乏力，伴少气懒言，大便溏软，耐热不耐寒，舌淡苔白，脉沉细弱。这类体质应注意顾护阳气，温补阳气。其四，阴虚质：多见形体消瘦，口燥咽干，不耐热，喜冷饮，五心烦热，大便干结，小便短赤，腰膝酸软，舌红少苔，脉细数。治疗应以顾护阴液为主，早用滋阴之品是提高截断水平的有效方法。其五，痰湿质：多见形体肥胖，嗜食肥甘，胸脘痞闷，恶心纳差，身重困倦，头昏如蒙，苔腻脉弦滑。这类体质宜用健脾祛湿之品，不可过用苦寒。其六，瘀血质：多表现为肤色晦暗，眼眶暗黑，肌肤甲错，皮肤粗糙，甚或鳞状脱屑，或有丝丝红缕斑痕，舌青紫有瘀斑，脉沉涩。这类体质宜用活血化瘀之品以改善扭转。

此外，针灸按摩治疗、药食疗法、音乐疗法、精神疗法等对体质也具有调节作用。针灸按摩疗法是通过刺激经络腧穴而补其不足，泻其有余，调节脏腑气血，达调治亚健康的目的。对亚健康引起的疲劳有很好的改善作用，如灸百会、四神聪以提神；刺合谷、太冲以止痛，灸足三里以益气补虚；中医学有药食同源的悠久历史，利用食物或配合天然药物，结合具体症状表现辨证施食，通过食疗扶正、祛邪以达协调阴阳协助治疗亚健康的作用。在食疗方面，体质偏阳者，进食宜凉而忌温；体质偏寒者，进食宜温而忌凉；形体肥胖者多痰湿，食宜清淡而忌肥甘；胃酸偏多者，则不宜酸咸食品；阴虚之体，饮食宜甘润生津之品，忌肥腻厚味、辛辣燥烈之品；阳虚之体宜多食温补之品。音乐疗法能明显改善失眠、疲乏、体力下降等症状，对情绪低落、易激动、烦乱、紧张不安也有较好疗效对亚健康也有治疗作用。精神疗法又称心理调节法，即利用心理学理论知识和技巧，通过语言和非语言的交流方式进行心理疏导，影响亚健康患者的心理状态，改变其不正确的认知活动，缓解情绪障碍，解决其心理矛盾，而达到防治疾病的目的。在精神调摄方面，要根据个体体质特征，采用各种心理调节方法，以保持心理平衡，维持和增进心理健康。

综上所述，体质与健康和疾病关系密切，亚健康状态形成的重要物质基础是病理性体质。预防亚健康状态的关键是防止病理体质的形成和改善病理性体质，从体质类型对亚健康状态进行分型调治，是中医辨证思维的集中体现，反映了中医预防学的特色和优势。

三、体质与康复

康复是以中医理论为指导，研究各种有利于疾病康复的方法和手段，使身体功能和精神状态最大限度地恢复健康的综合性学科。主要针对伤残者、慢性病者、老年病者及急性病缓解期病人和精神疾病患者疾病初愈或趋向恢复时。中医康复学历史悠久，有着完整而独特的理论和丰富多彩、行之有效的康复方法，对于帮助伤残者消除或减轻功能缺陷，帮助慢性病、老年病等患者祛除病魔，恢复身心健康，重返社会，均发挥着极其重要的作用。不同体质的个体其阴阳、气血的多寡不同，因此选择不同的康复方案时要考虑到康复者具体的身体状态。如有的人适宜饮食疗法，有的适宜药物疗法。中医康复调体重在采用传统康复方法，对偏颇体质或疾病患者进行体质调整，达到防病治病和调体的作用。中医体质学以整体观念为指导，强调康复亦应辨“体”康复，即要因人因地因时制宜，辨明病者的阴阳寒热虚实，辨清病者的体质状态而施以不同的康复措施。

1. 辨体康复的基本原则

康复的目的，旨在促进和恢复病伤残者的身心健康。其基本原则包括形神结合、内外结合、药食结合、自然康复与治疗康复结合等。

（1）形神结合：形神结合，指形体保养与精神调摄相结合。中医体质概念的特点之一就是形神一体观，人体一切疾病的发生和发展变化，都是形神失调的结果。因此康复医疗，必须根据个体体质的不同，采用相应不同的康复方案，从形和神两个方面进行调理 。养形，一是重在补益精血，所谓“欲治形者，必以精血为先”(《景岳全书·传忠录中·治形论》)；二是注意适当运动，以促进周身气血运行，增强抗御病邪的能力。调神主要是通过语言疏导、以情制情、娱乐等方法，使病人摒除一切有害的情绪，创造良好的心境，保持乐观开朗、心气平和的精神状态，以避免病情恶化。这样以形体健康减轻精神负担，以精神和谐促进形体恢复，使形体安康，精神健旺，两者相互协调，便能达到形与神俱，身心整体康复的目的。

（2）内外结合：内外结合，指内治法与外治法相结合。内治法，主要指药物、饮食等内服的方法；外治法，则包括针灸、推拿、气功、体育锻炼、药物外用等多种方法。人体是个有机的整体，通过经络系统的联系、气血的运行贯通，上下内外各部分之间都保持着相互协调的关系。因此在康复医疗的过程中，应掌握并利用这种关系，将内治与外治诸法灵活地结合运用。内治法可调整脏腑阴阳气血，恢复和改善脏腑组织的功能活动；外治法能通过经络的调节作用，疏通体内阴阳气血的运行，故内外结合并用，综合调治，能促进病人的整体康复。一般来说，病在脏腑者，以内治为主，配合外治；病在经络者，以外治为主，配合内治；若脏腑经络同病者，则内治与外治并重。如高血压病常以药物内治为主，配合针灸、推拿、磁疗等外治之法；颈椎病则多以牵引、针灸、推拿等外治为主，再配合药物进行内治。

（3）药食结合：药食结合，指药物治疗与饮食调养相结合。由于药物治疗具有康复作用强、见效快的特点，故是康复医疗的主要措施。可根据病人的不同病证，分别采用补气养血、温阳滋阴、调整脏腑、疏通经络等各种治法促其康复。但恢复期的病人大多病情复杂，病程较长，服药过久，既难以坚持，又可能会损伤脾胃功能，或出现一些副作用。饮食虽不能直接祛邪，但能通过促进脏腑功能以补偏救弊，达到调整阴阳，促进疾病康复的目的。因此以辨体、辨证论治为基础，有选择地服用某些食物，做到药食结合，不仅能增强疗效，相辅相成，发挥协同作用，也可减少药量，预防药物的副作用，缩短康复所需的时间。张锡纯《医学衷中参西录·治阴虚劳热方》十分重视饮食康复法，他说："病人服之，不但疗病，并可充饥。不但充饥，更可适口。用之对证，病自渐愈。"

（4）自然康复与治疗康复结合：中医体质学强调人与自然一体观，自然康复是借助自然因素对人体的影响，来促进人体身心健康的逐步恢复。大自然中存在着许多有利于机体康复的因素，包括自然之物与自然环境，如日光、空气、泉水、花草、高山、岩洞、森林等。人是依赖自然界而生存的，不同的自然因素必然会对人体产生不同的影响，例如空气疗法可使人头脑清新、心胸开阔，增强神经系统的调节功能；日光疗法可温养体内的阳气，改善血液循环，加速新陈代谢；花卉疗法则可美化环境，使人心情舒畅愉悦等。因此，天人相应在康复学中则主要是指顺应利用自然的规律和利用自然界的万物。如对有些病采取冬病夏治。有些患者素体阴虚，其病常在春夏之际诱发或加重，所以采取在秋冬之时养其阴，预防春夏之际发病。因此在运用药物、针灸、气功等治疗康复方法的同时，可以有选择性和针对性地结合自然康复法，利用这些自然因素对人体不同的作用，以提高康复的效果。

2. 常用的辨体康复方法

中医康复方法丰富多样，除针灸、按摩、推拿、药疗、食疗等方法外，还有其他方法，如传统物理疗法：香气疗法、冷疗、热疗、尿疗、声疗、色彩疗法；药物外治康复法：蒸汽疗法、烫洗疗法、熨敷疗法、药浴；以情制情疗法：喜疗、怒疗、思疗、意疗等；传统文娱疗法：钓鱼、书画、唱戏、舞蹈等；传统体育疗法：五禽戏、八段锦、太极拳、康复操等；药物内治法等。促其康复调理时需多方面的措施配合，包括药物、食饵、精神心理和生活习惯等。这些措施的具体选择应用，皆须兼顾患者的体质特征。如对痰湿体质的康复调体就在于纠正其痰湿停聚的体质倾向，或对痰湿体质患病者从体质方面加以康复治疗以改变体质的病理状态。下面介绍几种常用的辨体康复方法。

（1）饮食辨体康复法：饮食辨体康复法，是指根据病人的体质特点有针对性地选择适宜的饮食品种，或药食相配，以调节饮食的质量，促使人体疾病康复的方法，也称食疗。运用饮食康复法，一是要注意辨证进食。根据病人的体质、平日饮食的喜恶及病情证候的变化，进行科学合理配膳，利用食物的不同属性来调节人体内部的阴阳气血。在饮食康复法中，阳虚之体则应配食一些温性之物，少施苦寒之药，而阴虚之体则应配一些滋阴清热之品。如体质偏阳者初愈，慎食狗肉、羊肉、桂圆等温热及辛辣之味；体质偏阴者大病初愈，慎食龟鳖、熟地等滋腻之物和五味子、诃子、乌梅等酸涩收敛之品；气虚者可服茯苓饼，血虚者可服红枣桂圆汤，阴虚者可服枸杞子饮，阳虚者可服鹿茸酒等。二是要重视饮食禁忌。如疾病初愈，身体虚弱，或久病缠身，元气匮乏，饮食应以清淡调养为要。若恣意多食，或进食肥甘厚腻之品，导致食积内停，反而容易助邪恋邪，使旧病复发，或使疾病

更加迁延不已。还有热体热病需忌辛辣煎炸，寒体寒病需忌生冷瓜果，疮疡肿毒忌羊肉、蟹、虾及辛辣刺激性食物等。

（2）药物辨体康复法：药物辨体康复法，是指根据病人的体质特点，运用药物进行调理，以减轻或消除病残病人功能障碍的方法。药物康复不外乎扶正与祛邪两方面。由于康复病人大多属虚证或虚中夹实证，故以扶正为主，兼顾祛邪，是药物康复法的基本原则。扶正包括滋阴、温阳、补气、养血等，治疗时又要详辨虚在何脏何腑而分别治之。脾为后天之本，气血生化之源，肾为先天之本，脏腑阴阳之根，且久病及肾，故扶正应重在调养脾肾。祛邪当根据邪气的性质和引起的病理变化的不同，而分别予以调畅气机、化痰蠲饮、活血化瘀等方法。药物康复，不仅可用内服法，也可按病情需要采取外治法，但一定要辨体施之。如对于寒湿体质所致的风湿痹痛、筋肉劳损、痿证、瘫证等，可用熏蒸法；对于多种皮肤病、筋骨痹痛及痔疮、妇女阴痒、子宫脱垂等，可用浸洗法；对于慢性咳喘、失眠、眩晕、头痛、腹泻等，可用敷贴法等。

（3）针灸推拿辨体康复法：针灸推拿辨体康复法是指根据病人的体质特点运用针刺、艾灸、推拿等方法来刺激病人某些穴位或特定部位，以激发、疏通经络气血的运行，恢复脏腑经络生理功能的方法。因为个体间存在着差异，每个个体都有其自身特性，而每种康复疗法又都有其自身的主治范围和功效特点。针对不同的体质类型的人，要采用不同的有针对性的康复方案。如对木形之人，其劳心，多忧于事。因此要多注意情感上的疏导，使肝气条达，疏泄有权，用药多从足厥阴肝经入手，这种人能春夏，不能秋冬，因此要针对木形人这种特点而采用有益于其身体健康的康复方案。再如《灵枢·卫气失常》和《灵枢·逆顺肥瘦》论及肥人和瘦人体态不同，针刺手法亦应有异。针法以通经活血，行气导滞，镇静止痛为主，主要用于实证、郁证，灸法具有温阳扶元，温通经络，行气活血，散寒除湿以及消肿散结的作用，针法偏重于泻实，灸法偏重于补虚。因此，体质强壮者，多用针法，体质怯弱者，多采用灸法，针壮士宜“深而留之”，针瘦人应“浅而疾之”(《灵枢·逆顺肥瘦》)，“必先别三形……而后调之”(《灵枢·卫气失常》)。推拿具有疏通经络，理筋整复，活血祛瘀，调整阴阳的作用，可增强体质，消除疲劳，延缓衰老，对气虚质、阳虚质、阴虚质等虚弱体质尤为适宜，多用于伤残、病残等损伤性疾患，推拿手法包括揉、摩、推、按、搓、拍等多种，并有强刺激和弱刺激之分。如为老弱虚损、小儿疾病或体质虚弱者，应用力轻缓，时间稍短；若是瘀血质、气郁质、湿热质、痰湿质等，应用力重强，时间较长。

（4）气功辨体康复法：气功辨体康复法是指根据病人的体质特点用意识不断地调整呼吸和姿势，以意引气，循经运行，从而增强体质，协调脏腑功能，使体内气血阴阳复归平衡的方法。气功是着眼于“精、气、神”进行锻炼的一种健身术，包括动功和静功。动功，指练功时形体要做各种动作进行锻炼，如大雁功、鹤翔桩等；静功，指练功时或坐，或站，或卧而形体不动，如放松功、站桩功、内养功等。练气功的基本要领为调心、调息、调身。调心即意守或练意，是在形神放松的基础上，排除杂念，意守丹田，以达到“入静”的状态。调息即调整呼吸，在口鼻自然呼吸的前提下，逐渐把呼吸练得柔和、细缓、均匀、深长。调身即调整形体，使自己的形体符合练功的要求，同时强调身体自然放松，以使气血运行通畅。静功运动量较小，多适宜于阴虚质；动功运动量较大，多适宜于阳虚质。

（5）自然辨体康复法：自然辨体康复法亦称环境康复法，是指根据病人的体质特点充分利用自然环境所提供的各种有利因素，以促进疾病的痊愈和身心康复的一类方法。常见的自然康复法有泉水疗法、日光疗法、热砂疗法、泥土疗法等。泉水疗法是饮用泉水或外浴泉水以康复疾病的方法。其中泉水冷饮法有滋阴、解毒、通淋、通便等作用，适用于痰湿质、湿热质等；泉水热饮法有温阳、解郁等作用，宜用于阳虚质、寒湿质等。温泉浴不仅可温经通络、调畅气血、祛寒舒筋，还可解毒消肿、杀虫止痒，适用于各种体质类型；日光疗法是根据日光的生物效应原理，科学地利用日光的照射，以促进机体康复的方法，也称日光浴。日光照射可温壮体内阳气，增强机体抗御疾病的能力，同时还可振奋精神，使人心情舒畅，消除抑郁，适宜于阳虚质、气虚质等；热砂疗法是用砂粒盖埋身体，利用砂的温热和按摩作用来促进病体康复的方法，简称“砂疗”。此法的作用是温通经脉，行气活血，适宜于瘀血质、寒湿质、阳虚质等病人的康复；泥土疗法是使用天然泥土外敷身体，以达到恢复健康的目的，简称“泥疗”。泥疗多采用矿泉泥、海泥、湖泥等，具有温阳散寒、祛风除湿等功效，适用于寒湿质、阳虚质、气虚质等病人的康复。

此外，还有怡情辨体康复法、运动辨体康复法、自然辨体康复法等，当然在制定康复方案时，还要考虑到各种社会因素、文化背景、宗教、生活方式和生活习惯等。其目的都在于改善患者的体质状况，使之在身体上、精神上得到最大程度的健康恢复。

第六章　中医体质理论现代研究述评

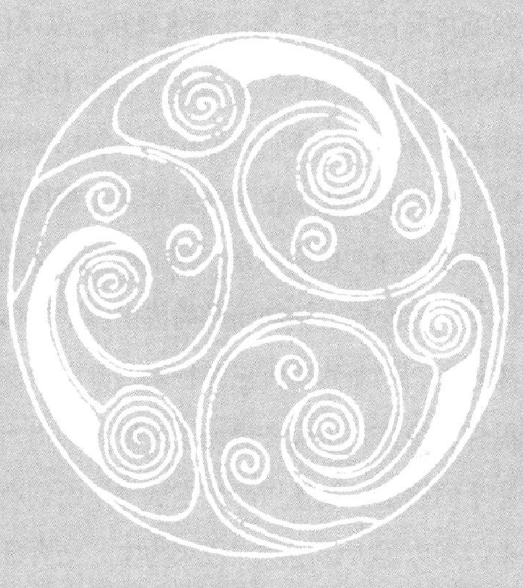

中医体质理论的研究始于20世纪70年代，纵观60余年来中医体质理论的主要研究成果，中医有关体质理论的研究，研究方法有：基础研究方法、流行病学调查研究方法、临床研究方法、实验研究方法。研究内容涉及中医体质学说的发生学研究、相关概念的探讨与确立、体质形成的基本原理、体质构成要素、影响体质的因素、体质演化规律，以及体质的分类、体质与人格关系、体质与疾病和证的关系、体质与养生保健、体质流行病学调查研究、体质理论在微观领域的拓展应用研究等诸多方面。形成了以北京中医药大学王琦教授为带头人的研究团队，对体质进行了系统研究，在中医体质学基本概念的界定、中医体质研究的三个关键问题的提出、中医体质分类及其判定标准的制定、三项体质辨识新技术的开发、四个个体差异特征群的提炼、辨体—辨病—辨证诊疗模式的提出、体质三级预防概念体系的提出以及体质研究方法的不断创新等方面取得了丰硕成果。现以重大课题研究成果为主，结合部分非课题研究成果，总结分析如下。

第一节　中医体质理论的形成研究

一、中医体质理论形成脉路分析

一般认为中医体质学说初步形成于先秦西汉，临床应用起于东汉，发展于宋元明清，理论体系构建于现代，并得到深入研究与快速发展。王琦[1, 2, 3]将中医体质理论的形成与发展分为六个阶段，即先秦至西汉时期为中医体质理论形成的源头，东汉时期为中医体质思想临床应用的开端，三国至两宋时期为中医体质思想的进一步积累时期，金元时期为中医体质思想的不断丰富时期，明清时期为中医体质思想的临床应用时期，20 世纪 70 年代后期至今为中医体质学快速发展与完善时期。其一，先秦至西汉时期：这一时期，中医体质学术发展的特点是中医体质理论的初步形成，代表性事件是《黄帝内经》的问世,《黄帝内经》初步奠定了中医体质学术理论的基础，成为中医体质理论初步形成的源头。其二，东汉时期：这一时期，中医体质学术发展的特点是中医体质理论临床应用的初步开创，代表性事件是《伤寒杂病论》的问世。其三,三国至两宋时期：这一时期，中医体质学术发展的特点是中医体质理论的进一步积累与发展，许多著名医家为之做出了重要的贡献。如王叔和、巢元方、孙思邈、钱乙、陈直等。为后世中医体质学术理论体系的形成与应用奠定了进一步的基础。其四，金元时期：这一时期，中医体质学术发展的特点是体质理论的不断创新。如刘完素以体质为本的思想，张从正在体质理论应用的祛邪即扶正、养生当论食补思想，李东垣强调饮食失调对体质的影响，并首创调治气虚体质的益气升阳之法，朱丹溪对阴虚体质的调治方法等。其五，明清时期：是中医体质理论得到更快发展和临床应用较为广泛的时期，但依然没有形成比较完整的学术体系。其六，20 世纪 70 年代后期至今：中

---

[1] 王琦．中医体质学［M］．北京：中国中医药出版社，1995.

[2] 王琦．中医体质学研究与应用［M］．北京：中国中医药出版社，2012.

[3] 马晓峰．中医体质学术发展史及中西医学体质学说比较研究［D］．北京：北京中医药大学博士论文，2008.

医体质由历代散在的论述成为一种专门的中医学说，并成为一门专门的分支学科，得到快速发展和完善，在中医药临床实践、养生、预防及康复医学等方面得到广泛应用。这一时期中医体质学理论体系构建、发展和不断完善的历程可以分为前后三个阶段：第一，20 世纪 70 年代后期至 80 年代——中医体质学说的提出和确立。1978 年《略论祖国医学的体质学说》论文的发表以及之后 1982 年《中医体质学说》专著的问世，标志着中医体质由历代散在的论述成为一种专门的中医学说。第二，20 世纪 90 年代——中医体质学理论体系的初步构建，自 20 世纪 80 年代末开始，中医体质学研究迈入了一个新的历史阶段。先是王琦带领“中医痰湿（肥胖）体质的基础研究”课题组于 1993 年完成了痰湿型体质定量规范化标准的建立，使中医体质分型进入定性、定量阶段。1995 年王琦又主编出版了新的《中医体质学》专著。该书以翔实的篇幅进一步完善了中医体质学科概念、体质定义、原理、体质分型，中医体质学理论体系和研究方法由此得到了初步确立。《中医体质学》的出版，标志着中医体质理论体系得到了初步构建，中医体质学成为一门专门的分支学科。第三，21 世纪初至今——中医体质理论体系的不断发展和完善。随着新世纪的到来，中医体质学研究也迈出了更加迅速而坚定的步伐，越来越多的学者和研究人员积极投身到中医体质研究中来，研究队伍日益壮大，研究视野也更加开阔。2001 年王琦主持下的中医体质与生殖医学研究中心在北京中医药大学成立。2002 年中医体质学被列入教育部国家重点学科及北京中医药大学“十五”“211 工程”重点学科建设项目。2003 年王琦带领的课题组承担了国家自然科学基金课题“中医痰湿体质基因表达谱研究”。2005 年“基于因人制宜思想的中医体质理论基础研究”课题被国家科技部列为国家重点基础研究发展计划（973 计划）中医基础理论整理与创新研究项目，标志着中医体质研究得到科技界的高度重视和广泛认同，进入了国家最高科研层次；同年，王琦主编、全国 19 所中医院校及相关科研院所共同编写的全国高等中医药院校创新教材《中医体质学》由人民卫生出版社出版，标志着中医体质学完成了从一门学说到学科的转变，并以其成熟的理论在教学领域发挥稳定而持久的作用，成为中医基础理论一门新的分支学科。2006 年“中医体质分类判定标准及其方法学体系建立的研究”通过教育部鉴定，被确定为中华中医药学会标准，成为对中医体质类型进行辨识的标准化方法和工具，得到广泛的推广应用。2008 年 1 月“中医体质分类判定标准的研究及其应用”获得了 2007 年度国家科技进步二等奖。体质辨识被广泛应用于亚健康、慢性病高危人群、健康体检及个体养生保健，在“治未病”的实践中正发挥着独特作用。此外，中医体质学在国际上也产生了积极的影响。通过体质学的研究，架接起了中医学和国际医学交流的桥梁，并与美国加利福尼亚州大学伯克利国家实验室、哈佛大学、霍普金斯大学、日本富山医科药科大学等国外机构开展了合作研究。

在这一阶段，伴随着中医体质学研究不断取得的创新和进展，中医体质学理论体系也实现了进一步的发展和完善，在中医体质学基本概念的界定、中医体质研究的三个关键问题的提出、中医体质分类及其判定标准的制定、三项体质辨识新技术的开发、四个个体差异特征群的提炼、辨体—辨病—辨证诊疗模式的提出、体质三级预防概念体系的提出以及体质研究方法的不断创新等方面都收获了丰硕的学术成果。

二、中医体质的概念和内涵研究

对体质的概念和内涵研究，有三种倾向：其一，倾向于身体素质：认为体质是人群和人群中的个体在遗传的基础上，在环境的影响下，在其生长、发育和衰老过程中形成的代谢，功能与结构上相对稳定的特殊状态[1]。是指个体在先天遗传和后天生长发育基础上所表现出的相对稳定的生理特性[2]。是常态下机体的自我调控能力和对外界环境的适应能力，其中，卫外力和自和力是体质强弱的实质，阴阳、寒热、燥湿、虚实是体质之属性；阴阳偏差是体质差别的根源[3]。其二，倾向于心理素质：提出阴阳人格体质学说，认为人格是指人所表现出来的比较稳定的相当持久的生理特征，而该特征由先天禀赋和后天环境所形成[4]。《黄帝内经》的《阴阳二十五人》《通天》是对人的气质、个性特点的探索，包括了心理学的个性、性格、气质诸概念的内容[5]。有人结合文献研究及现代医学、中医学、心理学相关研究，对中医人格体

[1] 匡调元.中医病理学研究［M］.2版.上海：上海科学技术出版社，1989：58.

[2] 何裕民.体质研究中若干问题的思考［J］.山东中医学院学报，1988，12（4）：2.

[3] 郑元让.伤寒论的体质学说［J］.中医杂志，1981（12）：4.

[4] 王米渠.中医心理学纲要［M］.成都：四川科学技术出版社，1988：27.

[5] 李兴民.《黄帝内经》气质学说初探［J］.浙江中医杂志，1981（6）：248.

质论的内涵做出了阐释[1]。其三，倾向于心身统一：认为体质是在机体发育进程中身体状况的强弱，及其与疾病斗争过程中所表现出的稳定的个体特征，人的体质结构具有三大要素：①体态（人的外表形态）；②质能（人体组织器官的功能特点和作用强度）；③气质（个体人在其生命活动过程中，所表现出来的精神面貌，性格，情绪的总和）[2]。对体质的认识，只能从形态、结构、物质、生理功能方面考虑，体质范畴包括心理（神）状态[3]。体质的结构主要包括：①体格特征；②脏腑阴阳气血的生理反应特征及其病理倾向特征；③情绪特征；④反应的敏捷性；⑤能力特征；⑥性格特征；⑦对时令的适应性。此外尚涉及品德特征[4]。概言之，体质是个体生命过程中，在先天遗传和后天获得的基础上表现出的形态、结构、生理功能和心理状态方面综合的、相对稳定的特质[5]。是以中医理论为指导，研究人类各种体质特征，体质类型的生理、病理特点。并以此分析疾病的反应状态，病变的性质及发展趋向，从而指导疾病预防和治疗的一门学说[6]。

---

[1] 王昊，王克勤，薛崇成，等. 中医人格体质论的内涵探析［J］. 中医杂志，2013，54（7）：551-554.

[2] 母国成. 中医体质学说及其异化［J］. 新中医，1983（9）：1-7.

[3] 李东涛. 中医体质概念的内涵［J］. 中国民间疗法，1997（3）：3.

[4] 喻自成. 略论体质的结构、类型与特点［J］. 湖北中医杂志，1990（2）：23.

[5] 王琦. 中医体质学［M］. 北京：中国医药科技出版社，1995.

[6] 王琦. 中医体质学说的研究现状与展望［J］. 山东中医学院学报，1994，18（2）：74.

三、中医体质形成机制研究

关于体质形成的基本原理研究，认为体质的遗传因素是体质形成的一个方面，但更为重要的是体质形成的后天因素。其中影响较大的主要有地理环境、年龄因素、营养、房劳、疾病、锻炼与药物等[1]。先天禀赋是体质形成的内在依据，后天环境是体质形成的外部条件。其中包括地理环境、饮食营养、劳逸、精神、疾病等因素[2]。提出体质形成的基本原理有四：①体质过程论（体质是一种按时相展开的生命过程）。②心身构成论（体质是特定躯体素质与一定心理素质的综合体）。③环境制约论（环境对体质的形成与发展始终起着重要的制约作用）。④遗传决定论（遗传是决定体质形成与发展的主要内在因素）[3]。

对于体质构成要素研究，由于对体质概念认识的混乱，势必造成对体质结构要素认识的不一致。有研究认为体质的结构主要包括：①体格特征；②脏腑阴阳气血的生理反应特征及其病理倾向特征；③情绪特征；④反应的敏捷性；⑤能力特征；⑥性格特征；⑦对时令的适应性。此外尚涉及品德特征[4]。有认为体质结构主要由以下特质组成：①自和

[1] 匡调元．中医病理学研究（第2版）[M]．上海：上海科学技术出版社，1989：60.

[2] 李东涛．中医体质概念的内涵[J]．中国民间疗法，1997（3）：3.

[3] 王琦．中医体质学[M]．北京：中国医药科技出版社，1995：24

[4] 喻自成．略论体质的结构、类型与特点[J]．湖北中医杂志，1990（2）：23-25.

力（调适力）：指机体自我调控、自行调整，从而适应环境变化，或从暂时的功能失常状态中自行摆脱出来，趋向常态（稳态）的倾向和能力；②卫外力；③稳定性：指个体总体上心身功能的稳定程度；④反应性：包括反应的快慢、强弱、趋向和结局等；⑤过敏性：是反应性的一种极端表现；⑥交感－迷走协调性；⑦代谢率；⑧兴奋－抑制性；⑨流－滞度：指通畅条达和郁滞壅遏的程度；⑩燥—湿度：主要指体内液态成分的多少以及分布状态；⑪ 成熟－衰老度等。这些要素既相对独立，又相互交错，互为因果。个体的体质特征及其态势的表现，常是这些特质综合作用的结果[1]。有人则认为体质的结构为体态（人的外表形态）、质能（人体组织器官的功能特点及作功强度）与气质（个体在其生命活动过程中所表现出来的精神面貌、性格、情绪）的总和。其中质能一项为内脏功能、形态诸方面之统括，对于体质的改变具有一定的主动性；体态、气质二者则为内部质能在体外的反映，具有察外而知内的特殊功用，三者共为一体，缺一不可[2]。

影响体质的因素研究，体质禀受于先天，长养于后天，既有先天遗传性，又受后天因素的制约和影响，先后天多种因素构成了影响体质的内外环境。因此，体质的形成涉及先天禀赋、后天颐养、环境、年龄、性别、药物、疾病等多个方面的因素。有人将其概括为先天因素（包括种族、家族，婚育、种子，养胎、护胎、胎教因素等）、后天因素（包括饮食营养、生活起居、精神情志）、环

---

［1］ 何裕民．体质结构研究［J］．中国医药学报，1989，4（6）：33-36.

［2］ 母国成．中医体质学说及其异化［J］．新中医，1983（9）：17-19.

境因素（自然环境、社会环境）、疾病因素、药物因素五个方面[1]。有人将其概括为先天禀赋、后天颐养因素、年龄因素、性别因素、环境因素、其他因素六个方面[2]。

关于体质演化规律研究，认为先后天多种因素构成了影响体质的内外环境，也构成了体质演化的必要条件，在这些条件的作用下，使体质呈现出规律性的潜移默化的演变。不同的体质类型有其潜在的、相对稳定的倾向性，并将体质转化的趋势称为“质势”，概括体质转化的规律是偏阳体质，一般顺着偏阳的方向发展；偏阴体质，一般顺着偏阴的方向演化[3]。认为体质形成的内在基础是先天禀赋与脏腑经络的结构变化和功能盛衰，以及精气血津液的盈亏，这是决定体质的根本原因，也即内因。凡能影响脏腑精气血津液盛衰的后天多种因素，是体质变化的催化剂，即外因。而生命过程在不同时期所表现的自然阶段性变化，则是体质变化的必然性所在。因此，将体质演化的条件归纳为三：一是内因，二是外因，三是时间坐标。体质演化的内因，实质上是在先天禀赋遗传的基础上所表现出的脏腑经络及精气血津液的盛衰偏颇而决定的自然发展趋势；外因是指来自机体外部的所有影响体质形成的因素，包括饮食、劳逸、生活起居、精神因素、自然和社会环境、疾病、针药等，如有人对4个不同地域哮喘患儿体质特点采用中医体质问卷进行中医体质调查，结果

[1] 王琦．中医体质学［M］．北京：中国医药科技出版社，1995.
[2] 孙理军．中医解读人的体质［M］．北京：中国医药科技出版社，2008.
[3] 王琦．中医体质学［M］．北京：人民卫生出版社，2005.

表明4个地域哮喘患儿体质类型构成具有统计学差异[1]；体质转化的时间坐标，是言体质虽然具有相对稳定性和演变时间的不间断性，体质是随着个体发育的不同阶段而不断演化的生命过程，某个年龄时间段的体质特点与另一个年龄段的体质特点是不同的[2]，如有研究表明少、长、壮、老不同年龄段肾阳虚体质存在生理特点、表现等差异[3]，再如使用对应分析方法，探索样本人群总体及其不同性别人群年龄与中医体质类型的相关性，结果表明不同年龄人群的中医体质类型分布特点不同，不同性别年龄人群体质类型也有所不同[4]，均有力地证明了体质转化的时间坐标。

第二节　体质分类与分布规律研究

一、体质的分类研究

由于体质形成因素的多样性，使个体在生理、病理方面的差异也是错综复杂的。然而体质的特点不仅存在个体差异性，同时也存在群体趋同性也就是说个体体质的差异是有规律可循的。因为不同

[1] 李旗，田福玲，闫红梅．不同地域哮喘患儿体质特点研究［J］．中国妇幼保健，2014，29（6）：878-879.

[2] 孙理军．中医解读人的体质［M］．北京：中国医药科技出版社，2008.

[3] 李炜弘，曾跃琴，汤朝晖，等．少长壮老不同年龄段肾阳虚体质辨识差异的探讨［J］．时珍国医国药，2012，23（5）：1232-1233.

[4] 邸洁，朱燕波，王琦，等．不同年龄人群中医体质特点对应分析［J］．中国中西医结合杂志，2014，34（5）：627-630.

的体质是产生疾病差异的内在基础，因而体质分类是从深层次认识疾病，实现个体化诊疗的前提，也是中医体质理论与应用研究的核心与基础。因此，如何对人群体质现象做出客观的分类，建立规范化的分类方法与标准，是现代体质研究中一个不容忽视的重要问题。体质现象虽纷繁复杂，但有规律可循，体质分类就是将人群中的个体体质，根据其各自不同的表现，按照一定的标准，采用一定的方法，通过整理、分析，归纳而进行全面系统的分类，分成若干类型。

1. 关于体质分类的依据

中医学的体质分类通过对人体形、色、神、体、态等方面的长期仔细观察，以“司外揣内”“取象思维”为基本研究方法，以整体观念为指导思想，以阴阳五行学说为思维方法，充分考虑到体质之间实质存在的形态结构、脏腑功能、阴阳气血，以及生存环境之间的差异性与特殊性，围绕体质构成要素，体质形成的哲学基础和生理学基础，以及影响体质的各种因素，对人类体质进行分类，这些分类均是在大量人群调查、对比、观察的基础上进行归类的，但由于角度不同，标准不一，方法多样。关于体质分类的依据，可概括为五个方面：即依据阴阳五行理论分类、依据体质构成要素分类、依据影响体质的因素分类、依据体质的生理病理特性分类、依据综合因素分类[1]。

---

[1] 孙理军. 中医解读人的体质[M]. 北京：中国医药科技出版社，2008.

2. 体质分类方法

中医学的体质分类是在大量人群调查、对比、观察的基础上进行的，由于角度不同，标准不一，方法多样，因而对体质划分的类型、命名方法也不同。较有代表性的分类方法有三分法、四分法、五分法、六分法、七分法、八分法、九分法、十二分法等。

三分法将体质分为阴阳平和质、偏阳质、偏阴质[1]；四分法将体质分为阳性体质、阴性体质、阴虚体质、阳虚体质[2]；五分法有五脏分型法，将体质分为心虚体质、肝旺体质、脾虚体质、肺虚体质、肾虚体质（又分为肾阴虚体质及肾阳虚体质两个亚型）[3]；有功能特征分型法，将体质分为协调型、功能偏亢型（含基本型从肝偏盛型、心偏盛型两个亚型）、功能偏弱型（含基本型及肺偏弱型、脾偏弱型、肾偏弱型、气滞型、血涩型等五个亚型）、偏高与偏弱兼夹型[4]；有阳气多少分型法与五行分型法，将体质划分为太阳、少阳、阴阳和平、太阴、少阴五型，又将木、火、土、金、水形人归并一个体系，分为五型：即太阳—火、少阳—金、阴阳和平—土、少阴—木、太阴—水[5]；有小儿体质五分法，将小儿体质分为正常质、痰湿质、气虚质、内热质、气阴两虚质[6]；有针刺临床分型法，

[1] 王新华．中医学基础［M］．北京：中国中医药出版社，1999.

[2] 王大鹏．浅议中医体质学说及其临床意义［J］．云南中医杂志，1984,（6）：10.

[3] 王大鹏．浅议中医体质学说及其临床意义［J］．云南中医杂志，1984,（6）：10.

[4] 胡文梭．体质分型研究：194例青年体质原型调查［J］．湖南中医学院学报，1987（2）：9.

[5] 王米渠，中医心理学纲要［M］．成都：四川科学技术出版社，1988：27.

[6] 朱锦善．小儿体质类型及其临床意义［J］．新中医，1989,（5）：6.

将体质为正常体质、偏阳热体质、偏阴寒体质、偏痰湿体质、偏虚弱体质[1]；有五脏型质分类法，将体质分为心型质、肝型质、脾型质、肺型质、肾型质[2]。六分法有形证脉色分型法，将体质分为正常质、晦涩质（如气血易阻者）、腻滞质（如痰湿易盛者）、燥红质（如阴易亏者）、迟冷质（如阳易衰者）、倦㿠质（如气血易虚者）[3]；有临床六分法，将体质分为正常质、阴虚质、阳虚质、阴阳两虚质、痰湿质、瘀滞质，又借助聚类研究方法将体质分为强壮型、虚弱型、偏寒型、偏热型、偏湿型和瘀迟型六种类型[4]。七分法有综合分类法，将体质分为正常质、阴虚质、阳虚质、痰湿质、湿热质、气虚质、瘀血质七型[5]；有妇科辨证分型法，把妇女体质分为正常质、阴虚质、阳虚质、肾虚质、气血虚弱质、痰湿质和瘀滞质七种[6]；眼科临床分型法，将眼病患者体质分为正常体质、实热体质、气滞血瘀体质、痰湿体质、虚寒体质、气

---

［1］张日宏．论体质与针刺调整作用的关系［J］．河南中医，1991（5）：29.

［2］戴永生．试析体质的五脏分型与耳穴的相关性［J］．贵阳中医学院学报，1990（1）：45.

［3］匡调元．中医体质病理学［M］．上海：上海科学普及出版社，1996：88.

［4］何裕民，王莉．体质的聚类研究［J］．中国中医基础医学杂志，1996，2（5）：7-9.

［5］王琦．论中医体质学说在临床医学中的重要意义——附102例临床体质分型调查报告［D］．北京：中国中医研究院硕士学位论文，1980.

［6］陈慧珍．妇女体质与临床意义［J］．广西中医杂志，1988（1）：15.

血两虚体质、阴虚体质[1]。八分法根据先天体质结构，将体质分为心气虚气滞血瘀（心、脑血管）型、肺气虚易生痰湿（肺、支气管）型、肝郁气滞、木旺乘土（胆道系统功能不全）型、肾虚（泌尿、生殖系统功能不全）型、脾阳不振（顽固性胃肠神经功能紊乱）型、脾肾阳虚（遗传性消化道恶性肿瘤）型、风湿型、痛风型[2]。九分法有个体病质划分法，将体质分为无力质（气虚）、苍白质（血虚）、黏液质（痰湿）、紫滞质（瘀血）、迟弱质（阳虚）、盗热质（阴虚）、冷激质（阴盛）、奋力质（阳盛）、结障质（气滞）[3]；有综合分类法，将体质分为平和质、气虚质、阳虚质、阴虚质、痰湿质、湿热质、血瘀质、气郁质、特禀质[4]。十二分法从证候类型的角度，将体质分为即阴虚型、阴寒型、阳虚型、阳热型、气虚型、气滞型、血虚型、血淤型、津亏型、痰湿型、动风型、蕴毒型十二种[5]。也有人提出了具三维持点的体质分类方法：即以偏寒偏热为一维，偏虚偏实为一维，偏湿偏燥为一维，作立体展开，虽没有具体的类型，实际上是一种动态、灵活的分类法[6]。

以王琦为组长的“基于因人制宜思想的中医体质理论基础研究”（973计划）课题组，编制了《中医体质量表》，在大样本流行病学预调查的基础上，将体质分为平和质、气虚质、阳虚质、阴虚

[1] 庞万敏.眼病体质刍议[J].辽宁中医杂志，1985（7）：13.

[2] 杜仲成.九曲全息脏象诊疗系统与体质医学[J].中医研究,1994,7（2）:8.

[3] 毋国成.中医体质学说及其异化[J].新中医，1983（9）：17-19.

[4] 王琦，中医体质学[M].北京：人民卫生出版社，2005.

[5] 田代华.论体质与证候[J].山东中医学院学报，1983，7（1）：6-7.

[6] 何裕民.体质研究中若干问题的思考[J].山东中医学院学报，1988，12（4）：2.

质、痰湿质、湿热质、瘀血质、气郁质、特禀质9个基本类型，并制定了《中医体质分类判定标准》，被中华中医药学会定为学会标准，为实现个性化的养生、保健及亚健康防治、提高国民整体素质提供了理论依据和有效的方法，在当前中医“治未病”工程的实践中正发挥着独特作用，被广泛推广应用[1, 2, 3, 4]。

二、体质与人格类型研究

关于人格类型的研究，大多数学者以《灵枢·通天》与《灵枢·阴阳二十五人》所论述的“五态人”与“五行人”为基础。有学者制定了五态性格测验表，对我国正常人群五态人分布进行调查，全国总体调查及各地区调查都显示出少阴得分高而太阴得分低的结果，说明我国人民的性格主流是谨慎、细心、稳健、有节制等。用中医气质阴阳学说量表（DY量表）对五态人不同地域分布调查显示，太阳型人格在江浙一带男女得分较低，而北方则明显增高[5]。对气质的分类，

[1] 王前奔，王前飞．中医痰湿体质标准的模糊数字模型［J］．山东中医学院学报，1992，16（5）：49.

[2] 王琦，朱燕波，薛禾生，等．中医体质量表的初步编制［J］．中国临床康复，2006，10（3）：12-14.

[3] 朱燕波，王琦．中医体质量表性能的初步评价［J］．中国临床康复，2006，10（3）：15-17.

[4] 朱燕波，王琦．中医体质量表的信度和效度评价［J］．中国行为医学科学，2007，16（7）：651-654.

[5] 薛崇成．中医气质学说阴阳分型在我国人群中的分布情况的初步分析［J］．中医杂志，1986（1）：24-26.

也有学者分为平和质、亢奋质、怯弱质、抑郁质、忧虑质、悲凉质、淡漠质等七个类型[1]。有人通过调研肥胖人群个性及神经质类型发现，肥胖人痰湿体质具有因郁致病的潜在倾向[2]。研究发现，女性气质心理上的特点与体质生理特点互为因果，体质偏虚弱、失调者情绪易激动，多抑郁、焦虑，而这些消极的个性特点又通过心身机制干扰生理功能，进一步削弱了体质或促成了体质偏颇失调[3]。有人通过研究指出，《内经》的阴阳人格体质学说与艾森克人格维度有着相似的思维形式，在心理行为特征的因素描述上有着惊人的重合，并认为中国古代的思想人格模式是黏液质[4]。

有人根据五态人的分类，对肝病患者进行了气质分型、中医辨证分型及血瘀程度研究，结果表明肝病的发生发展与人的气质类型及血瘀程度有密切关系。太阴人与太阳人是肝病的高发气质，且存在严重血瘀，其血液流变学测定结果，除血浆黏度外，其余指标均高于少阴人和少阳人，亦高于正常对照组，说明情志的亢奋和抑郁及血瘀的存在是肝病的重要病因之一[5]。有人运用龚氏修订的艾森克个性问卷（EPQ）对照观察中医肝病五个证型（肝阳上亢证、肝气郁结证、肝火上炎证、肝阳化风证及肝血虚证），并与健康人进行

[1] 高卫国，黄国先．关于气质分型［J］．福建中医药，1986，17（3）：43.

[2] 刘艳骄．糖尿病肥胖人痰湿体质与性格特征的相关性研究［J］．现代中医，1993（4）：179.

[3] 王莉．男女体质特点及其异同的研究［J］．中国中医基础医学杂志，1998（2）：7.

[4] 王米渠．《内经》阴阳人格体质学说与艾森克人格维度的比较研究［J］．贵阳中医学院学报，1992（1）：5-6.

[5] 王继红，刘素蓉．肝病与气质类型及血瘀相关性的初步探讨［J］．中医研究，1995，8（6）：28-31.

对照研究，结果发现中医肝胆五个证型患者的人格特征明显不同于健康人，且不同证型患者有表现不同特点和人格，这对从人格特点提高认识疾病的能力有重要作用[1]。对五态性格与A型行为的相关性研究，说明肝癌及癌症患者A型行为与太阳、少阳性格呈高度正相关[2]。

有人对体质分型及性格进行了测定，证实体质与性格有一定关系，如阴虚型中以A型性格居多[3]。有人进行体质、人格特质问卷调查，结果显示：男女在平和质、痰湿质与特禀质之间不存在显著差异，在气虚质、阳虚质、阴虚质、湿热质、淤血质、气郁质，女生体质明显比较男生差，体质与性格特质之间存在显著的相关关系[4]。有人以Logistic回归模型，首次筛选出影响肝癌发生发展的心理因素为抑郁、精神分裂症型人格、阴阳不平衡型性格，并以先进的测试手段、定量的方法测定了肝癌病人的阴阳五态性格和人格特征，发现原发性肝癌患者的性格特征趋向于阴、阳两极型，即以太阴、太阳型性格为主要外显行为模式[5]。有人运用EPQ问

[1] 朱红罗.中医肝病不同证型患者个性特征的研究[J].当代医师杂志，1997，2(3)：15.

[2] 丁铁岭，林平，程万里，等.A型行为与五态性格的相关性[J].河南中医，1992，12(3)：121-122.

[3] 孙国强.人体体质分型的生理基础浅析[J].河南中医，1989(6)：25.

[4] 董国杰，赵燕平，陈灿锐，等.中医体质与人格特质关系[J].中华中医药学刊，2013，33(4)：746-748.

[5] 汤小东.原发性肝癌病人的阴阳五态性格与MMPI的相关性[J].河南中医，1994，14(1)：17.

卷对中风病人和正常人进行了心理学测试，发现中风病人具有情绪不稳定，性格外向的特点，不同的证型与不同的临床表现，也有不同的人格特征[1]。有人采用A型行为（TAB）问卷，焦虑状态/特性询问表（ST–AT）、抑郁自评量表（SDS）对肝阳上亢证及相关证患者进行心理测试，并同步检测了血浆精氨酸加压素（AVP）含量[2]。有人运用被公认有相当效度和信度的美国卡持尔教授所编制的16种个性因素问卷（简称16PF）对高泌乳素血症导致黄体功能不全的不孕症患者进行个性心理测验，结果表明，高泌乳素血证性黄体功能不全之不孕症患者个性具有忧郁紧张、不合群、情绪不稳定的特征与倾向，这些特点在不孕症的发病学上具有病理意义[3]。有人对更年期妇女中医人格、体质特征进行了分析，发现更年期妇女太阳、阴阳和平、少阴、太阴维度的人格特征高于全国女性常模；平人质、偏风质、阳盛质低于全国女性常模；阴寒质、气虚质、偏湿质、血虚质高于全国女性常模[4]。有人对中医“五态人”体质特征分析后发现按照不同人格特征进行分类的“五态人”具有不同的体质特征[5]。

---

[1] 李常度.中风病不同证型患者人格特征的研究[J].陕西中医函授，1993（4）：8.

[2] 刘湘华.肝阳上亢证患者个性、情绪特征及血浆精氨酸加压素水平的初步研究[J].湖南医科大学学报，1998，23（1）：31.

[3] 昌青英.50例肾虚肝郁不孕症患者人格结构分折[J].南京中医学院学报，1993，9（4）：17.

[4] 邵祺腾，杜渐，李黎，等.更年期妇女中医人格、体质特征分析[J].中医杂志，2013，54（17）：1466–1468.

[5] 王昊，杜渐，邵祺腾，等.中医“五态人”体质特征分析[J].中医杂志，2013，54（23）：2003–2005.

三、体质流行病学调查研究

人群体质流行病学调查研究既有利于阐明各种人群的体质特征及其分布状况，也为了解地域、季节时令、性别、职业、嗜好等与体质的密切关系，以及健康人、不同年龄段、不同体型的人的体质分布规律提供了翔实的调研数据。

1. 健康人群的体质类型调研

对健康人群体质类型调查后发现：其中正常型占8.3%，偏阴虚型占31.9%，偏阳虚型占43.1%，偏湿盛型占11.1%，偏气虚型占5.6%，各体质类型在基础生理指标方面分别具有不同的特征[1]。对体型与体质类型的调查发现，匀称型中正常体质所占比例最高，肥胖型中属正常质的较瘦削型为多；阳虚体质以肥胖者比例最高，阴虚体质则以瘦削者比例最大；阴阳两虚质亦以瘦削者比例最高，阴虚质和阴阳两虚质在肥胖及匀称型之间无明显差异；痰湿质以肥胖型最多，而在瘦削型与匀称型之间无明显差异；从兼夹类型来看，挟痰湿者以肥胖体型最多，兼瘀滞者以瘦削型最多，均明显高于其他体型[2]。广州市企事业职员与公务员亚健康症状及中医体质评估结果显示，体质类型出现率最多的前5位是：痰湿质、

[1] 孙国强，李忠，李尊香. 人体体质分型的生理基础浅析［J］. 河南中医，1989（6）：25–26.

[2] 朱秉臣，周国雄，赵长樱，等.1075例老年人体型与体质关系的分析［J］. 中国医药学报，1988，3（5）：57–60.

湿热质、平和质、气虚质、气郁质[1]。

2. 各年龄段人群体质类型调研

有人对不同年龄段的人进行了体质调研，将临床体质分为正常、阴虚、阳虚、阴阳两虚、痰湿和瘀滞六大类，其中部分大类中又派生出若干亚型，并考虑兼夹类型。体质类型从高到低依次为正常质、阳虚质、阴虚质、阴阳两虚质、痰湿质、瘀滞质，其中还可见到兼夹类型；随着年龄的递增，正常体质者的比例逐渐下降，异常体质者明显增多，其中阴虚体质者的比例逐段递增最为显著，随着年龄的增加，人群体质日趋复杂，体质虚弱或兼见虚象明显增多，痰湿质与瘀滞质者也有明显的增多[2]。有人对青年体质进行了调查，结果可见：①差异普遍地存在于人群之中，且具备了所有的体质类型；协调体质所占比例最小，男女体质类型存在差异，如心偏盛型女多于男，肝偏盛型男多于女等。②血型的分布与体质类型也有一定联系，AB 血型与偏弱体质密切的关系，A 型血于协调型和偏亢型为多见，偏弱型则少见。血型有望成为确定体质类型的客观指标。③血压与体质的关系，总的显示了偏亢型略高。④性格的内向与外向，就偏亢型与偏弱型比较而言，分布有显著差异[3]。对 90 岁以上老人的长寿因素及中医体质类型的研究显示：①长寿老人体质类型从高到低依次为阴阳平衡、偏阴虚、偏阳虚、痰湿，说明机体自调节阴阳平衡的能力较强；②耳长、耳垂、人中长度较长，说明长寿与先

---

[1] 陈润东，李小燕，崔徐江，等．广州市企事业职员与公务员亚健康状况与中医体质类型的调查分析［J］．中医药导报，2008，14（1）：19-20.

[2] 何裕民．略论体质与年龄，中医药学报，1986（3）：1.

[3] 胡文骏．体质分型研究：194 例青年体质原型调查，湖南中医学院学报，1987（2）：9.

天禀赋和肾精盛衰有关；③血型B型多，O型少，说明血型与寿命有关[1]。有研究表明，由青年→中年→老年，痰湿体质人数在各年龄段所占百分比呈明显递增趋势[2]。有人对老年人体质类型调查发现，老年人异常体质，常以一种体质为主，兼夹其他体质，其中以阳虚质兼夹痰湿质及瘀滞质最多[3]。

3. 小儿体质类型调研

关于小儿体质的调查，有人将小儿体质分为均衡质（阴阳相对均衡）与不均衡质（阴阳相对不均衡）两大类。而在不均衡质中又具体分为肺脾质Ⅰ、Ⅱ型；脾肾质Ⅰ、Ⅱ型（Ⅰ为阳多阴少型、Ⅱ型为阴多阳少型）四种体质类型，并以此对小儿进行体质检查。结果表明：①小儿体质类型中以不均衡质中的脾肾质人数最多，与年龄呈正相关性；②小儿体质类型与身高、体重、头围、胸围、皮下脂肪、血红蛋白含量有关；②龋齿儿、易感儿的比例及在各型的分布比例均较大，体质类型均以脾肾质居多[4]。有人将出生儿体质类型分为正常质、脾禀不足质、肾禀不足质、肺禀不足质、心禀不足质、肝禀不足质、胎热质7类，调查了出生3日内的正常出生儿

---

[1] 章娜英．长寿老人长寿因素及中医体质类型研究，浙江中医学院学报，1993，17（6）：48.

[2] 王琦．中医体质学［M］．北京：中国医药科技出版社，1995：427.

[3] 朱秉臣，周国雄，赵长樱，等．1075例老年人体型与体质关系的分析［J］．中国医药学报，1988，3（5）：57-60.

[4] 苏树蓉．1061例小儿体质调查及体质类型研究，中医杂志，1996，37（10）：613.

的体质特点，发现存在各体质类型，一些出生儿同时兼有数种不同类型体质，说明与先天禀赋有密切关系，有助于出生儿的养护及防病治病[1]。

4. 男女体质类型调研

有人对男女体质差异调查研究表明：男性正常质明显多于女性。在男女体质病理类型分布中，阴虚质和阴阳两虚质女性均极其显著地多于男性，而瘀滞质则男性明显多于女性[2]。有人对男女两性总体上的体质气质特点及其差异进行了研究，结果显示：①体质方面：男性虚弱质和精血不足质明显低于女性；男性强壮质量性的分值和比例都明显高于女性；所有的偏颇、失调体质女子均高于男子；肝郁、心神不宁，女性明显高于男性；紧张过敏者绝对值女子均高于男子。②气质方面：男子主外倾向明显；敌意与竞争分值男性明显高于女性；抑郁分值女性明显高于男性；忍让分值男子高于女子；情绪不稳定、焦虑分值均是女性明显高于男性。③体质类别间相互关系的男女差异：男性紧张过敏者属寒性体质者明显多于女性；男性瘀滞者更多地属于强体质，而女性则主要是偏于虚弱。④体质气质间相关系数的男女差异：敌意与竞争在男性似有更多地表现为与偏热质相关，女性却无；敌意与竞争在男性似有偏燥质趋势，女性则与燥呈负相关；忍让与紧张过敏在男子呈正相关，女子则呈负相关；情绪不稳与紧张过敏之间男女呈高度相关，但在男子这两者的

[1] 王明明.初生儿体质类型探析，辽宁中医杂志，1995，22（7）：293.

[2] 何裕民，严清，高钦颖，等.2268例男女体质差异调查分析[J].江西中医药，1986，（3）：45-49.

关系更为密切[1]。

5. 不同地域、时间季节的体质类型调研

关于地域、时间季节与体质的关系，有人对不同地理区域和一年中不同季节患者的体质变化情况作了研究，调查对象涉及不同性别、年龄、职业，地域涉及延安、义乌、上海、五常，时间涉及春分前后、夏至前后、秋分前后、冬至前后。结果显示：病理体质居多，不同地理区域的人群，体质构成存在着极其显著的差异，阴虚质，从高到低依次为义乌、上海、五常、延安；阳虚质从高到低依次为延安、五常、上海、义乌。阳虚质在秋分和冬至时多见，阴虚质春分前后比例最高，秋分之际最低，夏至和冬至之间接近。随着季节气候的变迁，偏阴虚或偏阳虚等具体虚损类型之间却可相互转化，夏季之炎热每易耗伤精液或阴血，部分阳虚质者可因此而趋于阴阳两虚；大量汗出又可伤阳脱气，以致一些阴虚质者出现了气阴两伤，故暑夏时阴阳两虚比例骤增，且以气阴两伤为多。基于此，似可对阴虚等体质变化的“无规律性”做出解释。见寒象者西北和东北极其显著地多于上海和浙江义乌；见热象者，上海和东南义乌又极显著地高于西北和东北地区[2]。有人对青海省西宁市（海拔 2300 米）地区居住的不同体质正常产的妇女进行了体格检查，结果显示：正常

[1] 王莉．男女体质特点及其异同的研究［J］．中国中医基础医学杂志，1998，4（2）：7.

[2] 何裕民，高钦颖，严清，等．从体质调研结果探讨因时因地制宜治则［J］．中医杂志，1986，27（5）：47–50.

质例数明显多于其他“质”，气虚质、阴虚质亦分别高于阳虚质、痰湿质、瘀血质、湿热质；工人中正常质所占比例高于干部，干部中正常质比例高于农民、家属，而农民、家属中气虚质、阴虚质例数增多；高海拔地区，孕妇的体质随年龄的增长气虚质、阴虚质比例增多；气虚质出血量较其他体质类型大[1]。有人对不同阴阳体质的男青年于夜班前及连续夜班期的不同阶段的体温与睡眠的昼夜节律进行了分析，结果显示：夜班后体温与睡眠节律失同步，体温节律参数存在差异，阴不足质体温节律稳定性较好，阳不足质则易于调整[2-3]。有人探讨了中医体质类型及男女体质差异与遗传基础的关系，发现广东汉族健康人总体的、不同中医体质类型的以及男女性别的 HLA 基因频率显示，总体的基因频率分布符合中国人 HLA 分布趋势[4]。有人对贵阳地区健康人群进行体质调查及 HLA 基因检测，结果认为，健康人群均为阴阳平和型，其他类型之间没有明显的差异，其中以女性较为明显，偏阳虚型以女性组较高，没有年龄差异，男性则多在 49 岁以上；偏气滞血淤型，女性各年龄组均较男性为高；气血偏虚型，男女均集中在高龄组。而在 HLA 基因频率分布上，该组检查人群总体基因频率分布符合中国人 HLA 分布趋势，

---

[1] 张杰．海拔 23000 米地区 270 例妇女正常产时出血量与中医体质关系的探讨［J］．甘肃中医学院学报，1995，12（1）：16.

[2] 胡汉波．不同中医阴阳体质人体体温与睡眠节律对轮班适应调节的差异研究［J］．中国中医基础医学杂志，1997，3（6）：46.

[3] 胡汉波．不同中医阴阳体质人体体温参数差异研究［J］．中国中医基础医学杂志，1999，5（2）：59.

[4] 周国雄．广东汉族健康人的中医体质类型与 HLA 基因频率分布的关系［J］．中西医结合杂志，1987，7（9）：519.

而与体质类型划分没有明显关系[1]。

6. 病理体质相关因素调研

关于病理体质相关因素调查研究，有人认为妇人血虚体质的病理实质可用现代医学的铁代谢从一个侧面加以解释，妇人之血虚与铁缺乏并不能完全等同，却是大致平衡的[2]。有人调查了不同地区、年龄、性别、民族的肥胖人，结果表明：痰湿体质居多，且更具有挟瘀的表现，证实了“痰多挟瘀”之说；痰湿体质发生率老年组最高，中年组次之，青年组最低；痰湿体质发生率在男女之间没有差异，发生率与肥胖程度有非常密切的相关性，肥胖程度越高，痰湿体质的发生率越大；痰湿体质的发生率与地区有相关性；肥胖人中，中间型性格所占比例最大，内向型次之，外向型最少，说明肥胖人多性格温和；少数民族的痰湿体质发生率显著高于汉族[3]。有人从年龄、职业和学历构成调查壮族群众体质类型的特点，认为壮医偏颇体质的形成和差异是多因素共同作用的结果，后天因素的内容很多，年龄、职业和学历仅是其中部分重要内容[4]。

关于饮食、体育运动等因素与体质的关系，有人研究摄

---

[1] 杨在纲. 人体体质的形成与患者倾向初探[J]. 中医药研究，1995（4）：8.

[2] 王展翔. 女子血虚体质的病理实质[J]. 甘肃中医学院学报，1993，10（4）：8.

[3] 王琦. 中医体质学[M]. 北京：中国医药科技出版社，1995：97.

[4] 唐汉庆，劳传君，林朝文，等. 广西百色市壮族群众壮医偏颇体质类型分布调查研究[J]. 右江民族医学院学报，2012，34（1）:1–3.

食行为与肥胖的相关性，表明纠正肥胖者在体质认识和摄食行为上的错误认知，调整饮食内容有助于减轻体重，并巩固疗效；城市中绝大多数中老年人过量摄入热能和蛋白质显然与肥胖现患率较高有关[1]。有人调查福州人对饮食性味凉热和/或温度高低的不同反应表明，女性恶热性饮食的发生率高于男性；年龄与恶低温饮食、恶凉性饮食及喜较烫饮食的发生率之间呈中度正相关；既往慢性病症的发生率与恶低温饮食、恶凉性饮食、喜较烫饮食及恶热性饮食的发生率之间呈高度正相关，证实了饮食性味凉热和温度高低对体质影响客观存在[2]。有人探讨业余体育活动水平、体质与冠心病危险因素的关系，发现较少的体育活动、较差的体质水平者有较高的血压、血清三酰甘油、总胆固醇和较低的高密度脂蛋白胆固醇；血清三酰甘油、总胆固醇、高密度脂蛋白胆固醇与体质独立相关，血压与业余体育活动水平独立负相关；影响成年人体质的直接因素依次为每月用于体育上的消费、营养行为、Engle 指数（用于食品的开支/家庭收入），间接影响因素有营养知识、营养态度、文化程度[3]。

---

[1] 林海，翟凤英，葛可佑．我国中老年人群中体质指数（BMI）的分布及其相关因素分析［J］．营养学报，1999，21（2）：137–142.

[2] 郑承铎，郑立升，杨晓云，等．福州人饮食性味凉热和温度高低与体质关系研究［J］．中国中医基础医学杂志，2002，8（2）：58–61.

[3] 胡志坚，许榕仙，陈建玲．成年人体质影响因素的统计分析［J］．中国卫生统计，2001，18（3）：149–150.

第三节 体质与疾病关系及应用研究

一、体质与疾病发生和诊断研究

疾病发生与否，很大程度上取决于机体的体质状况。有学者指出：由于体质的构成有先天遗传性和后天获得性两个因素，所以对某些先天性和遗传性疾病的发生发展，体质因素在其中起着很重要作用。如：遗传性疾病、先天性疾病的产生及过敏体质的形成与个体体质有着重要关联，即体质中的先天性，遗传性因素在其中有着影响作用[1]。先天禀赋性体质对情志因素之易感易伤性及神经症易发之倾向性，先天禀赋性体质心、肝之气易虚易实，及躁狂抑郁性精神病易发之倾向性，是躁狂抑郁性精神病主要致病因素[2]。有人则提出从体质中寻找中医病因的方法：①以现代医学病名定中医病名；②分析发病后的证候演变规律，审证求因；③将发病前体质的不正常成分与病后证候演变综合分析，找出其中的因果关系，并与审证所求之因对照，初步确定病因；④通过四诊微观化/四诊延伸方法，将病因诊断细致化，并确定病机；⑤在此病机基础上确定治则治法，并在实验室和临床进行反证[3]。因质施诊时须考虑到性别、年龄、体质不同，尤

[1] 王琦．中医体质学［M］．北京：中国医药科技出版社，1995：175.

[2] 钱会南．两虚相得乃客其形——兼论体质与发病的关系［J］．北京中医药大学学报（临床版），2003（4）：34-36.

[3] 张洪钧．如何从体质中寻找中医病因——兼述一个中西医结合方法［J］．中国中医基础医学杂志，2003，9（2）：27-30.

其是女性各年龄阶段的体质变异较大，亦须依质辨病，据质辨证，就是要据质求因，据质定性，据质明位，据质审势[1]。有人提出体质诊断学，认为体质诊断学是专门研究辨认体质类型的方法，其诊断方法与手段应由临床直观的定性诊断加上实验室的定量诊断，并定出了诊断原则：①整体性原则：认为体质分型是一种以“临床功能变化为主的定型反映形式”，反映在功能、结构、代谢的统一性上。②相对稳定原则：即体质诊断之依据必须以长时间，相对稳定的现象为主要依据。③抓特有的“体质要素”原则。④望而知之的直觉诊断原则。⑤“审质求因”的原则，即一旦体质类型确定后，仍应进一步探讨体质形成的原因[2]。除此，也有人通过体质发病倾向与运气相关性研究来认识人的差异性抑或个体的发病倾向，并在临床得到了一定的验证[3]。

二、体质与证的关系研究

由于体质影响着人体发病后的证候类型及其转归，因而也有不少学者对体质与证的相关性及其差别进行了研究。有人认为，体质与证之间存在着“体质与证的固有相属性，体质与证的潜在相关性，体质与证的从化相应性”[4]。有人将体质区分为正常体质与病理体

---

［1］ 陈家旭．体质因素在中医珍断中的意义［J］．甘肃中医学院学报，1996，3（1）：1.

［2］ 匡调元．中医体质病理学［M］．上海：上海科学普及出版社，1996：90.

［3］ 张维骏，陶功定．体质发病倾向与运气相关性研究［J］．世界中西医结合杂志，2011，6（1）：63–65.

［4］ 颜德馨．中医辨证思维与临床诊疗决策之优化［J］．上海中医药杂志，2000，34（5）：4–6.

质，认为体质与证的区别有四：一是形成原因不同。形成体质差异时以内因为主，遗传特性是非常重要的因素，在禀赋概念中还有男女性别和年龄差异，形成病理体质的原因大多数是隐匿的，作用微而缓，是潜移默化的过程；形成病证以外因为主，证主要是在明显的、特定的、相对而言比较急剧的致病因子作用于体质以后形成的。二是变化速度不同。体质转变时间长，病证转变速度快。三是分型繁简不同，证型繁而质型简。四是调治难易不同，证的治疗比较容易，质的调整较为困难。并对将亚健康状态的人从属于证候、证候与体质的关系是量的关系，证候模型与体质模型无本质区别等提法作了辨析[1]。有人认为，证的基础实质是特定的身体素质，接受了某种病因刺激，或受到某种病理过程的影响，从而表现出某种较有特异性的病理反应和类型。但体质与证毕竟属于不同范畴，体质属于生理范畴，证属于病理范畴；体质是相对稳定且长期存在的，证则是可变的、阶段性的；体质和遗传关系密切，而证与遗传的关系则不如体质密切。在一般情况下，体质对证的类型和转变有内在的规定性，但在某些情况下，特别是急性疾病时，证的表现也不一定取决于体质，二者并不完全存在一致性和同发性[2]。有人从体质影响证的形成和体质制约着证的转变与转归两个方面，论证了

[1] 匡调元．论辨证与辨体质［J］．中国中医基础医学杂志，2002，8（2）：1-5.

[2] 何裕民．体质研究——现时代中西医学的最佳交融点［J］．医学与哲学，1996，17（6）：288-289.

体质和证的关系并提示了这种关系在预防学、诊断学和治疗学上所具有的重要理论意义[1]。还分别从一级预防（病因预防）、二级预防（临床前预防）、三级预防（临床预防）三个方面，论述了中医体质学说对疾病预防的指导作用，提出了利用中医体质理论进行疾病群体预防的途径和方法[2]。有研究认为，体质的差异性导致病证的多变性，体质是同病异证、异病同证的基础[3]。有研究认为体质在许多情况下，决定着机体对某些疾病的易罹性和病变过程的倾向性，证的背后或多或少体现着个体的体质特点。但在一定情况下，某些证候与体质状态并不一致，因为证是病变过程中阶段性反应，疾病的不同发展阶段可表现有不同的症状特点，当某些疾病超越体质制约的程度，则又可反过来影响体质的改变[4]。有人对现代生活方式与人类体质演化的研究认为，生存环境的恶化、饮食结构的改变、吸烟饮酒人数的剧增、尚补习俗的泛化、精神紧张躁动等生存环境和生活方式的深刻变化，使现代人的人群体质发生了变异，具有形盛体实、郁火内生、湿热蕴积等特征，这是众多“文明病”高发病率、低龄化的根源之一[5]。有人提出，中医体质类型是对个体在未病状态下所表现的阴阳气血津液偏颇状态的描述，中医证候是对人

---

[1] 王前奔．论体质与证的关系［J］．江苏中医，1992（6）：18–19.

[2] 王前飞，王前奔，王琦，等．中医体质学说对疾病预防的指导作用［J］．辽宁中医杂志，1993（3）：15–18.

[3] 陈家旭．体质因素在中医诊断中的意义［J］．甘肃中医学院学报，19963（1）：1–3.

[4] 王琦．中医体质学［M］．北京：中国医药科技出版社，1995：297.

[5] 鲁明源．现代生活方式与人类体质演化［J］．山东中医药大学学报，2002，26（1）：48–52.

体疾病状态下，脏腑气血阴阳盛衰情况及病因、病位等方面的概括。体质与证候在界定前提、形成因素、形成特点、表现特点、信息表达、涵盖范围、指向目标、诊察内容和干预目的等方面存在区别。证与个体的体质特征、病邪性质、受邪轻重、病邪部位等密切相关，但起决定作用的是个体的体质特征[1]。有人指出按传统中医学的两纲八要辨体质，其中阴阳是思维方式，气血是生命最根本的物质基础及运动过程，寒热是生命物质能量代谢过程中的反映，是生命的本质反应之一，燥湿是构成人体体液的物质的基本代谢过程中发生的病理反映，虚实是机体适应内外环境变化及其抗病能力强弱的反映[2]。辨体论治体现以人为本、因人制宜的思想，辨体－辨病－辨证诊疗模式的建立，不仅揭示中医临床医学的自身规律，也突破了辨证论治的单一思维定势，适应多元复杂的临床需求[3]。研究认为“从化”的一般规律是：素体阴虚阳亢，机体功能相对亢奋，外邪侵入多从热化；素体阳虚阴盛，机体功能活动相对减弱，受邪后多从寒化；素体阴阳俱虚，机体功能状态差，御邪力弱，易受邪而从虚化或热化、寒化；素体津亏血耗者，易致邪从燥化、热化。若气虚寒湿

[1] 王琦．论中医体质研究的3个关键问题（下）[J]．中医杂志，2006，47（5）：329–332.

[2] 匡调元．两纲八要辨体质新论[J]．中医药学刊，2003，21（1）：108–110.

[3] 王琦．论辨体论治的科学意义及其应用[J]．浙江中医药大学学报，2006，30（2）：130–133.

偏盛者，湿邪内阻，运行不利，外邪侵入多从湿化、寒化[1]。

三、体质类型与疾病关系研究

许多学者对体质类型与疾病的关系进行了研究。有人对肝病与体质类型进行研究，发现体质与证候的发生、性质、病位及病势均有密切关系，如阴弱质占肝阳上亢证和肝阳化风证总数的78%；湿腻质易化生痰浊为患，肝阳上亢证则易因其质性而挟痰浊，肝郁脾虚证亦可表现出较明显的脾湿壅盛之证，且湿腻质之为病证，很少燥化[2]。有人对肥胖人痰湿型体质与常见疾病的相关性研究发现，肥胖人痰湿型体质患高脂血症、冠心病、脑中风、糖尿病的机会远大于非痰湿型体质[3]。有人从生理和生化角度，探讨原发性高血压患者不同表型与中医体质分类的相关性，结果显示在原发性高血压患者中阳亢质和痰湿质是两大基本类型，痰湿质者多数属于肥胖型，预后可能要比其他体质的患者差[4]。有人对中风患者体质及相关因素进行了调查，结果表明：在阴盛阳虚、阴虚阳盛、阴阳俱盛、阴阳两虚四种类型中，阴盛阳虚体质在中风发病上有重要意义[5]。也有人对中风与体质因素的关系进行探讨，发现肥胖之人多气虚痰湿，

[1] 王琦．中医体质学［M］．北京：中国医药科技出版社，1995.

[2] 杨常青．黑龙江中医学院七八届研究生毕业论文集．

[3] 王琦．中医体质学［M］．北京：中国医药科技出版社，1995：239–291.

[4] 钱岳晟，张伟忠，周怀发，等．原发性高血压患者表型与中医体质分类关系的研究［J］．中国中医基础医学杂志，2002，8（2）：49–51.

[5] 陈荣升.100例中风患者体质及相关因素的调查［J］．北京中医学院学报，1988（3）：14–16.

中风以中经络者多；瘦人多阴虚火盛，中风以中脏腑者多[1]。有人运用相关回归分析确立了肥胖痰湿体质的变异在一定范围内与冠心病的患病率呈直线正相关关系[2]。有人对冠心病与消化性溃疡患者的体质进行研究，结果显示两病患者较正常人都具有气滞、紧张易激惹的体质特点，这两种特点之间具有很高的相关性，且冠心病表现出形盛热质，消化性溃疡病人则表现出虚寒质[3]。有人通过对慢性支气管炎患者在缓解期的病理性体质类型的观察，结果依次为痰湿质、阳虚质、阴虚质、血涩质。且痰湿质者多在冬季及长夏发病，阳虚质发展多见于冬春季节，阴虚质者多在秋季发病，血涩质者多在冬春发病；并发肺心衰者，多为阳虚质、血涩质、并发肺性脑病者，多为痰湿质[4]。有人调查了小儿贫血、厌食、复感的体质类型分布，其中贫血者气虚型为主；厌食以气阴两虚型为多，阴虚型次之；气虚、气阴两虚的复感儿较多[5]。有报道说肥胖小儿易患湿疹、腹泻、喘息，燥热体质易患乳蛾、口疮口糜，阳盛质新生儿易患红臀、痱子，阴盛质易患

---

[1] 袁兆荣，袁杰．老年中风疾病与体质因素关系［J］．山东中医杂志，1997，16（6）：245–246.

[2] 王前飞，王前奔，王琦，等．胖人痰湿型体质的分布及其与冠心病的关系［J］．云南中医杂志，1992，13（2）：8–10.

[3] 楚更五．冠心病与消化性溃疡患者的体质研究［J］．浙江中医杂志，1996，31（12）：541–542.

[4] 童家罗.200例慢性支气管炎病理性体质类型与发病关系的分析［J］．上海中医药杂志，1998（3）：14–15.

[5] 温振英，郑军．小儿体质类型与辨证论治［J］．中医杂志，1998，39（6）：362–363.

水肿，胃热、肾虚型体质小儿对龋病的易感性增强[1]。有人从体质角度探讨肥胖妇人不孕证的辨治规律，提出痰湿体质是肥胖妇人的主要体质特征，是肥胖妇人不孕证发生、发展的重要病理基础[2]。有人对青春期功能性子宫出血患者的体质研究认为，具有燥红质倾向的少女易罹患该病[3]。有人对老年人体质及其与胃病关系进行了中医流行病学研究，结果表明，老年前期与老年期异常体质较中、壮、青年明显增多，老年人异常体质与异常情志相结合，较正常人更易患胃病[4]。有人研究了福州人饮食性味凉热和温度高低与体质的关系，结果显示：女性恶热性饮食的发生率高于男性；年龄与恶低温饮食、恶凉性饮食、喜较烫饮食及恶热性饮食的发生率之间呈高度正相关；低温和寒凉饮食引发不同系统症状的发生率之间呈高度正相关，主要诱发胃肠不适与咳喘；热性饮食所引发的症状与中医对“火热”症状的表述相符。说明饮食性味凉热和温度高低对人体的影响是客观存在的，且有明确的规律可循[5]。有人采用中国人体质问卷（Chinese constitutional questionnaire，CCQ）对原发性高血压患者的体质进行了聚类分析，认为原发性高血压患者的体质类型

---

[1] 云鹰，史纪．小儿体质特点与辨质论治［J］．中国中医基础医学杂志，1999，5（5）：3-4.

[2] 宋咏梅．从体质角度探讨肥胖妇人不孕证的辨治规律［J］．中国中医基础医学杂志，2002，8（2）：52-53.

[3] 王佩娟．青春期功能性子宫出血的中医体质学说类型观察［J］．甘肃中医，1998，11（3）：44-45.

[4] 麻仲学．老年人体质及其与胃病关系的中医流行病学研究［J］．中国医药学报，1987，2（5）：269.

[5] 郑承铎，郑立升，杨晓云，等．福州人饮食性味凉热和温度高低与体质关系研究［J］．中国中医基础医学杂志，2002，8（2）：58-61.

主要为精亏质、郁滞质、紧张质、津亏质、内热质、阳虚质和气虚质[1]。有人采用CCQ对变应性鼻炎患者的体质进行了调研，采用聚类分析方法对资料进行了分析，结果得到树状的体质分类图：即基本的体质为协调质、失调质、紧张质和虚弱质；失调质又分为郁滞质和内热质，虚弱质又分为气虚质、阳虚质、精亏质和津亏质；郁滞质又分为肝郁质、痰湿质和瘀阻质，气虚质又分为肺气虚、脾气虚和心气虚[2]。有人对单纯性肥胖症进行了中医辨证分型与实验室检标检测，认为脾虚是肥胖的病理基础，并从脾虚着眼将肥胖症分为肝郁气滞、脾虚痰湿和脾肾两虚三型，其中，脾虚痰湿及脾肾两虚型血红蛋白和白细胞总数低于正常，提示脾肾两脏在血液生成中的地位；各型之间甘油三酯差异显著，其增高的例数依次为脾肾两虚型、脾虚痰湿型、肝郁气滞型，可见脾肾在脂质代谢调节中占有重要地位[3]。眼科疾病多见于正常体质、实热体质、阴虚体质[4]。调查鼻咽癌患者及其家系成员的中医体质类型分布情况，结果表明，鼻咽癌家系成员体质以虚弱质为特点，而鼻咽癌放疗后患者以虚热及虚瘀体质为特点，认为虚热及虚瘀体质、癌家族史及嗜食腌熏食品为鼻

---

[1] 宋红普，何裕民.476例原发性高血压患者体质特点研究[J].上海中医药大学学报，2001，15(2)：33–35.

[2] 贯剑，宋红普，何裕民，等.变应性鼻炎患者体质演变规律研究[J].中国中医基础医学杂志，2000，6(5)：52–54.

[3] 余永谱.单纯性肥胖症三百例的中医辨证分型与实验指标间的联系[J].辽宁中医杂志，1984(5)：23.

[4] 庞万敏，眼病体质刍议[J].辽宁中医杂志，1985(7)：13.

咽癌患者发病相关的主要危险诱因[1]。体质指数与广州市女性乳腺癌发病的关系研究显示，随着体质指数的增加，已闭经的妇女患乳腺癌的危险性增高，肥胖与乳腺癌的关系密切，表明控制体重的增加对预防女性乳腺癌发生有重要作用[2]。对我国不同地区人群的心血管病危险因素调查表明，体质指数与冠心病事件、缺血性脑卒中的发病危险呈明显的正关联，认为控制体重、降低超重和肥胖率应是预防冠心病和缺血性脑卒中的重要措施[3]。

此外，对前列腺疾病患者[4]、鼻咽癌患者及其家系[5]、哮喘患儿[6]、骨质疏松性骨折患者[7]、急性白血病患者和非恶性白血病、非Ⅰ、Ⅱ类传染病及外伤对照患者[8]、妇女正常产时出血量[9]、

---

[1] 周小军，田道法．鼻咽癌家系体质调查研究［J］．中国中医基础医学杂志，2002，8（11）：60–63.

[2] 邓芳，刘奕龙，吴一龙，等．体质指数与广州市女性乳腺癌发病［J］．中国肿瘤，2001，10（11）：632–633.

[3] 赵连成，武阳丰，周北凡，等．体质指数与冠心病、脑卒中发病的前瞻性研究［J］．中华心血管病杂志，2002，30（7）：430–433.

[4] 李生真，方玲．前列腺疾病体质初探［J］．黑龙江中医药，1999（2）：6–7.

[5] 周小军，田道法．鼻咽癌患者家系体质调查研究［J］．中国中医基础医学杂志，2002，8（11）：60–63.

[6] 赵霞，苏树蓉.100 例哮喘患儿体质调查及分型研究［J］．成都中医药大学学报，2001，24（3）：16–17.

[7] 杨友发．骨质疏松性骨折病人的体质探讨［J］．中国中医骨伤科杂志，2001，9（2）：33–34.

[8] 张洪钧，尚雪利，孙颖立，等．急性白血病易患体质研究及病因病机探讨［J］．北京中医药大学学报，2002，25（1）：46–50.

[9] 张杰，徐国治，尹秀梅，等．海拔 2300 米地区 270 例妇女正常产时出血量与中医体质关系的探讨［J］．甘肃中医学院学报，1995，12（1）：16–17.

高热惊厥患儿[1]、慢性胆囊炎[2]、鼻鼽[3]、Graves病[4]、Leber遗传性视神经病变[5]、糖尿病肾病[6]、高血压[7]、哮喘性支气管炎患儿[8]、缺血性脑卒中[9]、抑郁症[10]、冠心

---

[1] 宣桂琪，王晓鸣，陈玉燕，等.高热惊厥患儿的体质调查与防治[J].浙江中医杂志，1997(9)：404.

[2] 陈勇，肖炉芳，蔡晶，等.慢性胆囊炎患者与中医体质相关性研究[J].福建中医药，2006(4)：1–3.

[3] 范愈燕，和锡琳，王向东，等."鼻鼽"中医体质特点探究[J].世界中西医结合杂志，2013(4)：388–392.

[4] 庞健丽，刘鹏，周卓宁，等.Graves病易患体质关系的研究及病因病机的探讨[J].中国民间疗法，2013(7)：61–62.

[5] 孙艳红，韦企平，周剑，等.Leber遗传性视神经病变的中医体质学研究[J].中国中医眼科杂志，2010(4)：232–234.

[6] 牟新，赵进喜，刘文洪，等.糖尿病肾病中医体质易感性与基因多态性探析[J].中华中医药学刊，2010，28(6)：1181–1183.

[7] 朱燕波，王琦，邓棋卫，等.中医体质类型与高血压的相关性研究[J].中西医结合学报，2010，8(1)：40–45.

[8] 李伟伟，韩娟，吴彩文，等.哮喘性支气管炎患儿中医体质与肺功能的关系[J].中医杂志，2010，51(6)：513–515.

[9] 张海梅，张云云，郭德莹，等.不同体质类型缺血性脑卒中患者临床特点的研究[J].辽宁中医杂志，2010，37(8)：1409–1412.

[10] 杨秋莉，徐蕊，于迎，等.五态人格、体质类型与抑郁症的中医证型的关系探讨[J].中医杂志，2010，51(7)：655–657.

病[1，2]、肺癌[3]、银屑病[4]、酒精性脂肪肝[5]、酒精性股骨头坏死[6]、无症状高尿酸血症[7]、骨质疏松症[8]、乙肝肝硬化[9]、腹泻型肠易激综合征[10]、非酒精性脂肪肝[11]、男性无症状高尿酸血症和

---

[1] 田松，赵莉娟，梁晓葳，等．冠心病患者的证素辨证与中医体质的关系初探［J］．光明中医，2011，26（7）：1308–1310.

[2] 田松，祁若可，程月招，等．冠心病心血瘀阻证患者不同中医体质类型与血脂水平的关系［J］．中国中医药信息杂志，2014，21（9）：24–26.

[3] 舒洋，郑里翔，朱卫丰，等．中医体质学及现代医学对肺癌发病机理研究的探讨［J］．江西中医学院学报，2011，23（2）：1–4.

[4] 唐雪勇，杨志波，尹敏．银屑病中医体质研究探讨［J］．中医药导报，2012，18（2）：1–3.

[5] 梁卫，吴承玉．中医体质与酒精性脂肪肝的相关性研究［J］．辽宁中医杂志，2012，39（11）：2162–2163.

[6] 李盛华，周明旺，潘文，等．酒精性股骨头坏死与中医体质类型的关系［J］．西部中医药，2014，27（3）：80–82.

[7] 芦环玉，黄鹂，原嘉民，等．无症状高尿酸血症与中医体质关系的研究［J］．时珍国医国药，2014，25（2）：441–444.

[8] 姜博，朱燕波．中医体质类型与骨质疏松症关系的 Logistic 回归分析［J］．天津中医药，2014，31（2）：71–74.

[9] 刘瑶，石志平，吴同玉，等．乙肝肝硬化中医体质特征探讨［J］．辽宁中医药大学学报，2014，16（5）：77–78.

[10] 龚军．腹泻型肠易激综合征影响因素与中医体质分型研究［J］．中医学报，2014，29（10）：1501–1503.

[11] 孟萍，邓棋卫，王静，等．中医体质因素与非酒精性脂肪肝的发病相关性研究［J］．光明中医，2008，23（9）：1245–1247.

痛风病[1]、慢性前列腺炎[2]等的体质类型调研，均证实体质类型与相关疾病的发生有着密切的关系。

四、体质与疾病的治疗研究

1. 治病求本，本乎体质

临床治疗因质施治。有学者指出治本即是求其阴阳动静，失衡的倾向性而治。而阴阳偏颇，证系类型无不系乎体质。因此从某种意义上说，治本即是“治体”。指出在操作中要注意病人的以下几点：①体质特点；②年龄长幼；③男女之别；④生活条件；⑤地区差异[3]。对因质施治，有人提出了六种体质的调理之法即：①正常质——平补阴阳强质法；②迟冷质——壮阳祛寒温质法；③燥红质——滋阴清热润质法；④倦㿠质——益气生血健质法；⑤腻滞质——除湿化滞利质法；⑥晦滞质——行血消瘀活[4]。

2. 因质施治

有人提出体质药物治疗学，它是根据体质和药物治疗学

---

［1］ 陈淑娇，李灿东．男性无症状高尿酸血症和痛风病患者中医体质类型分布及与肥胖关系比较研究［J］．中华中医药杂志，2013，28(11)：3174–3177.

［2］ 韩旭，龚枫评，孙淑艳，等．慢性前列腺炎患者中医体质学特点的研究［J］．北京中医药大学学报，2009，32（7）：493–495.

［3］ 王琦．中医体质学［M］．北京：中国医药科技出版社，1995：309–310.

［4］ 匡调元．中医体质病理学［M］．上海：上海科学普及出版社，1996：145.

的理论，认识体质差异及病理与药物治疗关系，研究如何恰当地选择药物去防治疾病的一门临床学科。其主要研究任务是：①以疾病为系统研究如何在治疗疾病时根据体质的差异恰当地选择药物的种类和确定药物剂量；②以体质为背景研究如何用药物改善病理性体质。认为体质药物治疗学的建立，将有助于减少药物不良反应和增强治疗效果，并将在一定的范围内使“药物—疾病”的治疗模式转变为“体质—疾病—药物”的治疗新模式，从而为人类防治疾病探索新的途径[1]。归纳不同患者体质之宜忌：阴虚则宜甘寒，咸寒清润，忌辛香温散，苦寒沉降，饮食又当避辛辣；阳虚质宜益火温补，忌苦寒泻火；气郁质宜调气疏肝，忌燥热滋补；湿热质宜苦辛清泄，忌刚燥湿热或甜腻柔润；气虚质宜补气培元，忌耗散克伐；痰湿质宜健脾化痰，忌阴柔滋补；血瘀质宜疏通血气，忌固涩收敛等[2]。有人从八法的视角探讨其与体质宜忌的关系：①补法宜于形精气血不足虚者；②温法宜于倦㿠质与迟冷质。凡热体当属禁忌；③治法宜于燥红质者，而迟冷质及倦㿠者当忌；④消法宜于腻滞质与晦滞质者，忌于脾肾阳虚，气血两亏者；⑤汗法宜于邪在表之证。慎用于如燥红质，迟冷质，倦㿠质等；⑥吐法宜于病情严重，急迫，必须迅速吐出积结的实证。忌于体弱质虚者；⑦下法，温下宜于迟冷质及倦㿠质之脾胃冷积等。寒下则宜于燥红质之肠胃糟粕相结；晦滞质之体内蓄血成瘀，亦可用下法。而倦㿠质、迟冷质不能寒下急下，燥红质不能急下；⑧和法凡是调整体内一切平衡失常之法都属

---

[1] 王前奔．倡建体质药物治疗学［J］．中医研究，1996：9（1）：2.

[2] 王琦．中医体质学［M］．北京：中国医药科技出版社，1995：326.

于和法的范围[1]。

有人结合体质研究个体诊疗，以疾病为系统，研究如何在治疗疾病时根据体质的差异恰当地选择药物的种类和确定药物剂量，认为以体质为背景研究如何用药物改善病理性体质，将有助于减少药物不良反应和增强治疗效果[2]。针对临床对温病“截断疗法”理解的误区，有人提出截断疗法在温病过程中不仅强调祛邪，而且重视治体，根据体质选择治疗方药，才能防止邪陷，截断病邪，扭转病情，达到邪祛正安之目的。根据老年体质特点，临床老年病用药当以补虚为主，兼补兼消，宜方大量小，选用丸剂以图缓收功。运动疗法作为一种非药物的无创的自主疗法，在科学而且直接有效增强体质方面有一定优越性[3]。不同的体质分型，因为各自的阴阳气血多少的不同，在选药用药上也有其特殊性，如老年人体质特点为脾胃虚弱，治疗首重脾胃，对用药有所宜忌，健脾药可多用常用，养阴补肾药均不做常服药，发汗药及泻药中病即止，过则生变[4]。

人从四个方面研究了体质与针刺调整作用的关系：①体质决定针刺耐受性和反应性；②根据体质类型确定针刺治则；

---

[1] 匡调元.中医体质病理学［M］.上海：上海科学普及出版社，1996：145.

[2] 王前奔，王前飞.倡建“体质药物治疗学”王琦［J］.中医研究，1996，9（1）：25.

[3] 王秀莲，孟繁洁.试论体质在温病“截断”治疗中的意义［J］.陕西中医，2001，22（9）：540-541.

[4] 王琦.中医体质学［M］.北京：中国医药科技出版社，1995：326.

③根据体质采用针刺手法；④体质差异与针刺效应。从而得出：针刺调整作用，是建立在个体体质基础上的，体质不同，其针刺的耐受性、反应性和效应性也不同[1]。有人将小儿体质类型分正常质、痰湿质、气虚质、内热质、气阴两虚质，认为正常质的治疗宜忌为重在针对病因病机，一是驱除外邪，二是适当调整机体功能，不宜大补大攻；痰湿质治宜温阳化气，健脾化湿，疏利气机为主，忌滋腻黏滞、阴柔之品；气虚质宜扶正补虚、益气助阳，忌苦寒克伐，亦忌辛温窜散；内热质治宜清化内热、消积导滞，使肠胃调畅通和，但不宜过于苦寒，而致化燥或败胃；气阴两虚质益气育阴，饮食宜易于消化，避免受寒感冒和过于疲劳[2]。有人将眼病体质总结为七大类，即正常体质、实热体质、气滞血瘀体质、痰湿体质、虚寒体质、气血两虚体质、阴虚体质。认为在此基础上，每一种眼病都有其病因病机、治则治法、特效方药或经验方药，但必须参考体质，辨证施治。认为眼病与体质属了同类性质者，施治较易；眼病与体质的表现不一致，两证并列，治宜兼顾之；眼病与体质发生阴阳寒热对立时，则宜寒热并用，补泻兼顾[3]。

此外，有人提出“方体相应”假说，通过选择阴虚体质和阳虚体质作为研究的切入点，从临床传承和实验角度开展“方体相应”的研究。从而揭示中医阳虚、阴虚体质的现代内涵，论证“方体相

---

[1] 张日宏．论体质与针刺调整作用的关系［J］．河南中医，1991（5）：29.

[2] 朱锦善．小儿体质类型及其临床意义［J］．新中医，1989（5）：6.

[3] 庞万敏．眼病体质刍议［J］．辽宁中医杂志，1985（7）：13.

应”“体质可调”的科学原理[1]。同时，从中医方剂学新的视角提出的“辨体用方论”概念，使人们在临床上从“方—证”“方—病”的思维角度，转向“方—体”的思维角度，表明改善体质将是中医学防治疾病的新途径，在方药研究方面也将产生新的思路与成果[2, 3]。

3. 三辨论治

不同体质类型与疾病的关系研究，揭示了疾病发生发展的内在基础，为临床治疗提供了依据。研究认为体质与治疗以疾病为纽带而紧密联系在中医临床中，实际上存在着审机、辨质和辨病三种论治形式，只有“因人制宜”，把“审机论治”“辨质论治”和“辨病论治”三者有机结合起来，才可能使医者的诊治最大限度地符合病人的实际，从而获得最好的疗效[4]。有人以调研资料为依据，对不同地理区域和一年中不同季节患者的病理体质变化情况做出分析研究后，强调因时、因地制宜也是体质治疗学的基本原则[5]。

4. 体质可调

有人研究发现轻健胶囊对单纯性肥胖痰湿体质及其挟瘀

[1] 董伟.基于方体相应的阴虚阳虚体质方剂干预研究[D].北京：北京中医药大学，2014.

[2] 王琦，倪诚.辨体用方论（一）[J].天津中医药,2009,26(1):1–4.

[3] 王琦，倪诚.辨体用方论（二）[J].天津中医药，2009，26(2):93–95.

[4] 成肇智.试论体质和病机[J].陕西中医学院学报,1990,13(3):7.

[5] 何裕民，高钦颖，严清，等.从体质调查结果探讨因时因地制宜治则[J].中医杂志，1986，27(5)：36.

者代谢所表现的某些异常特征有明显改善，初步证实了体质的可调性[1]。有人通过大量小儿体质调查和分类研究后，创立了“因质制宜”儿童保健理论[2]。有人认为小儿处于生长发育阶段，可塑性很大，掌握小儿的体质类型，针对其病因，做好保健调理，以起到转化和调整体质类型的作用，使不正常质逐渐趋于正常[3]。有人用真武汤治疗早产儿或低体重儿以改善他们的体质，预防可能发生的某些病证，有人将黄疸茵陈冲剂用于 ABO 型及 Rh 型新生儿溶血病史孕妇，预防 Rh 型及 ABO 型新生儿溶血病，从而减少异常体质的发生[4]。有人选用人参、鹿茸、紫河车等药物治疗低体重儿[5]。有人用降黏汤治疗血液等黏滞综合征体质获得良好效果，该方能改善这类人的病理体质[6]。

五、体质与养生、预防和康复研究

从体质学说而言，养生就是维护或达到正常质，即“阴平阳秘”状态。有人从精神养生、饮食养生、起居养生、运动养生四个方面

---

[1] 钱彦方，王琦．轻健胶囊改善肥胖痰湿体质疗效观察［J］．中医杂志，1993，34（4）：232.

[2] 苏树蓉，钟柏松，黎欣，等.1061 例小儿体质调查及体质分型研究［J］．中医杂志，1996，37（10）：56.

[3] 朱锦善．小儿体质临床类型及其临床意义［J］．新中医，1989，（5）：6.

[4] 刘良倚．中医体质学说的研究现状［J］．江西中医药，2000，31（3）：55.

[5] 姚惠陵，汪受传，张志辰，等．论低出生体重儿肾脾两虚的体质特点［J］．中医药研究，1995（1）：14.

[6] 吴洛嘉，伍巴林，唐润莲，等．降黏汤治疗血液高黏滞综合征体质的机理的临床研究［J］．中国中医基础医学杂志，1995，1（1）：55.

归纳了正常体质和病理体质的养生方法[1]。有人从顺时摄养、精神调摄、饮食调养、起居调摄、运动锻炼五个方面论述了体质养生的具体方法。并论述了体质与预防、体质与康复的原则和方法[2]。有人指出针对不同人群制定相应的预防保健措施，可为中医从人群角度预防疾病提供可能的方法与途径[3]。社区和体检中心结合受试个体的体质特点和发病倾向，提供饮食调养、生活起居、体育锻炼、情志调摄、药物调摄等全方位的体质调护指导。建立受试人群的体质档案，并定期随访，可发现个体体质的动态变化，再适时调整或改变个体化体质调护方案[4]。调查证明亚健康人群体质分型调查问卷具有较好的信度和效度[5]。有人对亚健康失眠状态人群的流行病学特点及与其相关的中医体质特征、心理、应对方式等相关因素进行了调查，显示亚健康失眠状态人员中医体质主要以阳虚体质为主[6]。

---

[1] 王琦. 中医体质学［M］. 北京：人民卫生出版社，2005.

[2] 孙理军. 中医解读人的体质［M］. 北京：中国医药科技出版社，2008.

[3] 王琦，董静，吴宏东，等. 发挥中医药“治未病”的特色优势实践健康促进［J］. 中医药通报，2006，5（3）：1–4.

[4] 任小娟，王琦. 应用《中医体质分类判定标准》进行个体化健康管理研究初探［J］. 中国中医药信息杂志，2007，14（7）：1.

[5] 张沁园，胡春雨，王晓红，等. 亚健康人群体质分型调查问卷的初步编制［J］. 天津中医药大学学报，2010，29（4）：193–195.

[6] 黄鹂，杨志敏，老膺荣，等. 亚健康失眠状态人群中医特征及相关因素分析［J］. 陕西中医，2010，30（5）：566–568.

对“治未病”及其相关问题的研究，有人从转化医学的角度，将人体健康状态分为“未病态”“欲病态”“已病态”，拓展了中医体质学、病理特点和证的内涵[1]；有人提出了强调预测性（predictive）、预防性（preventive）、个体化（personalized）和参与性（participatory）的4P医学模式[2]，为治未病的实施指明了具体方向；有人则注重体质辨识在治未病中的作用，如强调体质辨识在健康管理中具有重要意义[3]，体质辨识在支气管扩张症中的应用等[4]。

六、体质理论在微观领域的拓展应用研究

从20世纪90年代以来，关于中医体质的本质问题相关研究众多，其主要研究集中在人体不同体质类型特征和动物不同体质类型特征的实验研究两个方面，主要是少量的对不同体质类型的分子和基因水平的研究，以及对寒体和热体大鼠的研究，客观上则拓展了中医体质理论的运用领域。

1. 体质的临床微观研究

一些研究者运用现代高科技手段研究了某些病理性体质在物质代谢方面的异常改变，并运用血液流变学、心阻抗微分图等一些指

[1] 陈淑娇，李灿东．转化医学之中医健康状态学［J］．福建中医药大学学报，2013，23（2）：58-60.

[2] 王济，王琦．中医体质研究与4P医学的实施［J］．中国中西医结合杂志，2012，32（5）：693-695.

[3] 马晓峰，王琦．论体质辨识在健康管理中的应用及意义［J］．中华中医药学刊，2007，25（11）：2265-2267.

[4] 陈芳，金阳辉，宋康．体质辨识在支气管扩张症中的应用［J］．浙江中医药大学学报，2014，38（1）：40-44.

标描述不同的体质特征。尤其是对肥胖人痰湿体质的实验研究较为深入。研究表明：痰湿型体质胆固醇代谢紊乱，体现在血浆总胆固醇含量的增高和高密度脂蛋白的降低，甘油三酯含量偏高，血糖水平偏高，能量转换水平偏低，体内能量利用减少的特征；肥胖人组的过氧化脂质（LPO）明显高于正常人，而正常人体内超氧化物歧化酶（SOD）明显高于肥胖人；全血黏度、血浆黏度、红细胞电泳、血沉、血小板凝聚率中的 Agg（5）及纤维蛋白原均高于正常对照组；痰湿型体质组与非痰湿型体质组比较，表现为异形管袢，血液流态异常，管袢周围渗出，出血量等高于非痰湿体质组[1]；肥胖人痰湿体质 HLA–B11、HLA–B12、HLA–B40 显著高于正常人，提示肥胖人痰湿体质存在着免疫遗传学基础，具有心 HLA–B12 抗原的人其发胖的可能性是没有该抗原人的 3.868 倍[2–3]。有人对肥胖人痰湿型体质和肥胖人非痰湿型体质及正常人进行了与 HLA 关系的研究，结果表明痰湿体质与 HLA–B40 关联，肥胖人痰湿体质与 HLA–A11、HLA–B40 关联，提示肥胖痰湿体质有一定的免疫遗传学基础[4]。肥胖人痰湿体质组血液流变学及甲皱微循环的改变，佐证了“痰可

---

［1］王琦．中医体质学［M］．北京：中国医药科技出版社，1995：97.

［2］王琦．中医体质学［M］．北京：中国医药科技出版社，1995：97.

［3］骆斌．肥胖人痰湿体质与人类白细胞抗原关联研究，北京中医学院学报，1993，16（5）：8.

［4］王琦．国家自然科学基金资助“中医痰湿（肥胖）体质的基础研究”课题总结［A］．王琦医学论文集［M］．北京：中国大百科全书出版社，1994.

夹瘀”“痰可致瘀”。痰湿型体质在脂代谢、糖代谢及能量，而高密度脂蛋白等显著低于非痰湿型体质[1]。痰湿质阻塞性睡眠呼吸暂停低通气综合征患者呈高呼吸紊乱指数、高嗜睡指数、低血氧饱和度及高肥胖频度，与胰岛素敏感性指数及血清瘦素水平呈现较高相关性[2]。胆固醇、甘油三酯和极低密度脂蛋白水平增高，高密度脂蛋白及亚组分水平降低，血糖、胰岛素水平增高，Na^{+}–K^{+}–ATP 酶活性下降，血浆过氧化脂质增高，超氧化物歧化酶活性降低，血液高黏滞状态等，构成了肥胖人痰湿型体质的体质病理基础[3]。高血压病患者阳亢和痰湿体质的表型与 α–内收蛋白基因多态性的分布研究显示，带有 ADD1TT 型基因的痰湿质高血压患者心脑血管危险因素更多[4]。冠心病患者体质类型以瘀血质、痰湿质和气虚质多见，低密度脂蛋白受体第 13 外显子 AvaⅡ位点 + 等位基因的携带患者多出现在痰湿质和瘀血质中，纯合子患者的 TC 和 AI 升高[5]。阴虚体质系统性红斑狼疮患者中热休克蛋白 70–2A/G 杂合基因型频率显著高于健康对照组，而 HSP70–2A/A 及 HSP70–2G/G 纯合基因型频率显

---

[1] 王琦，叶加农．肥胖人痰湿型体质的血液流变学及甲皱微循环研究［J］．中国中医基础医学杂志，1995，1（1）：52–54.

[2] 夏露，陈继忠，邵国民．中医痰湿体质与阻塞性睡眠呼吸暂停低通气综合征病变机制探要［J］．中华中医药杂志，2006，21（8）：465–470.

[3] 王琦．中医体质学［M］．北京：中国医药科技出版社，1995：195–216.

[4] 钱岳晟，张怡，张伟忠，等．两种中医体质高血压病患者的表型与 α–内收蛋白基因多态性分型的关系［J］．中国中西医结合杂志，2006，26（8）：698–701.

[5] 欧阳涛，宋剑南，林谦，等．冠心病体质表型和低密度脂蛋白受体基因 Avail 位点多态性关系的研究［J］．中国中医基础医学杂志，2005，11（7）：521–523.

著低于健康对照组[1]。对易感儿体质体液免疫变化关系的研究发现，易感儿某些免疫球蛋白低下与中医体质类型有一定联系，肺脾质和脾肾质血清 IgA 极显著低于均衡质，肺脾质分泌型 IgA 极显著低于均衡质和脾肾质，脾肾质 IgG 极显著低于均衡质和肺脾质，肺脾质 IgM 极显著低于脾肾质，肺脾质和脾肾质 C3 极显著低于均衡质[2]。2 型糖尿病患者中痰湿质和阴虚质是两大基本类型，血瘀质预后可能要比其他体质的患者差[3]。

在现代科学水平下，开展体质遗传的基础研究，是体质研究的重要内容。有人将人类基因组学及基因芯片技术在中医体质学中的应用概括为从微观上探讨体质本质、分析体质与证的关系、使体质分型标准化、改善体质的调养与治疗等几个方面[4]。有人采用基因芯片技术对痰湿体质进行外周血基因表达谱研究，初步为体质分类提供了分子生物学依

---

[1] 李剑松，俞剑虹，李博，等．阴虚体质系统性红斑狼疮患者 HSP70 基因多态性的研究［J］．湖北中医杂志，2007，29（7）：20–21.

[2] 钟柏松，苏树蓉，石锦萍，等．易感儿体质与体液免疫变化关系的研究［J］．上海中医药杂志，1999（3）：38–39.

[3] 袁婉丽，胡节惠．2 型糖尿病表型与中医体质分类关系的研究［J］．现代医药卫生，2004，20（24）：2602–2603.

[4] 王睿林．人类基因组学及基因芯片技术与中医体质学［J］．中医药学刊，2004，22（9）：1613–1614.

据[1, 2]。人类白细胞抗原（HLA）系统是迄今所知人类最复杂的一个遗传多态性系统。研究表明，很多疾病与特定的 HLA 抗原显著关联，说明 HLA 系统可能是疾病易感性的遗传基础[3]。而中医体质学认为，个体体质的特殊性往往导致对某种致病因子或疾病的易感性。体质形成中的先天因素是否由 HLA 系统决定，是体质遗传基础研究中的关键[4]。对北方汉族健康人中医质类型与人类 HLA 基因多态性的相关性研究表明，阳多阴少型者的 Aso 基因频率升高；阴多阳少型的 B -13 基因频率升高[5]。从基因水平初步探究青少年肾阳虚体质的机理，与青少年肾阳虚体质相关的基因表达，涉及免疫相关、发育相关、细胞生长、细胞受体、细胞信号和传递蛋白、蛋白翻译合成等，PSMB7 基因及 CXCR4 基因的表达差异均较明显[6]。有人利用全基因组表达谱分析体质对应的分子生物学特征，对阴虚、阳虚体质基因表达的健康状态微观辨识进行研究，进而把握健康状态的微观生物信息特征[7]。有人应用舌象数字分析诊断系统（TDAS

---

[1] 王琦，叶加农，朱燕波，等. 中医痰湿体质的判定标准研究［J］. 中华中医药杂志，2006，21（2）：73-75.

[2] 高洁，吕凤娟，林蒋海，等. 中医痰湿体质与 HLA- Ⅱ类基因相关性研究［J］. 陕西中医，2007，28（5）：622-625.

[3] 李璞. 医学遗传学［M］. 北京：人民卫生出版社，1989：185.

[4] 母国成. 中医体质学说及其异化［J］. 新中医，1983（9）：1.

[5] 王文宝，曹峰林，李辉，等. 北方汉族健康人的中医体质类型与 HLA 基因多态性的相关研究［J］. 哈尔滨医药，2002，22（2）：1-2.

[6] 倪红梅，何裕民，方盛泉. 青少年肾阳虚体质差异表达基因研究［J］. 辽宁中医杂志，2007，34（9）：1220-1222.

[7] 俞若熙. 基于阴虚、阳虚体质基因表达的健康状态微观辨识研究［D］. 北京：北京中医药大学，2013.

2.0）进行舌象采集、舌色、苔色分析；采用RM6240C型多道生理信号采集处理系统进行脉象、握力信息采集与分析；分析气虚体质状态舌脉象、握力等指标特征[1]。有人通过分析不同年龄段肾阳虚基因表达差异，揭示肾阳虚不同年龄段的基因表达特征，探讨少、壮、老肾阳盛衰的基因调控模式[2]。有人运用电子鼻技术探讨不同体质青年学生口腔呼气的气味图谱特征[3]等等。这些研究都是对体质在微观领域的研究，为体质本体的现代研究提供了新的思路。

2. 体质的动物微观研究

有人对10种北京市常用的雌性实验大鼠进行外观、大便、舌象观察，并测定动物的体温以及肾上腺、胸腺、脾脏重量和与中医体质学有关的生物化学指标，以探讨常用实验动物的中医体质学差别，结果显示不同品系、同品系不同微生物等级的实验大鼠间在中医体质学方面存在一定的差异[4]。有研究发现，“阳虚”组大鼠基础痛阈较正常空白对照组高，“阴虚”组大鼠基础痛阈较正常空白对照组低。电针可抑制创

[1] 陈清光，许家佗，张志枫. 气虚体质大学生客观化评价方法研究[J]. 中华中医药杂志，2012，27（1）：34-36.

[2] 黄禹峰. 少、壮、老不同年龄段肾阳虚体质基因表达谱的异同研究[D]. 成都：成都中医药大学，2011.

[3] 林雪娟，李灿东，吴青海，等. 基于电子鼻技术的不同体质青年学生口腔呼气气味图谱研究[J]. 中华中医药杂志，2012，27（12）：3184-3188.

[4] 周永生，陈小野，贺争鸣，等. 10种雌性大鼠的中医体质学初步研究[J]. 中国中医基础医学杂志，2000，6（12）：44-47.

伤痛诱导的肾上腺 Fos/Jun 蛋白、下丘脑 Fos 蛋白的表达、增加下丘脑前脑啡肽 mRNA 的表达，其镇痛作用具有明显的昼夜节律性；阳虚大鼠电针镇痛的最佳时机在卯午时，阴虚大鼠则在酉子时，两者呈现相互对应性[1, 2, 3]。有学者为探讨“寒体”“热体”大鼠肝线粒体能量代谢的机制，结果表明“热体”的能量生成和能量消耗均较寒体旺盛，心率也明显高于“寒体”；“寒体”组线粒体偶联较“热体”组差，其线粒体结构与功能的完整性亦较差，“寒体”鼠肝细胞 Mg^{2+}–ATP 酶活性明显下降[4]。有人以 Wistar 大鼠观察热体、寒体和常体脾淋巴细胞的体外增殖能力、外周淋巴细胞 DNA 损伤后的复制合成能力，结果表明，热体比寒体大鼠具有更高水平，而常体大鼠居中[5]。有人观察了 Wistar 雄性大鼠寒体与热体在能量代谢与内分泌激素方面的差异，结果表明寒体组大鼠在肝细胞酶（ADK）活性及细胞能荷、肝脏 Na^{+}–K^{+}–ATP 酶活性比热体大鼠低，另外 T3、T4、孕酮和睾酮含量也比热体大鼠低[6]。有人还研究了寒性食物冰

---

［1］许健阳．择阳电针不同“体质”大鼠创伤痛痛阈诱导的肾上腺 Fos/Jun 蛋白表达的比较研究［J］．时间医学，1999，4（1）：20–22.

［2］许健阳．择时电针“阳虚”“阴虚”大鼠创伤痛其下丘脑 Fos 蛋白表达的研究［J］．江苏医药，1998，24（增刊）：601–603.

［3］时电针不同“体质”大鼠创伤痛痛阈及下丘脑 PENKmRNA 表达的比较研究［J］．全国时间生物学会议（济南），2001.

［4］周志东，王学敏，缪明勇，等．“寒体”“热体”大鼠肝线粒体能量代谢的研究［J］．上海中医药大学学报，2000，14（2）：34–37.

［5］丁镛发，钱汝红，匡调元，等．寒体和热体的实验研究［J］．中西医结合杂志，1991，11（9）：550–552.

［6］张伟荣，薛惠娟，匡调元，等．食物调理病理性质的生化研究［J］．中国中医基础医学杂志，1996，2（1）：35–37.

淇淋及热性食物五香粉对体质的调整作用，结果显示寒体调整组大鼠的肝细胞能荷值明显上升，肝 Na^+–K^+–ATP 酶活性，血清 P、T3、T4 含量升至正常对照组水平；热体调整组大鼠的肝 Na^+–K^+–ATP 酶活性，血清 T3、T4 含量降到正常对照组水平[1]。

研究表明，不同品种、年龄和微生物级别大鼠的中医体质在性别间可能存在差异，测定雄性大鼠下丘脑－垂体－甲状腺轴相关功能，不同品系、同品系不同微生物等级、纯系与非纯系、不同年龄大鼠的中医体质有一定差异[2]。对寒体及热体大鼠的研究显示，不同性味的食物对于其相应体质有调整作用[3]。雌性激素组大鼠呈现热、实、肝郁体质，外源性雌激素对雌性大鼠的中医体质有影响[4]。自发性狼疮鼠（NZB/WF1）存在常体质、寒体质、热体质的差别，且与病情有相关性[5]。采用猫吓鼠造模方法，造成肾虚质动物模

---

[1] 匡调元，张伟荣，丁镛发，等.寒体与热体的研究［J］.中医杂志，1995，36（9）：553–555.

[2] 张宇鹏，陈小野，周永生，等.10种大鼠部分指标相关性与中医体质关系的初步研究现代［J］.中西医结合杂志，2003，12（4）：345–346.

[3] 张伟荣，薛惠娟，匡调元，等.食物调整病理性体质的生化研究［J］.中国中医基础医学杂志，1996，2（1）：

[4] 邹世洁，陈小野，蒋小丽，等.雌激素对大鼠性腺乳腺影响观察［J］.中医药学刊，2006，24（1）：52–54.

[5] 苏励，曲环汝，杨亚馗，等.狼疮鼠体质研究初探［J］.中国中医基础医学杂志，2008，14（1）：36–38.

型[1, 2]，研究其免疫、记忆与体质的关系，以及差异表达的基因表达谱，为体质类型的认识提供了客观依据[3, 4, 5, 6, 7, 8, 9, 10]。

第四节　中医体质学研究展望

经过几十年的研究与实践，有关中医体质理论的研究，在基础研究、流行病学调查研究、临床研究、实验研究等方面开展了大量

[1] 孙理军，李翠娟，王震，等．关于肾虚质实验动物模型相关问题的研究与思考［J］．时珍国医国药，2012，23（12）：3094-3095.

[2] 孙理军，李翠娟，王震，等．肾虚质实验动物模型的构建方法与评价［J］．时珍国医国药，2013，24（1）：247-249.

[3] 孙理军，薛昶，郝蕊，等．肾虚体质大鼠细胞因子的实验研究［J］．陕西中医，2007，28（12）：1697-1698.

[4] 薛昶，孙理军．肾虚体质大鼠生理指标变化的实验研究［J］．陕西中医，2008，29（4）：505-506.

[5] 郝蕊，孙理军．肾虚质大鼠血清白介素水平的实验研究［J］．陕西中医，2008，29（8）：1096 — 1097.

[6] 孙理军．肾虚质大鼠 $CD4^+$、$CD8^+$ T 淋巴细胞亚群表达水平的研究［J］．陕西中医，2008，29（12）：1671-1672.

[7] 孙理军，李翠娟，王震，等．肾虚质大鼠血清 IL-1β、IL-4 水平的实验研究［J］．陕西中医学院学报，2011，34（1）：65-67.

[8] 孙理军，党照丽，王震，等．肾虚质大鼠细胞因子含量变化与肾藏象理论的相关性研究［J］．陕西中医，2013，34（8）：1081-1083.

[9] 孙理军，党照丽，王震，等．肾虚质大鼠免疫相关基因表达谱与肾藏象理论相关性研究［J］．辽宁中医杂志，2013，40（11）：2369-2371.

[10] 孙理军．肾虚质大鼠差异表达的免疫相关基因与肾藏象理论相关性研究［J］．时珍国医国药，2014，25（1）：255-256.

的研究，取得了一系列成果。特别是形成了以北京中医药大学王琦教授为带头人的研究团队，对体质进行了系统研究，在中医体质学基本概念的界定、中医体质研究的三个关键问题的提出、中医体质分类及其判定标准的制定、三项体质辨识新技术的开发、四个个体差异特征群的提炼、辨体－辨病－辨证诊疗模式的提出、体质三级预防概念体系的提出以及体质研究方法的不断创新等方面取得了丰硕成果。但还存在着一些不足，目前的中医体质学研究主要集中在文献整理、体质分型、体质生理、体质病理、体质与病证、体质与治疗等思辩性研究方面，除了文献整理及思辩性研究外，现代主要的研究方法是临床体质调研，及少量的对不同体质的分子和基因水平的研究。体质的动物实验研究方面，主要是对寒体和热体大鼠、肾虚体质大鼠的研究。由于复制病理体质的动物模型存在一定的困难，今后体质研究仍主要以临床研究为主。在体质学说的研究中，尚有许多不足之外，如体质概念认识的歧义、体质分类方法统一标准的进一步细化和拓展应用、体质与证的关系认识不清晰，进一步影响到体质理论研究与临床实践的联系不紧密，实验研究还有待深入和拓展等。

鉴于中医体质研究中存在的一些不足，今后的研究首先应着眼于概念的准确界定及分类标准的规范，在此基础上，重点应放在探讨体质与相关疾病的关系，不同个体体质形成机理和规律，以及纠正不同病理体质等方面，将为有关疾病病理特征与产生机制的认识，以及有效防治措施的作用机理阐释，提供客观实验依据，并致力于体质生理学、体质病理学、体质发病学、体质诊断学、体质治疗学、体质食疗学、体质养生学等多方面的研究，并应立足于多学科交叉，充分利用现代科学技术手段，特别是人类基因组计划的研究成果进行探索，以促进体质学说研究的深化。其研究方向和突破点应放在以下几个方面：其一，社会调研及体质分类理论模型的探讨：王琦教授在大样本流行病学预调查的基础上，将体质分为平和质、气虚质、阳虚质、阴虚质、痰湿质、湿热质、瘀血质、气郁质、特禀质9个基本类型，并制订了《中医体质分类判定标准》，被中华中医药学会定为学会标准，虽然为实现个性化的养生、保健及亚健康防治，提高国民整体素质提供了理论依据和有效的方法，但在实际应用中，九种体质标准的进一步细化和拓展应用，每一种类型所涵盖亚型的判断标准，仍是现代中医体质研究中需要解决的突出问题。体质分类以临床实用性为出发点，可采用大样本的流行病学调研，筛选不同体质典型表现，结合现代实验技术，如选用生理、生化、遗传、免疫、分子生物等相关方法，对不同体质类型进行研究建立模型，使中医体质分类进一步细化和规范化，便于推广使用。其二，建立和寻找能够客观反映人体体质特征和变化规律的动物模型：体质研究除直接以人作为体质研究对象外，动物实验方法在一定程度上可缩短实验周期，补充和完善临床人体观察，与临床研究结合，两种方法可相互比较，互相验证，取长补短，为体质形成与变化机理的深入认识提供客观实验数据。但体质是在遗传基础上和缓慢的潜在环境因素作用下形成的特定躯体素质与心理素质的综合体，显而易见，目前使用的“病”与“证”动物模型难以直接套用于中医体质研究。鉴于体质因素本身的特殊性，建立和寻找能够客观反映人体体质特征和变化规律的动物模型，仍是今后中医体质研究中有待解决的重要问题之一。其三，开展多学科交叉研究：中医体质学属于生命科学范畴，是一门涉及生理、生化、遗传、免疫、分子生物学等相关知识的新兴交叉边缘学科，也是一个复杂与广阔的领域，其研究单靠一个学科是难以开展的，要使中医体质研究取得突破性进展，需要采用尽可能多的方法去研究探讨，大跨度的学科交叉势在必行。因此中医体质研究应以中医理论为指导，积极利用先进的科学技术和现代实验手段，进行临床及实验研究，将宏观与微观研究相结合，借鉴多学科的相关研究成果，开展体质类型与现代生物学、遗传学方面的研究，将深化对体质特性和体质因素与疾病发生发展密切关系，以及预防及个体化诊疗的认识。重点应放在探讨体质与相关疾病的关系，不同个体体质形成机理和规律，以及纠正不同病理体质等方面，将为有关疾病病理特征与产生机制的认识，以及有效防治措施的作用机理阐释，提供客观实验依据。其四，积极探索体质在“治未病”中应用与创新方法：“治未病”是中医学自古至今高扬的旗帜，这也是中医体质研究的终极目标。当今医学的发展正从以“疾病”为中心的群体医学，向以“人”为中心的个体化医学转变。充分认识病理体质对个体化诊疗，对治未病对养生学都有现实意义，而且充分体现了中医特色。在越来越重视保健医疗的21世纪，如何发挥中医整体观念以及预防思想的优势，为提高体质预防疾病，促进健康服务，将成为人们瞩目的热点。因此，进一步发掘中医药潜在的优势和特色，突出体质个性化特征在养生中的地位和意义，形成因人制宜“辨体治未病”的重要思路，探索“治未病”的有效方法，在中医体质理论的指导下，运用现代科技手段，以提高临床疗效为目标，开展体质与相关疾病的中医药防治和新药开发，筛选和开发调整纠正病理体质的有效方药，充分发挥体质理论在“治未病”中的重要作用，以满足临床的迫切需求，将是今后中医体质研究的重要任务。